Kämpfe nicht gegen die Ewigen Gesetze der Natur und die Natur wird dich als einen ihrer Schöpfer verehren.

(H. P. BLAVATSKY, *Die Stimme der Stille*)

D1722511

**Im gleichen Verlag sind zum Thema Impfungen erschienen (Stand August 2000):**

**F. und S. Delarue: Impfungen – der unglaubliche Irrtum**
Impfungen und Impfschäden aus bakteriologischer und virologischer Sicht. Impfungen und neurolog. Schäden, AIDS, Krebs, Hirnschäden, Multiple Sklerose, Plötzlicher Kindstod, genetische Schäden. Impfungen bei Tieren. 7. Auflage.

**S. Delarue: Impfschutz – Irrtum oder Lüge?**
Weltweite Protokolle der Impfungen und Verläufe von Seuchen vor, während und nach Absetzen der Massenimpfungen. 3. Auflage.

**H. L. Coulter: Impfungen – der Großangriff auf Gehirn und Seele**
Impfschäden durch Kinderimpfungen. U. a. Autismus, Minimalhirnschaden, Entwicklungsstörungen, Hyperaktivität, Lernbehinderungen, Allergien. 4. Auflage 2000.

**J.-F. Grätz: Sind Impfungen sinnvoll?**
Ein Ratgeber aus der homöopathischen Praxis. Incl. Schutz durch Homöopathie und Behandlung von Impfschäden. 5. Auflage.

**Gg. Kneißl: Impfratgeber aus ganzheitlicher Sicht**
Schulmedizin – Naturheilkunde einschl. Homöopathie und TCM (Traditionelle Chinesische Medizin). Neu August 2000.

**V. Scheibner: Impfungen: Immunschwäche und Plötzlicher Kindstod**
100 Jahre Impfforschung und Impferfahrung (aus 30 000 Seiten med. Fachliteratur zusammengefasst). U. a. Impfungen und Angriff auf das Immunsystem. Plötzlicher Kindstod. Kurz- und langfristige Nebenwirkungen. Schützen Impfungen? Angst machen und Einschüchterung. Neu August 2000.

**H. Ruesch: Die Pharma-Story – der große Schwindel**
Methoden, Mittel und Wege des Pharma-Medizin-Vivisektions-Syndikats, zu Macht, Geld und Beherrschung der Presse und Patienten zu kommen. Harte Fakten, Dokumente und Enthüllungen, incl. Zensur der Nachrichtendienste, Ausbeutung der Patienten und armen Länder der Dritten Welt. 6. Auflage.

**Ratgeber zur Homöopathie:**
**J.-F. Grätz: Klassische Homöopathie für die junge Familie**
Band 1: Grundlagen und Praxis
Band 2: Fallbeispiele aus der Praxis

# Viera Scheibner

# Impfungen: Immunschwäche und Plötzlicher Kindstod

100 Jahre Impfforschung und Impferfahrung beweisen, dass Impfungen einen medizinischen Angriff auf das Immunsystem darstellen und die Hauptursache für den Plötzlichen Kindstod (SID) sind.

HIRTHAMMER

Übersetzung aus dem Englischen von Dr. Konrad Dietzfelbinger, München.

Die erste australische Ausgabe erschien 1993 unter dem Titel

**IMPFUNGEN**

**Hundert Jahre schulmedizinischer Forschung beweisen, dass Impfungen einen medizinischen Angriff aufs Immunsystem darstellen.**

Diese deutsche Ausgabe wurde gegenüber der ersten australischen Ausgabe von der Autorin auf den neuesten Stand gebracht und um etwa 30 % erweitert.

ISBN 3–88721–166-9

2000 © F. Hirthammer Verlag GmbH
Frankfurter Ring 247, D-80807 München
Tel. 089/323 33 60, Fax 089/324 17 28

E-mail: hirthammerverlag@t-online.de
Internet: http://www.hirthammerverlag.de

Dieses Buch ist allen Babys und ihren Eltern gewidmet,
die unter Impfungen leiden mussten.

# Danksagung

An diesem Buchprojekt ist mir erst so recht klar geworden, dass *„Jedes Kind mein Kind"* ist, dass ich mein Wissen über Kinderimpfungen nicht für mich behalten darf und allen Eltern die Gefahren und Unwirksamkeit der Impfungen vor Augen führen muss.

Der „Cotwatch" (Wiegenwächter-Atemmonitor), entwickelt von Leif Karlsson, schlug, wörtlich und bildlich, Alarm in Bezug auf den oft tödlichen impfbedingten Stress bei Babys. Tragischerweise fand sich keiner der Berufenen, die die Zusammenhänge hätten sehen und erkennen müssen, bereit, die klinische Bedeutung des Cotwatchalarms anzuerkennen. Und so mussten weiterhin Babys sterben. Obwohl es ursprünglich nicht unsere Absicht war, fühlten Leif und ich uns doch dazu gedrängt, mit Hilfe des Wiegenwächters (und später des mikroprozessorgesteuerten Wiegenwächter-Atemmonitors) grundsätzliche Untersuchungen über die Atemrhythmen bei Babys anzustellen.

Bei diesen Untersuchungen begegneten wir heftigem Widerstand, den Wert dieser Forschungen anzuerkennen. Aber gerade dieser Widerstand war uns der beste und wirksamste Ansporn, weiterzumachen.

Daher möche ich an dieser Stelle allen Kinderärzten und Angehörigen von Heilberufen, die unsere Betrebungen behinderten oder beeinträchtigten, die uns anhörten, uns aber nicht zuhörten und gegen die stummen Mörder unserer Babys keine Stellung beziehen wollten, meinen Dank aussprechen.

Wenige gab es, für die wir auf dem rechten Weg waren. Sie hofften jedoch, wir würden auch ohne ihre Hilfe siegen. Auch ihnen sei Dank gesagt.

Und schließlich danke ich ganz besonders allen, die uns ehrlich, insgeheim oder offen, unterstützten, die uns halfen, oft durch finanzielle Mittel, weiterzumachen und dieses Buchprojekt gegen alle Wahrscheinlichkeit doch fertigzustellen.

# Inhaltsverzeichnis

# Vorwort

„Ich glaube nicht an die moderne Medizin, ich bin ein medizinischer Ketzer … ich bin immer ein medizinischer Ketzer gewesen. Einst glaubte ich an die moderne Medizin."

DR. ROBERT MENDELSOHN: *Bekenntnisse eines medizinischen Ketzers*

Als ich vor 15 Jahren an der Universität meinen medizinischen Abschluss machte, hätte ich mir nicht träumen lassen, dass ich einmal ein Vorwort zu einem Buch gegen Impfungen schreiben würde. Ich war ein konservativer, schulmäßig ausgebildeter Arzt, der soeben das universitäre Fließband der Medizinerfabrikation verlassen hatte. Seitdem habe ich mich von Grund auf verändert. Meine Ideen haben sich verändert. Wie Dr. Mendelsohn bin auch ich ein medizinischer Ketzer geworden. Je mehr ich lese und studiere, desto mehr gelange ich zur Überzeugung, dass sich die Medizin in eine falsche Richtung bewegt.

Ich will nicht leugnen, dass die moderne Medizin Wunder verrichtet hat – ihre Behandlungsmethoden bei akuten Verletzungen und Verwundungen sind unvergleichlich. Aber damit ist es auch schon zu Ende mit ihrem Nutzen. Die moderne Medizin versucht die Natur zu beherrschen, und das ist vollkommen falsch – wir sollten mit der Natur zusammenarbeiten.

Die heutige Medizin wird zum Teil von Politik und Bürokratie beherrscht, vor allem aber von den pharmazeutischen Multis. Kein Wunder, dass jeder Versuch, den Status quo zu ändern, im Keim erstickt wird.

Dieses Buch erscheint zu einem kritischen Zeitpunkt in der Geschichte der Medizin, einem durch einschneidenden Wandel geprägten Zeitpunkt. Die Menschen sind heute besser ausgebildet, informierter, und treffen ihre eigenen Gesundheits-Entscheidungen. Dieser Wandel, diese Revolution, geht nicht von oben, sondern von unten aus, also vom Volk, und filtert langsam nach oben durch.

Die Menschen akzeptieren nicht mehr blind, was die Ärzte ihnen sagen. Immer mehr Menschen stellen Fragen. Immer mehr sammeln Informationen. Immer mehr wenden sich Naturheilweisen zu (der Zusammenarbeit mit der Natur), weil sie von der Schulmedizin enttäuscht sind.

Bis in die jüngste Zeit hinein waren Impfungen eine sehr einseitige Angelegenheit. „Lass dich impfen oder stirb" war der Schlachtruf der Schulmedizin. Aber langsam begannen die Menschen das zu hinterfragen.

Viele hatten das dumpfe Gefühl, dass Impfungen gar nicht so sicher oder wirkungsvoll waren, wie immer behauptet wurde.

Dieses Buch ist Ergebnis jahrelanger Forschungen. Dr. Viera Scheibner hat Tausende von Artikeln durchgearbeitet, zwischen den Zeilen gelesen, Daten überprüft und noch einmal überprüft – alles in Zeitschriften der Schulmedizin erschienene Material – und entdeckte Tatsachen, die zusammengenommen ein erschreckendes Bild ergeben. Was bisher immer für sicher gehalten wurde, ist keineswegs sicher.

Dieses Buch liefert die Argumente, die den Impfungen den Prozess machen können.

Alle Eltern, die sich über die Sicherheit und Wirksamkeit von Impfungen Gedanken machen und denen das Wohl ihrer Kinder am Herzen liegt, sollten dieses Buch lesen. Schließlich sind es die Eltern, die entscheiden müssen, ob sie ihre Kinder impfen lassen wollen oder nicht. Und die Eltern sollten diese Entscheidung nur treffen, wenn sie voll informiert sind.

Nach der Lektüre dieses Buches glaube ich, dass sich immer mehr Menschen gegen die Impfungen entscheiden werden.

Peter Baratosy, M.B., B.S.

# Vorwort der Autorin

Am 12. Oktober 1985 veränderte sich mein Leben von Grund auf. An diesem Tag begegnete ich Leif Karlsson, einem auf Patientenmonitorgeräte spezialisierten Ingenieur für biomedizinische Technik. Kaum hatten wir uns kennen gelernt und hatte ich erfahren, welchen Beruf er ausübte, bat ich ihn, ein Atemmonitorgerät für Säuglinge zu entwickeln.

Er stimmte zu.

Schon ein Jahr später ging das erste „Cotwatch"-Gerät (Wiegenwächter) an die ersten Eltern, die die Atemrhythmen ihrer Neugeborenen registrieren wollten. Wir hatten uns entschlossen, die ersten 150 Geräte auszuleihen und in engstem Kontakt mit den Benutzereltern zu bleiben. Bald arbeiteten an die 20 Geräte draußen, und einige Zeit später riefen uns Eltern an, mit der Nachricht, die Geräte gäben Alarm.

Ein paar Fragen bestätigten uns schnell, dass Alarm immer zu bestimmten Stunden auftrat, wenn die Babys tief schliefen. Häufungen von fünf bis sieben kurzen Alarmzeichen erschienen jeweils in einem Zeitabschnitt von etwa 15 Minuten. Sie traten auf, wenn das Baby Stress ausgesetzt worden war, oder ein bis zwei Tage, bevor das Kind eine normale Erkältung oder seinen ersten Zahn bekam. Wichtig bei den meisten dieser Alarmzeichen war, dass die Babys nicht ganz zu atmen aufgehört hatten, sondern nur sehr flach atmeten. In den meisten Fällen waren keine Eingriffe nötig, um die den Alarm auslösenden Atemvorgänge zu korrigieren, da die Babys immer von sich aus das normale (tiefere) Atmen wieder aufnahmen.

Alle neuen Eltern, die den Wiegenwächter benutzten, erhielten einen Fragebogen, auf dem sie zwei Wochen lang alle Alarmsignale verzeichneten. Zufällig waren 28 der überprüften Babys „Beinahe-Sterbefälle", also solche, die zu atmen aufgehört hatten, aber noch rechtzeitig gefunden und erfolgreich wieder belebt werden konnten. Weitere 22 Neugeborene erhielten den Wiegenwächter auf Anfrage der Eltern.

Aufzeichnungen von Eltern der ersten Babygruppe (der „Beinahe-Sterbefälle") zeigten signifikant mehr Alarmsignale als die von normalen neugeborenen Babys. Wir erkannten, dass die Alarmzeichen ein wesentlicher Indikator für das Stressniveau der Babys waren.

Daraus zogen wir den Schluss, dass sich das Atmen von Babys unter Stress (sei es bedingt durch Eingriffe von außen, durch Zahnen oder durch Krankheit) nach einem Muster vollzieht, das wir den stressbedingten Atemrhythmus nannten, und dass die Säuglinge Perioden flacher Atemzüge erleben, die gehäuft während kritischer Stunden im Schlaf auftreten.

Wir fanden keinen Kinderarzt, der bereit gewesen wäre, unabhängige Forschungen durchzuführen, um unsere auf den anfänglichen Beobachtungen mit dem Wiegenwächter beruhenden Gedanken zu klären und weiterzuentwickeln. So entschlossen wir uns, die notwendigen Datensammlungen und Forschungen selbst vorzunehmen.

Es war ein langer, steiniger Weg. Ein Ziel war die Entwicklung eines Atemmonitors auf Mikroprozessor-Basis, um sicherzustellen, dass die Datensammlung objektiv war und wissenschaftlichen Ansprüchen genügte. Es bedurfte einer Ganzzeit-Arbeit von über sechs Monaten, bevor wir Computeraufzeichnungen der Atmung von Babys durchführen konnten.

Ohne es speziell darauf angelegt zu haben, registrierten wir die Atmung von Babys auch, bevor und nachdem sie geimpft worden waren. Der Atemrhythmus, der sich im Lauf der Tage und Wochen dabei ergab, war äußerst interessant und höchst signifikant. Er zeigte, dass das Atmen von Babys während einer langen Periode nach Injektionen mit Diphtherie-Keuchhusten-Tetanus (DPT)-Impfstoffen immer in charakteristischer Weise geprägt war.

Damals (1988) wussten wir noch nicht, dass der Sinn und Unsinn von Impfungen heiß diskutiert wurde und dass schon eine Menge Beweismaterial in Bezug auf Gefahren und Unwirksamkeit von Impfungen in den angesehensten medizinischen Zeitschriften veröffentlicht worden war. Wir sahen nur, dass die DPT-Impfungen bei Babys erheblichen Stress auslösten, was sich in einer Periode von mindestens 45 bis 60 Tagen nach den Injektionen in einem manchmal sehr hohen Anstieg der Kurven des stressbedingten Atmens niederschlug. Der Verlauf dieser Ausschläge zeigte eine bemerkenswerte Uniformität: Auch bei unterschiedlichen Amplituden der Ausschläge waren die Tage, an denen sie nach den Injektionen auftraten, immer dieselben.

Kinderärzte, denen wir unsere ersten Aufzeichnungen vorlegten, deuteten auf den Pfeil, der den Tag Null kennzeichnete – den Tag der Verabreichung des DPT-Impfstoffs –, und erklärten ohne zu zögern: „Das ist die Ursache." Dann deuteten sie auf die Kurve der stressbedingten Atemmuster während mehrerer Tage und sagten unweigerlich: „Das ist die Wirkung." Sie wussten natürlich, dass der Pfeil auf dem Tag Null die DPT-Injektion kennzeichnete.

Wir erfuhren auch von Eltern, die ein Kind im Kinderbett verloren hatten und jetzt das nächste Kind mit unserem Gerät beobachteten, dass das frühere Kind meist nach einer DPT-Impfung gestorben war. Wir erkannten, dass eine große Zahl von Säuglingssterbefällen im Kinderbett nach DPT-Impfungen auftrat und fühlten uns gedrängt, diesem Umstand nachzugehen. Doch

16

als wir uns mit diesen Beobachtungen und Schlussfolgerungen an einige Kinderärzte wandten, mussten wir feststellen, dass wir hier einen sehr wunden und umstrittenen Punkt berührt hatten. Wieder sahen wir uns gezwungen, selbst die Wahrheit herauszufinden.

Nach einigen Jahren hatte ich praktisch jede Publikation über das Thema Wirksamkeit und Gefahren von Impfungen gesammelt. Ich entschloss mich, unter Heranziehung der Daten aus unseren weiter fortgesetzten Forschungen mit dem Wiegenwächter-Atemmonitor eine knappe, prägnante Zusammenfassung meines Literaturstudiums zu erstellen und einen Überblick über die vielen tausend Seiten wissenschaftlicher Zeitschriften und Publikationen, die ich durchgearbeitet hatte, zu geben.

Es ließ sich daraus ohne weiteres der Schluss ziehen: Es gibt keine irgendwie gearteten Beweise, dass Impfstoffe – besonders solche gegen Kinderkrankheiten – Infektionskrankheiten, die sie angeblich verhindern sollen, auch wirklich verhindern. Ja, es gibt umfangreiche Dokumentationen für negative Nebenwirkungen, die für die Volksgesundheit weit schwerwiegender sind als die negativen Wirkungen der ansteckenden Krankheiten.

Impfungen, einschließlich der an Babys vorgenommenen, verhindern ansteckende Krankheiten nicht nur nicht, sondern verursachen auch mehr Leid und mehr Tod als jede andere menschliche Aktivität in der gesamten Geschichte der Medizin. Es wird noch Jahrzehnte dauern, bis die Aufarbeitung der von Kinderimpfungen verursachten Katastrophen beendet ist. Aber alle Impfungen sollten ab jetzt sofort aufhören, und alle Opfer ihrer Nebenwirkungen sollten angemessen entschädigt werden.

Dr. Viera Scheibner
Principal Research Scientist (emeritiert)
Blackheath NSW
17.5.1993.

# Vorwort für die deutsche Ausgabe

Dies sollten Sie immer bedenken, wenn es um die Frage „Impfen oder nicht impfen?" geht. Ihr Kinderarzt oder Arzt wurde über Impfstoffe, Impfwirkungen und Impfschäden genauso einseitig und falsch informiert wie Sie. Er weiß über die wahren Auswirkungen der Impfstoffe kaum mehr als Sie und unterliegt einem viel stärkeren Druck als eine Mutter mit einem Kind im impffähigen Alter. Diesen Druck muss er an Sie weitergeben. Er gibt ihn nicht ungern weiter, denn regelmäßige Impfungen bringen Geld und binden den Patienten an die Praxis.

Was aber viel schlimmer ist: Sie lesen dieses Buch, weil Ihnen die Gesundheit Ihres Kindes und die Wahrheit über Impfungen am Herzen liegt. Der Arzt dagegen will die Wahrheit überhaupt nicht erfahren und lehnt solche Bücher kategorisch ab. Er will und muss an der ihm aufgezwungenen Meinung stur festhalten. Der Druck der Mächtigen in Medizin und Pharma ist zu groß. Das beste Beispiel ist die Entstehung dieses Buches.

„Impfungen, Immunschwäche und Plötzlicher Kindstod" wurde von einer australischen Wissenschaftlerin, die ursprünglich überzeugte Impfanhängerin war, aus 30 000 Seiten offizieller Impfliteratur verfasst. Dr. Viera Scheibner wollte die Ursachen des Plötzlichen Kindstods oder Wiegentods, dem jährlich weltweit mehrere 10 000 Säuglinge zum Opfer fallen, erforschen. Dazu entwickelte sie mit Leif Karlsson, einem Spezialisten für Patientenmonitorgeräte, den Wiegenwächter-Atemmonitor. Dieser Wiegenwächter meldet Alarm und zeichnet die Atemmuster auf, sobald ein Baby einem oft tödlichen Stress unterliegt. So wurde auf dem Computerausdruck der Zusammenhang zwischen Impfinjektionen und dem Plötzlichen Säuglingstod geradezu schmerzhaft deutlich. Um dies wissenschaftlich zu erhärten, wollte sie mehrere Dutzend Wiegenwächter kostenlos an Kinderärzte und Kinderkliniken ausleihen. Kein einziger Arzt wollte ein Gerät haben. Die Ärzte wussten ganz genau: Wenn wir da mitmachen, kriegen wir Ärger und schlachten das goldene Kalb, das uns regelmäßig Patienten zuführt und anfällige und kranke Patienten bringt.

Dieses Buch stammt aus dem englischen Sprachraum. Deshalb drucken wir für die deutsche Ausgabe zwei ergänzende und für deutsche Leser sicher sehr wertvolle Tabellen ab: den Impfkalender und Impfstoffzusätze. Sie sind dem Buch Dr. Georg Kneißl „Impfratgeber aus ganzheitlicher Sicht" entnommen. Man bedenke: bis Ende des 1. Lebensjahres sollen dem zarten Säugling, der sich nicht äußern kann, offiziell 16, bis zum 3. Lebensjahr 25 Impfungen verabreicht werden.

# Impfkalender

| Impfkalender | DPT | Polio | HIB | Hep. B | MMR | Röteln | Td | FSME | BCG |
|---|---|---|---|---|---|---|---|---|---|
| **Geburt** | | | | | | | | | X |
| **1. Lebensjahr** | | | | | | | | | |
| ab 3. LM | XXX | X | X | X | | | | | |
| ab 4. LM | XXX | X | | | | | | | |
| ab 5. LM | XXX | X | X | X | | | | | |
| **2. Lebensjahr** | | | | | | | | | |
| ab 12. LM | XXX | X | X | X | | | | | |
| ab 15. LM | | | | | XXX | | | | |
| | | | | | | | | X | |
| | | | | | | | | X | |
| | | | | | | | | X | |
| **ab 6. Lebensjahr** | | | | | XXX | | XX | | |
| **ab 10. Lebensjahr** | | X | | | | | | | |
| **11.–15. Lebensjahr** | | | | | | X | | | |
| | | | | | | | XX | | |
| **alle 10 Jahre** | | X | | | | | | | |

*Tab.: Von öffentlichen Stellen empfohlener Impfkalender (Stand 1. 1. 2000)*

**DPT:**  Dreifachimpfung: Diphtherie-Pertussis-Tetanus
**Polio:**  Impfung gegen Kinderlähmung (seit Umstellung auf Injektion werden bei der Mehrfachimpfung vier Impfungen zur Grundimmunisierung verwendet).
**HIB:**  Impfung gegen Haemophilus influenzae-Hirnhautentzündung, meist zusammen mit DPT als Vierfachimpfung
**Hep. B:**  Impfung gegen Hepatitis B
**MMR:**  Dreifachimpfung gegen Masern-Mumps-Röteln
**Td:**  Zweifachimpfung: Auffrischimpfung gegen Tetanus und Diphtherie; hier ist die Dosis des Diphtherietoxins niedriger als bei den Grundimpfungen (deshalb klein d geschrieben)
**FSME:**  Impfung gegen Frühsommer-Meningo-Enzephalitis (Hirnhautentzündung). Wird offiziell nur für gefährdete Gebiete empfohlen, kann ab dem vollendetem ersten Lebensjahr eingesetzt werden
**BCG:**  Impfung gegen Tuberkulose. Wird offiziell nur für gefährdete Kleinkinder empfohlen

# Impfstoffzusätze und mögliche Auswirkungen

| | |
|---|---|
| **Antibiotika** (v. a. Neomycin, Tetracyclin, Gentamycin) | Allergie auslösend<br>nephro- und ototoxisch (Nieren und Gehör schädigend)<br>Magen-Darm-Probleme auslösend |
| **Formaldehyd** | Allergie auslösend, krebserregend, alle Entgiftungswege schwer belastend |
| **Natriumtiomerfonat** (als Konservierungsmittel) | Allergie auslösend |
| **Thiomersal** (Thiosalicylsäure u. Äthylquecksilber) (als Konservierungsmittel) | Halbwertszeit ca. 20 Jahre (!), Allergie auslösend, hochgiftig |
| **Polysorbat** (als Konservierungsmittel) | Allergie auslösend |
| **Human-Albumin** (als Stabilisator) | Allergen |
| **Protaminsulfat** (als Stabilisator) | Gefahr des plötzlichen Blutdruck-abfalles, Atemstörungen, Hautrötungen |
| **Hühnereiweiß** | Allergen |
| **Hydrolisierte Gelatine** (als Farbstoff und Bindemittel) | Gefahr von BSE |
| **Aluminiumhydroxid** (als Adiuvans) | Allergen, evtl. Beteiligung bei der Alzheimer Krankheit; Gefahr der Granulombildung (geschwulstähnliche Knoten) bei intramuskulärer Verabreichung |
| **Farbstoffe** wie Phenolrot | Allergie auslösend |
| **Viren**, die gezüchtet werden auf:<br>**Hühnerfibroblasten** (FSME)<br>**Humane diploide Zellkulturen** (MMR)<br>**Affennieren** (Polio) | artfremd, Krebszellen, Gefahr von Einschleusung unbekannter Erreger |
| **Immunglobuline** vom Menschen (Passiv-Impfung) | Gefahr der Übertragung von Hepatitis, HIV u. a. |

Viera Scheibners Forschungen könnten jährlich 1000 Babys in Deutschland, weltweit mehrere 10 000 vor dem Plötzlichen Kindstod bewahren. Dies ist aber nur **ein** Aspekt und **ein** Anliegen dieses Buches. Die Hauptaussage ist: „100 Jahre schulmedizinischer Forschungen beweisen, dass Impfungen ansteckende Krankheiten nicht verhindern, sondern einen medizinischen Angriff auf das Immunsystem darstellen und mehr Leid und mehr Tod als jede andere menschliche Aktivität in der gesamten Geschichte der Medizin verursachen.“

München, den 7. Juli 2000                                              Der Verleger


**Nachwort am 14. Juli 2000 zum Impfkalender:**

Letzte Meldung (7/2000):

Wegen schwerer Nebenwirkungen dürfen ab sofort Kinder unter 3 Jahren nicht mehr mit der ursprünglich zugelassenen FSME-Vakzine geimpft werden. Das Paul-Ehrlich-Institut in Langen entzog soeben die Zulassung für diese FSME-Vakzine für Kleinkinder. Für ältere Kinder lautet die Empfehlung, die Dosis zu halbieren …

22

# Einführung

Wenn Sie bei irgendeinem Arzt die Sprache auf das Thema Immunisierung bringen, wird er Ihnen wahrscheinlich erzählen, dass Impfungen die wirksamste Errungenschaft der modernen Medizin seien und mehr Leiden verhütet und mehr Leben gerettet hätten als jede andere medizinische Behandlungsmethode.

Er würde Ihnen auch erzählen, dass der Rückgang epidemischer Krankheiten wie Pocken oder Kinderlähmung ein Erfolg der Massenimpfungsprogramme sei. Doch sind diese Behauptungen vollkommen aus der Luft gegriffen.

Die dokumentierte Wahrheit ist, dass die Häufigkeit und Sterblichkeitsrate bei Infektionskrankheiten, die noch vor cirka 100 Jahren die europäische Bevölkerung zu dezimieren pflegten, bis zu 90 Prozent zurückgegangen waren, bevor Impfungen in nennenswertem Umfang durchgeführt wurden. Auch verschwanden Krankheiten wie Beulenpest oder Scharlach ohne jedwedes Impfprogramm von der Bildfläche. Die Sterblichkeit durch die gefürchtete Diphtherie ging schon Jahrzehnte, bevor der Löffler-Bazillus überhaupt entdeckt und isoliert wurde, zurück.

Impfungen gegen Diphtherie wurden zwischen 1932 und 1935 eingeführt, auf Massenbasis erst 1940, zu welchem Zeitpunkt die jährliche Sterblichkeitsquote vernachlässigbar klein war (weniger als 300 Todesfälle pro einer Million). Es ist aber in der medizinischen Literatur gut dokumentiert, dass diesen Massenimpfungen Diphtherie-Epidemien von bisher nie dagewesenem Umfang folgten – bei voll geimpften Patienten.

In den 40er Jahren dieses Jahrhunderts wurden auch Massenimpfungen gegen Tetanus und Keuchhusten eingeführt, die in vielen Ländern, einschließlich Australien, zum Ausbruch der sog. provozierten Kinderlähmung führten.

1950 legte Dr. McCloskey Beweismaterial vor, dass tatsächlich ein Zusammenhang zwischen der Verabfolgung von Keuchhusten- und/oder Keuchhusten-Diphtherie-Toxoid und provozierter Kinderlähmung bestand, und zwar innerhalb eines bis 90 Tagen nach der Einspritzung. Die Mehrzahl der Lähmungen trat in den geimpften Gliedern auf. Leake in England berichtete von Kinderlähmungsfällen, deren Symptome sich nur Tage nach einer Keuchhustenimpfung zeigten. Es handelt sich um die berüchtigte Polio-Epidemie von 1949 bis 1950, mit der man Eltern gerne zusetzt, um sie zur Impfung ihrer Kinder gegen Polio zu veranlassen. Die provozierte Kinderlähmung ist ein wohlbekanntes Phänomen, das auf jede Impfung folgen kann, besonders aber auf DPT- und Polio-Impfungen. Es wird sogar offiziell zugegeben, dass alle Polio-Fälle in den Vereinigten Staaten seit Einführung des Impfstoffes von Impfungen verursacht waren. Dasselbe konnte man in Australien und anderen Ländern wie England beobachten. Das Auftreten desselben Phänomens überall auf der Welt lässt sich nicht mehr durch bloßen Zufall erklären.

Die Wahrheit über Polio- und Pockenimpfstoffe ist, dass sie, da auf Affen- bzw. Kalbsnieren kultiviert, stark mit Tierviren verunreinigt sind. Das hat uns auch AIDS beschert. AIDS begann in den Staaten Zentral- und Ostafrikas, in denen die Weltgesundheitsorganisation die Ausrottungskampagne gegen Pocken und Polio durchführte. Die dabei verwendeten Impfstoffe waren mit SV40 und SIV (Simian Immunodeficiency Virus) und dem Rinder-Retrovirus, einem anderen AIDS-bezogenen Virus, stark verunreinigt. Ein- und dieselbe Spritze wurde für 40 bis 60 Menschen verwendet, was zur Verbreitung von AIDS bei hunderttausenden unschuldiger, ahnungsloser Menschen beitrug. Es ist kein Zufall, dass die sich heute rasend schnell ausbreitende AIDS-Epidemie meist in den Ländern auftritt, wo die Polio-/Pockenausrottungskampagne durchgeführt wurde.

Nach alledem wird es nicht überraschen, dass sich auch bei Babys ein neues Syndrom der Immununfähigkeit oder Immununterdrückung entwickelt hat. Große Häufigkeit von Leukämie und Krebs bei Kindern wurde von vielen Autoren mit Impfstoffen in Verbindung gebracht. Sie erklärten diese Krankheiten mit einer durch Impfstoffe bedingten unzureichenden Antigenstimulierung und mit der Anwesenheit des kontaminierenden SV40-Virus. Ein Respiratory-syncytial-Virus (RS-Virus) oder, genauer gesagt, das Schimpansen-Rhinovirus, verursacht schleichende Erkrankungen der oberen und besonders unteren Atemwege von Babys. Aber das sind nur die entdeckten Viren, auf die man jetzt vielleicht achtet. Doch was ist mit den Tausenden anderen unbekannten tierischen Viren, die in den Impfstoffen lauern?

Bekannt ist auch, dass Impfstoffe gegen Tuberkulose ohne irgendwelchen Einfluss auf die Häufigkeit dieser Krankheit sind. Sie ist im Wesentlichen eine durch schlechte Ernährung und enges Zusammenleben bedingte Krankheit.

Der beste Beweis für die Unwirksamkeit der Impfstoffe ergibt sich aus zwei Fakten: Erstens verschwanden tödliche Krankheiten wie die Beulenpest ohne jedes Immunisierungsprogramm, einfach wegen besserer Hygiene, Ernährung und Wohnsituation, und zweitens berichten Länder, die nicht gegen bestimmte Krankheiten wie Keuchhusten impfen, Verbesserungen in Bezug auf diese Krankheit und ihre Häufigkeit, was positiv gegen

24

Keuchhustenhäufigkeit in Ländern absticht, die eine fast komplette Keuchhusten-Impfdichte für sich reklamieren. Hamburg führt seit 1962 keine Keuchhusten-Allgemeinimpfungen mehr durch, und doch ist dort die Häufigkeit dieser Infektionskrankheit nicht höher als in Ländern, die eine mehr als 90-prozentige Impfbereitschaft für sich beanspruchen.

1975 setzte Japan die Altersgrenze für Impfungen auf 2 Jahre herauf. Die Folge war das praktische Verschwinden des Plötzlichen Kindstodes und der Krampfanfälle bei Säuglingen. Seit den 80er Jahren aber, als das Land die Impfung von dreimonatigen und älteren Babys wieder gestattete, stieg die Häufigkeit des Todes im Kinderbett wieder an. Schweden hörte 1979 mit den Keuchhusten-Impfungen auf, weil sich der Ganzzellenimpfstoff als unwirksam erwies und ungünstige Nebeneffekte auftraten, die die negativen Auswirkungen von Keuchhusten bei weitem übertrafen. Schweden experimentierte dann noch mit zwei japanischen azellulären Keuchhusten-Impfstoffen, führte sie aber schließlich aus denselben Gründen nicht ein.

Bei meiner Lektüre Tausender von Seiten über Impfungen bin ich auf keinen einzigen Artikel gestoßen, der demonstriert hätte, dass bei Epidemien nur ungeimpfte Kinder die Krankheit bekommen hätten. Und selbst während großer Impfkampagnen bekamen viele Kinder die Krankheiten, gegen die sie geimpft wurden, oft innerhalb weniger Tage. Das anfängliche Ziel aller Impfprogramme war, die ansteckenden Krankheiten wie Keuchhusten, Polio und Masern völlig auszurotten. Als aber nur allzu deutlich klar wurde, dass das ein unrealistisches Ziel war, gingen die Befürworter der Impfungen dazu über, den Eltern und der Öffentlichkeit einzureden, dass die Impfungen die Krankheiten doch wenigstens milderten.

Aber nicht einmal das ist richtig. Nicht nur können Krankheiten wie Keuchhusten sowohl geimpfte als auch ungeimpfte Kinder befallen (das ergibt sich aus den stationär behandelten Fällen), sondern es ist jetzt auch eine neue Krankheit – atypische Masern – entstanden, eine besonders schwere Form der Masern, die nur geimpfte Kinder, und das mit beträchtlicher Sterblichkeitsrate, befällt.

Nach meinem Studium der umfangreichen Literatur, die die Unwirksamkeit und Gefahren der Impfungen demonstriert, bin ich zu dem Schluss gekommen, dass es mittlerweile höchste Zeit ist, alle Impfprogramme abzusetzen.

Statt sich auf einen „magischen Schuss" zu verlassen (eine Injektion löst alle Probleme), sollte sich die Schulmedizin lieber mit dem Verlauf und der Bedeutung ansteckender Krankheiten befassen und effektive Behandlungsmethoden entwickeln. Es ist geradezu absurd, Infektionskrankheiten ausrotten zu wollen, die bei der Reifung des Immunsystems unserer Kinder eine so wichtige Rolle spielen.

Es ist in der medizinischen Literatur belegt, dass Menschen, die später Krebs oder andere chronische degenerative Krankheiten bekamen, über auffällig wenig ansteckende Krankheiten in der Kindheit berichten. Eine angemessene Entwicklung von Hautausschlägen während ansteckender Krankheiten wie Masern ist offensichtlich wichtig zur Prävention von Krebs und anderen schweren Krankheiten im späteren Leben.

Die schmutzige Geschichte der Impfprogramme enthüllt die riesigen Wissenslücken beim schulmedizinischen Establishment, insbesondere einen eklatanten Mangel an Kenntnissen über den Zusammenhang von Gesundheit und Krankheit und die Funktionen des menschlichen Körpers. Aber genau diese medizinische Industrie genießt den Schutz aller staatlichen Institutionen in den meisten industriell entwickelten Ländern.

Dagegen sollten sich die medizinischen Berufe und der Staat eher wissenschaftlich-medizinischen Systemen wie der Homöopathie zuwenden, die nicht nur auf echtem Wissen über die menschliche Physiologie beruht, sondern auch auf gründlichen wissenschaftlichen Informationen über die Heilungsprozesse und auf Tausenden getesteter spezieller Heilmittel. Es sollte uns alle stutzig machen, dass wissenschaftliche Heilmethoden wie Homöopathie oder Naturmedizin eine signifikant höhere Erfolgsrate und ihre Heilmittel eine signifikant niedrigere Rate von negativen Nebeneffekten aufweisen als jene der allopathischen Medizin. Die Kosten dieser immer noch „alternativ" genannten Medizin sind ein weiterer guter Grund für den Staat, sie als gangbare Alternative ernstzunehmen, die eine wichtige Rolle im staatlichen Gesundheitssystem spielen sollte.

**Die Impfhypothese**
**Wie wirken, nach allgemeiner Auffassung, die Impfstoffe?**

Nach der Schulmedizin ist es das erklärte Ziel der Impfungen, die Infektionskrankheiten auszurotten. Diese Krankheiten hält man für schlecht und lästig, statt sie als den Weg zu erkennen, auf dem die Natur das noch unreife Immunsystem unserer Kinder aktiviert und stimuliert. „Masern sind misslich", schreit es von den Plakaten in den Sprechzimmern der Ärzte. Das soll uns suggerieren, dass eine einzige Spritze das Problem aus der Welt schafft. Aber niemand erklärt uns, dass Masern und andere ansteckende Kinderkrankheiten eine wichtige Rolle spielen.

Einige Schweizer Ärzte bildeten eine Arbeitsgruppe, die die MMR- (Masern, Mumps, Röteln) Kinderimpfung in Frage stellte. In ihrem 18-seitigen

Dokument schreiben sie, dass man in einer berühmten Basler Kinderklinik bis in die jüngste Zeit hinein (1969) bei Kindern mit schweren Nierenerkrankungen (Nephrotisches Syndrom) Masern zu induzieren pflegte, wodurch die Nierenerkrankung geheilt oder die Verfassung der Kinder zumindest weitgehend verbessert wurde.

Auch Autoimmunkrankheiten wie Asthma, Lupus erythematosus oder Ekzeme verschwanden entweder oder besserten sich weitgehend, nachdem das Kind Masern bekommen und überstanden hatte.

Die Schweizer Ärzte fragten sich auch, ob es klug sei, natürliche Ausdrucksmittel des Körpers wie Fieber erbarmungslos zu unterdrücken, statt deren Bedeutung im natürlichen Heilungsprozess anzuerkennen. Auch stellen Infektionskrankheiten wichtige Meilensteine in der Entwicklung von Kindern dar. Vielleicht ist der allerwichtigste aller guten Gründe für ein Akzeptieren der Kinder-Infektionskrankheiten die gut belegte Tatsache, dass das Immunsystem des jungen Menschen aktiviert und stimuliert werden muss, wenn es später richtig funktionieren und den Menschen vor den weit schlimmeren Autoimmunkrankheiten des späteren Lebens, wie etwa Krebs, schützen soll.

Alle medizinischen Systeme – außer der konventionellen, allopathischen Medizin – betrachten den menschlichen (und tierischen) Körper als ein ganzheitliches System, bei dem alle Elemente aufeinander bezogen sind. Die Homöopathie fasst Krankheit als Bedürfnis des Körpers auf, sich von Giften zu befreien. Und das tut der Körper auch in einer geregelten, sinnvollen Weise. Für die Homöopathie sind individuelle Symptome das Mittel, die Krankheit zu verstehen und die geeigneten Heilmittel zu finden. Sie versucht die Symptome nicht zu unterdrücken, sondern verstärkt sie anfänglich sogar noch, um die natürlichen Heilbemühungen und Heilmechanismen des Körpers zu unterstützen.

Das Heringsche Gesetz konstatiert, dass sich, wenn eine Krankheit aus dem akuten in ein chronisches Stadium übergeht, die Symptome von der Oberfläche des Körpers ins Innere bewegen, vom unteren Teil des Körpers zu den oberen Teilen und von den weniger vitalen Organen zu den vitaleren. Bei einer korrekten (homöopathischen) Behandlung wird die Richtung dieser Bewegung umgekehrt, und die Symptome bewegen sich von den vitaleren Organen zu den weniger vitalen, vom oberen Teil des Körpers zum unteren und vom Körperinneren zur Haut. Das gilt auch für die Bewegungsrichtung der Symptome bei akuten Krankheiten. In Fällen der sog. Krankheiten mit fixiertem Miasma wie Masern zeigt sich der Hautausschlag zuerst an der Stirn und bewegt sich von dort aus zum Rumpf und zu den Gliedern hinunter. Im Gegensatz dazu erscheint der Hautausschlag bei atypischen

Masern bei geimpften Kindern zuerst an den Gliedern, bewegt sich zum Rumpf hin und greift dann die Lunge und andere innere Organe an.

Bei Impfungen werden Viren direkt in den Blutstrom eingeführt. Dadurch werden Krankheiten gerade nicht verhindert, sondern die Krankheit wird zur chronischen Form gesteigert und tiefer in den Körper hineingetrieben, wo sie dann lebenswichtige Organe angreift. Ergebnis einer derartigen Unterdrückung von Masern und anderen Infektionskrankheiten sind Krebs und andere Autoimmun- und chronische Krankheiten.

Die medizinische Bewertung der angeblichen Wirksamkeit und Effizienz der Impfungen konzentriert sich vor allem auf den Umstand, dass dabei Antikörper produziert werden. Moderne Immunologen, die die biologische Bedeutung der sekretorischen Gamma-A-Immunglobuline studieren, halten an der klassischen Vorstellung fest, dass Immunität mit Widerstand gegen Infektionen gleichzusetzen sei. Das beruht auf der wohl bekannten Tatsache, dass Menschen, die eine Infektionskrankheit überstehen, fast niemals von derselben Krankheit befallen werden. Doch heute wissen wir, dass die Funktionen des Immunsystems noch umfassender sind und nicht nur Verteidigung, sondern auch Homöostase und Überwachung beinhalten.

Bei den Wirbeltieren (dazu zählt auch der Mensch, weil auch wir ein Rückgrat besitzen) hat sich ein neues Zellensystem entwickelt – das lymphoretikuläre System, das sich im ganzen Körper verteilt und die lymphatischen und Gefäßsysteme umgibt. Seine Zellen treten im Thymus, in den Lymphknoten und der Milz auf. Sie bilden ein System der internen Sekretion, und in jenen Körperteilen, die mit der Außenwelt in Beziehung stehen – dem Atem-, Verdauungs- und Fortpflanzungssystem –, ein System der externen Sekretion.

Die Gewebe des lymphoretikulären Systems enthalten eine Anzahl Zellen, die bestimmte Funktionen, entweder direkt oder durch Produktion verschiedener Antikörper, durchführen. Diese Antikörper werden durch verschiedene Einflüsse, die der Wirt als artfremd erkennt, aktiviert. Das System der internen Sekretion produziert dann ein Immunglobulinserum. Bei diesem spielen die Gamma-G-Immunglobuline eine große, ja dominante Rolle. Das System der externen Sekretion produziert eine weitere spezielle Gruppe von Antikörpern – die sekretorischen Gamma-A-Immunglobuline. Die genaue Funktion der sekretorischen Komponente ist noch nicht bekannt.

Eine Untersuchung mit dem Ziel, die jeweilige Rolle des Serums und der nasalen Antikörper beim Schutz gegen Infektion mit Parainfluenzavirus Typ 1 festzustellen, hat ergeben, dass der nasale Antikörper eine sehr wichtige Rolle spielte – weit wichtiger als die Serumantikörper. Das lässt die Bedeutung der nach Impfungen produzierten Serumantikörper in zweifelhaftem Licht erscheinen, infolgedessen auch deren Bedeutung für die Immunität. Beweis dafür ist, dass Kinder tatsächlich die Krankheiten bekommen, gegen die sie geimpft sind.

Geimpfte Kinder zeigen im Allgemeinen eine gestörte Immunantwort, indem sie atypische Masern, Mumps und möglicherweise noch viele andere atypische Manifestationen der Krankheiten, die durch die Impfstoffe beseitigt werden sollen, entwickeln. Daher ist es weit besser, den natürlichen Prozessen ohne schädliche Eingriffe freien Lauf zu lassen.

# IMPFUNGEN

# 1. Hepatitis-B-Impfungen: Babys sind erreichbar

Es wird zunehmend deutlich, dass das System der Schulmedizin, statt Menschen zu heilen, immer mehr Krankheiten erzeugt – die tödlich sein können. Seit sich die Mediziner geradezu fanatisch der „Prävention" ansteckender Krankheiten durch Impfungen verschrieben haben, sind aus all diesen Krankheiten, sogar aus Windpocken, Grippe und Masern, tödliche Krankheiten geworden.

„Wenn Sie Ihr Kind nicht impfen, wird es sterben!", wird bestürzten Eltern oft gesagt.

In jüngster Zeit wurde Hepatitis B zur tödlichen Krankheit erklärt, die auf alle neugeborenen Babys lauere oder sie befalle, wenn sie zu intravenös spritzenden Drogensüchtigen, Prostituierten, männlichen Homosexuellen oder Dialysepatienten geworden seien. Vor einiger Zeit ging das System so weit, alle Mütter untersuchen zu wollen, ob sie Trägerinnen dieses „tödlichen" Virus seien. Dann verlagerte sich das Interesse auf „ethnische" Mütter.

Aber ganz plötzlich gibt es keine Untersuchungen mehr, keine Selektionen mehr – irgendwie wird jetzt automatisch jede australische Mutter als Trägerin dieses Virus betrachtet, und allen neugeborenen Babys soll ein Impfstoff mit dem tödlichen Virus gespritzt werden. Und ein tödliches Virus ist es tatsächlich.

Wie bei allen fremden Antigenen, greift auch die Hepatitis-B-Impfung die Leber des Neugeborenen an, die dann 14 Tage oder noch länger nach der Injektion gestört sein kann. Wenn dann auch noch die ersten DPT- und Polio-Impfstoffe verabreicht werden, ist der Antigenangriff für manche Babys einfach zu viel. Doch gibt es einen sehr bequemen und allgegenwärtigen „Papierkorb" namens „Plötzlicher Kindstod", mit dem diese Sterblichkeit schnell wegerklärt werden kann, und so ist ein solcher Tod kein Problem. Jedenfalls nicht für das System.

Doch was ist mit den ahnungslosen Eltern und Familien dieser unglücklichen Kinder?

Wer also befindet sich in der Zone hohen Risikos für Hepatitis B?

Daten aus der medizinischen Literatur weisen darauf hin, dass die Gruppen mit dem höchsten Risiko für Hepatitis B sind: Prostituierte, sexuell aktive homosexuelle Männer, intravenös spritzende Drogenabhängige, Kinder und Erwachsene in Heimen, bestimmte Gesundheitsberufe, das Militär

33

und dialyseabhängige Menschen. Bei anderen Menschen besteht nur eine winzige Chance, mit Hepatitis B in Berührung zu kommen oder davon befallen zu werden.

Die durchschnittliche Chance für Angehörige von Heilberufen, Hepatitis B zu bekommen, ist sehr klein und rechtfertigt jedenfalls keine Allgemeinimpfung. Doch auch wenn Ärzte sich in der Gruppe mit hohem Risiko befänden, wären sie die Allerersten, den Impfstoff abzulehnen, wie sie auch den Rötelnimpfstoff abgelehnt haben – eine in der medizinischen Literatur gut belegte Tatsache.

Dienstag und Ryan (1982) untersuchten 624 Angehörige von Gesundheitsberufen sero-epidemiologisch und stellten fest, dass die Häufigkeit von serologischen Markern für Hepatitis B anstieg, je nach Kontakten der Betreffenden mit Blut, ihren früheren Hepatitiserkrankungen, der Anzahl ihrer Berufsjahre und ihrem Alter, doch nicht in Abhängigkeit von ihren Kontakten mit Patienten. Die Autoren kamen zu dem Schluss, dass in den Fällen, wo Angehörige von Gesundheitsberufen Hepatitis B ständig, aber nicht sehr intensiv ausgesetzt sind, die Betreffenden ganz natürlich durch das Hepatitis-B-Oberflächenantigen immunisiert werden und keine Hepatitis B bekommen.

Wäre Hepatitis B ein derart verbreitetes Problem, wie es die Befürworter von Impfungen so häufig darstellen, müsste die Häufigkeit von Hepatitis-B-Erkrankungen enorm sein. Doch wir alle wissen, dass das einfach nicht wahr ist. Angesichts dieser Tatsache müssen erhebliche Zweifel in Bezug auf die Motive, die hinter der Propaganda für Hepatitis-B-Impfungen stecken, angemeldet werden, besonders da sie auf der Taktik beruht, den Leuten Angst zu machen. Virale Hepatitis ist assoziiert mit mindestens drei, wahrscheinlich vier Virenarten, von denen Hepatitis A (infektiöse Hepatitis) und Hepatitis B (Serum-Hepatitis) die wichtigsten sind. Auch gibt es Nicht-A- und Nicht-B-Hepatitis, assoziiert mit anderen Viren.

Infektion durch Hepatitis stellt wie jede andere Infektion ein Problem für Blutspendedienste und auch für Einzelne dar, da sich in einer kleinen Anzahl von Fällen die Infektion zu chronischer aktiver Hepatitis entwickeln und bis zu Krebs fortschreiten kann.

In manchen Gebieten Afrikas, Asiens und des Pazifischen Raums dürften bis zu 20 % der Bevölkerung Träger dieser Viren sein, doch in Europa, Nordamerika und Australien liegen die Dinge ganz anders – die Träger repräsentieren nur 0,1 % oder noch weniger der Bevölkerung. Doch gibt es größere Unterschiede in Bezug auf Hepatitis-B-Infektionen bei unterschiedlichen ethnischen Gruppen, weshalb die Häufigkeit von Hepatitis B bei bestimmten Nationalitäten nicht verallgemeinert werden darf. Wie Yodfat und andere (1982) zeigen konnten, befinden sich in Israel lebende Inder und dortige Einwanderer von den Pazifischen Inseln unter den Gruppen mit der geringsten Häufigkeit von Hepatitis B und Hepatitis A.

Blut, Speichel, Samenflüssigkeit und Muttermilch sind alle an der Ausbreitung der Viren beteiligt, doch hängt die Ansteckung anscheinend vor allem mit dem Blut zusammen, sei es bei Transfusionen von Blut und Plasmaderivaten, beim Gebrauch unzureichend sterilisierter Nadeln, Spritzen und Instrumenten, bei sexuellen Kontakten oder bei Übertragung durch Insekten.

Nach Anonymus (1980) gibt es verschiedene Typen von Hepatitis-B-Impfstoffen. Einige werden aus dem Plasma langfristiger Träger von Hepatitis-B-Antigenen gewonnen. Damit ist natürlich das Risiko der Verunreinigung durch unerwünschte Wirtskomponenten verbunden, zum Beispiel das mit AIDS assoziierte menschliche Immunschwächevirus (HIV). Impfstoffe werden außerdem aus manchen Polypeptidkomponenten des Hepatitis-B-Oberflächenantigens gewonnen.

Eine andere mögliche Quelle für das Hepatitis-B-Oberflächenantigen sind von menschlichen hepato-zellulären Karzinomen (Krebstumoren) abstammende Zellen, vorausgesetzt, Produktion und Qualität können präziser kontrolliert werden. Synthetische Impfstoffe enthalten Immunogene: Aminosäureketten, die als für Antigenaktivitäten verantwortlich gelten. Sie besitzen „offensichtliche Vorteile, verglichen mit den gebräuchlichen Mikrobenimpfstoffen, die häufig viel unwirksames Antigenmaterial enthalten, das das wesentliche Immunogen verunreinigt und Nebeneffekte erzeugt" (Anonymus 1980).

Jacobson u. a. (1984) untersuchten mögliche Verunreinigungen von aus Plasma gewonnenen Hepatitis-B-Impfstoffen. Nach diesen Autoren bestehen aus Plasma gewonnene Impfstoffe aus gereinigten Partikeln des Hepatitis-B-Oberflächenantigens. Viele Plasmaspender sind chronische Träger des Oberflächenantigens, besonders homosexuelle Männer, eine Gruppe mit hohem Risiko für erworbenes Immunschwächesyndrom (AIDS)!

*„Da epidemiologische Untersuchungen den Schluss nahelegen, dass AIDS wahrscheinlich von einem Virus im Blut übertragen wird, könnte ein AIDS-Erreger theoretisch die Plasmamenge kontaminieren, aus der Hepatitis-B-Impfstoff gewonnen wird."*

Aus dieser Sorge heraus haben sich viele Personen mit erhöhtem Risiko für Infektionen mit dem Hepatitis-B-Virus geweigert, diesen Impfstoff zu akzeptieren. Die Autoren beschäftigten sich aber noch weiter mit der Möglichkeit einer Verunreinigung aus Plasma gewonnener Hepatitis-B-Impfstoffe. Sie räumten ein, dass 1984 im Handel verfügbare Hepatitis-B-Impfstoffe aus 1981 gesammeltem Plasma hergestellt wurden, also in einem Jahr, als AIDS zum ersten Mal als klinische Krankheit und als Problem für die öffentliche Gesundheit erkannt wurde. Die in den Untersuchungen dieser Autoren verwendeten Impfstoffmengen waren aus Plasma hergestellt, das zwischen 1977 und 1980 gesammelt worden war (die nachträglich als AIDS-Fälle erkannten klinischen Störungen wurden in den USA schon 1979 beobachtet). Die Autoren räumten ein, dass sich die Plasmaspender, die sich für die Herstellung der in der Untersuchung verwendeten Impfstoffe zur Verfügung gestellt hatten, im Inkubationsstadium von AIDS befunden und die Kontamination mit dem AIDS-Virus verursacht haben könnten.

Shaw u. a. (1988) beschrieben negative Wirkungen, die nach der Impfung mit dem neuen, aus Plasma gewonnenen Hepatitus B-Impfstoff auftraten. Nachdem der Impfstoff 850 000 Personen gespritzt worden war, erhielt man insgesamt 41 spontane Meldungen: 5 Fälle mit Krämpfen, 10 Fälle von Fazialisparese, 9 Fälle des Guillain-Barré-Syndroms, 5 Fälle einer lumbalen Retikulopathie, 3 Fälle einer Neuropathie des Plexus brachialis, 5 Fälle von okulärer Neuropathie und 4 Fälle von Querschnittsmyelitis. Die Hälfte dieser Reaktionen trat nach der ersten der drei für erforderlich gehaltenen Dosen auf. Todesfälle wurden nicht gemeldet. Den Autoren war durchaus bewusst, dass gewiss nicht alle Fälle negativer Reaktionen gemeldet worden waren. Trotzdem kamen sie zu dem Schluss, dass die präventiven Vorteile der Impfung von Personen mit hohem Risiko für Hepatitis B eindeutig das Risiko neurologisch negativer Ereignisse überwögen.

Sogar die rekombinanten Hepatitis-B-Impfstoffe verursachen schwere Nebenwirkungen. Nach dem australischen „Adverse Drug Reactions Bulletin" (ADRAC), August 1990, listeten mehrere der 203 Berichte über negative Reaktionen auf den rekombinanten Hepatitis-B-Impfstoff neurologische und psychologische Nebenwirkungen auf. Von den 203 berichteten Fällen wurden 28 Patienten erneut geimpft. Wieder traten ihre Symptome auf.

Die verbreitetsten Reaktionen auf den Hepatitis-B-Impfstoff, die dem ADRAC in 1990 berichtet wurden, waren: Hautausschlag und/oder Juckreiz (65 Personen); Schmerzen, z. B. Muskel-, Gelenk- oder Bauchschmerzen (44); Kopfschmerzen (32), Fieber (31); Übelkeit, Brechreiz oder Abgeschlagenheit (29); Reaktionen an der Einstichstelle (23), Müdigkeit/Asthenie (23); Schwindel (21). Die schwersten Reaktionen waren zwei Fälle von Optikusneuritis und ein Fall des Guillain-Barré-Syndroms. Ein neuerer Bericht beschrieb Schwindel und Diplopie mit Anzeichen für Entmyelinisierung (Kernspintomographie), die über acht Monate anhielt. Ähnliche Berichte traten nach der Verwendung von aus Plasma gewonnenem Impfstoff auf.

36

Ebenfalls im ADRAC-Bulletin wurde berichtet, das Komitee sei besorgt wegen der Möglichkeit negativer neurologischer Reaktionen nach der Verabreichung von Hepatitis-B-Impfstoff. Es hieß dort, „das ADRAC würde gerne eine blaue Karte von jedem seiner Leser erhalten, die im Zusammenhang mit irgendwelchen Formen der Impfung negative Entmyelinisierungseffekte beobachtet haben".

Herroelen u. a. (1991) beschrieben zwei Fälle von Entmyelinisierung des Zentralnervensystems nach der Verabreichung eines rekombinanten Hepatitis-B-Impfstoffs.

Reitschel und Adams (1991) berichteten von Überempfindlichkeit auf Thiomersal, eine Quecksilberverbindung (Natriumethylquecksilberthiosalizylat), die als Konservierungsmittel in Impfstoffen gegen Hepatitis B, Keuchhusten, Diphtherie und Tetanus verwendet wird. Dieser Bestandteil kann auch in Ohrentropfen und Augenlösungen vorkommen, wie sie zum Einweichen von Kontaktlinsen verwendet werden. Es ist außerdem gut bekannt, dass er sensibilisiert. Thiomersal in Hepatitis-B-Impfstoffen kann schwere Hautreaktionen verursachen. Forstrom u. a. (1980) berichteten von Hypersensitivität auf Thiomersal (Merthiolat) in anderen Impfstoffen. Diese Hypersensitivität kann natürlich auch verzögert auftreten.

Cox und Forsyth (1988) stellten fest, die meisten Kinder und Jugendlichen im Vereinigten Königreich seien wahrscheinlich auf dem iatrogenen Weg über Diphtherie-, Tetanus- und Keuchhusten-Impfungen Thiomersalwirkungen ausgesetzt. Nach diesen Autoren sprechen individuelle Reaktionen auf Thiomersal für die Notwendigkeit von Impfstoffen mit anderen Konservierungsmitteln.

Zuckerman (1975) wies warnend darauf hin, dass variable Mengen von Proteinen und vielleicht Kohlenhydraten mit den Proteinen des Hepatitis-B-Virus verbunden sein könnten, und zwar in Quantitäten größer als bei den meisten bekannten Viren. Unter diesen Wirtsproteinen könnten sich auch bestimmte Leberzellenstrukturen befinden, die unerwünschte immunologische Reaktionen verursachen.

Das pharmazeutische Unternehmen Smith, Kline und French geriet wegen einer Werbekampagne 1989 unter schweren Beschuss. Aber statt seine unwahren, irreführenden Behauptungen über die Gefahren von Hepatitis B und die angebliche Notwendigkeit von Impfungen für die Majorität der Bevölkerung zurückzunehmen, verließ das Unternehmen den Verband australischer Pharmahersteller (Melbourne Herald, 30. Oktober 1989).

Die australische Zeitschrift „Dr. Weekly" (ADW) zitierte einen Arzt aus Brisbane. Er sagte, viele Leute würden aus den falschen Gründen geimpft, z. B. 40 Jahre glücklich verheiratete Rentner, während es sich bei den

Krankheitsträgern im Allgemeinen um Menschen aus gut bekannten ethnischen Gruppen, um intravenös spritzende Drogenabhängige oder Homosexuelle handle. Er sagte aber auch, routinemäßige Kinderimpfungen in Australien seien eingeführt worden, als die Kosten der Impfstoffe sanken.

So sind also die Kosten offenbar ein wichtigerer Faktor als die angebliche Notwendigkeit oder Gefahr, sonst könnte man nicht warten, bis der Impfstoff in so großen Mengen produziert wird, dass seine Kosten die Massenanwendung ermöglichen.

In einem anderen Artikel im ADW hieß es 1989, die jüngst identifizierten C- und D-Hepatitis-Viren seien besorgniserregender als die üblichen A- und B-Formen.

Diese Viren treten ebenfalls im Allgemeinen bei intravenös spritzenden Drogenabhängigen, Homosexuellen und Prostituierten auf. Auch stand in dem Artikel, es gebe zwar Hepatitis C und D, doch sei die Häufigkeit dieser Formen zu diesem Zeitpunkt offensichtlich sehr gering und die *„Ärzte sollten nur darauf achten, ohne jedoch unbedingt zu erwarten, solche Fälle auch zu finden"*.

Die Ärzte sind sich also darüber im Klaren, dass Hepatitis A, B, C und D seltene Krankheiten sind, die nur ganz bestimmte Erwachsenengruppen mit hohem Risiko befallen. Doch Babys werden immer sehr schnell gegen sie geimpft, als wären sie drauf und dran, intravenös spritzende Drogenabhängige, Homosexuelle, Prostituierte oder Dialysepatienten zu werden.

Vielleicht kann dem Leser dieses Buches, dem diese völlig unvernünftige Einstellung nicht einleuchtet, ein Statement von Dr. George Peter behilflich sein, dem Vorsitzenden der Amerikanischen Akademie der Kinderärzte (AAP). Es wurde am 12. Juni 1992 bei der Bundeskonferenz der Kinderärzte für ansteckende Krankheiten in Washington D.C. abgegeben (NVIC-Zeitung, August 1992). Dr. Peter gab folgende Gründe an, mit denen Hepatitis-B-Impfung aller Kinder empfohlen wird:

1. Hepatitis B ist weiterhin ein Problem der öffentlichen Gesundheit und tritt manchmal auch außerhalb von Gruppen mit hohem Risiko auf;
2. Gruppen mit hohem Risiko haben die Impfungen nicht akzeptiert oder sind schwer erreichbar;
3. Kinder sind erreichbar;
4. die Kosten von Kinderimpfungen sind geringer als die von Erwachsenen-Impfungen, da kleinere Dosen erforderlich sind.

Das Komitee für Infektionskrankheiten (Anonymus 1992) stellte bei Allgemeinuntersuchungen schwangerer Frauen auf HBsAg (Hepatitis-B-Oberflächenantigen), deren Kinder aktiv und passiv geimpft waren, fest, dass dadurch nur 6000 der mehr als 200 000 HBV-Infektionen verhindert werden, die jährlich in den Vereinigten Staaten auftreten. Trotz dieser verräterischen Zahlen empfahl das Komitee die Einführung der allgemeinen Impfpflicht für Kinder, obwohl die eigentlichen Auswirkungen einer solchen Strategie erst nach 25 oder noch mehr Jahren bekannt sein werden.

*„Eine allgemeine Immunisierung nur von Jugendlichen hätte den Vorteil einer unmittelbareren Wirkung. Doch ist diese Strategie problematisch. Jugendliche mit dem höchsten Risiko sind wahrscheinlich am wenigsten zu Impfungen bereit. Und würde man Jugendliche bitten, an einer Impfserie mit drei Dosen innerhalb einer 6-monatigen Periode teilzunehmen, würde man wahrscheinlich hohe Ausfallraten bekommen. "*

Hier ist die Frage gerechtfertigt: Hat das System Angst, Impfpflicht für Menschen einzuführen, die sprechen und negative Impfreaktionen beschreiben können? Höchstwahrscheinlich ja. Babys können nicht sprechen.

Die bedenklichste Feststellung ist: „Kinder sind erreichbar." Bedeutet das, dass Kinder Freiwild für das medizinische System sind? Wäre es so, so würde das die Rechte hilfloser Menschen verletzen. Hier müssten die Eltern aufhorchen. Denn sie haben die Pflicht, ihre Babys zu verteidigen. Zumindest wird durch verfügte Pflichtimpfungen in jenen Ländern, die sich so mit ihrer Freiheit brüsten, den Eltern das Recht der freien Wahl genommen.

Dasselbe Komitee, das Allgemeinimpfungen für alle neugeborenen Babys empfahl, räumte ein, dass allerdings noch nicht klar ist, wie lange der von den drei HBV-Impfungen gewährte Schutz anhält. Obwohl die Begründung für Kinderimpfungen lautet: Infektionen und Erkrankungen an Hepatitis B im Erwachsenenalter sollen verhindert werden, ist es sehr wahrscheinlich, dass hier alle Bemühungen umsonst sind, da nach fünf bis neun Jahren Auffrischimpfungen erforderlich werden.

Ein anderer, sehr bedenklicher Faktor bei der Hepatitis-B-Immunisierung ist der Mangel an Kenntnissen über immunologische Reaktionen der Neugeborenen. Chin-Yun Lee u. a. (1983) stellten fest: *„Wir kennen analoge Phänomene bei anderen Infektionskrankheiten nicht, daher müssen wir die Funktionen des Immunsystems zu Beginn des Lebens besser erforschen. "*

Das System verfügt unverdrossen Kinderimpfungen, ist aber bei Angehörigen der Gesundheitsberufe überraschend lasch: Nur 40 % der Mitarbeiter der Gesundheitsfürsorge, die wegen Übertragung durch Blut als besonders gefährdet gelten, sind geimpft (New York Times, 3. März 1991).

Marwick (1991) stellte Überlegungen zur Übernahme von Hepatitis-B-Impfungen in den gegenwärtigen Standard-Impfplan der Kinderärzte an. Das würde bedeuten, dass amerikanische Kinder (höchstwahrscheinlich gefolgt von australischen Kindern) in den ersten sechs Lebensmonaten 15 Injektionen verschiedener Impfstoffe erhielten. Das wäre Hyperimmunisierung par excellence.

Als unmittelbarer Effekt der jüngst eingeführten und forciert durchgeführten Hepatitis-B-Impfung neugeborener Babys wird sich sehr schnell ein Anstieg der Krankheitsraten und der Häufigkeit des Plötzlichen Kindstods herausstellen, die ja in Australien und den Vereinigten Staaten ohnehin schon hoch sind. Die Häufigkeit von durch Impfungen (wobei Hepatitis-Impfungen zum Zeitpunkt der Geburt keine Ausnahme sind) verursachten Leberstörungen wird kaum auf Normalniveau zurückgehen. Die ersten DPT- und Polio-Impfungen werden weitere große Angriffe auf das unterentwickelte Immunsystem der Kinder darstellen. Viele Babys werden diesen Anforderungen nicht mehr gewachsen sein.

Vielleicht wird der Anstieg des Plötzlichen Kindstods Eltern und möglicherweise auch einigen Ärzten wieder die Augen für die Tatsachen des Lebens öffnen. Aber natürlich gibt es auch die langfristigen negativen Wirkungen einer derartigen Hyperimmunisierung, u. a. Diabetes, Asthma, Leukämie, Krebs und chronisch schlechter Gesundheitszustand.

Und all dies geschieht, obwohl man die Dauer der Immunitätsphase (wenn es überhaupt eine gibt) gar nicht kennt. „Die ärztlichen Nachrichten" der amerikanischen Ärztevereinigung vom 1. Juni 1984 stellten fest, der Sprecher der Impfstoffhersteller habe gesagt, „die Kosten des Impfstoffs betragen etwa 100 $ für die drei Dosen, und die Immunitätsphase dauert wahrscheinlich etwa fünf Jahre, obwohl das nicht sicher ist".

Die Zeitschrift zitierte auch Dr. S. Handler und Kollegen, einschließlich einiger Mitglieder der HBV-Impfstudiengruppe des CDC Multicenter, die mehr als 500 Versuchspersonen des Multicenters bis zu 40 Monate lang beobachtete. *„Ihre Ergebnisse legen den Schluss nahe, dass der HBV-impfbedingte Antikörper-Spiegel drei Jahre nach der Impfung deutlich sinkt und dass das Infektionsrisiko in dem Maß wächst, wie der Antikörper-Spiegel sinkt. Doch nehmen ... HBV-Infektionen unter diesen Umständen einen milden Verlauf und es gibt keine Anzeichen für atypische Infektionen."*

Hier sind wir am gleichen Punkt angelangt wie beim Keuchhusten, den Masern usw. Die Impfungen schützen nicht fürs Leben, aber es wird behauptet, dass die Krankheiten, wenn man sie doch bekommt, einen milden Verlauf nehmen, trotz dokumentierter Beweise, dass das einfach nicht stimmt (s. Kapitel 2 über DPT und Kapitel 3 über Masern).

In der gut durchgeimpften Bevölkerung der Vereinigten Staaten treten immer wieder bei voll geimpften Kindern Masern- und Keuchhustenepidemien auf. Auch noch so viele Dementis und schlechte Meldezahlen können die eindeutige, offensichtliche Tatsache nicht aus der Welt schaffen: Impfungen wirken nicht.

Freed u.a. (1993: Pediatrics, 91 (4): 699–702) schrieben: *„Trotz der gezielt bei Gruppen hohen Risikos durchgeführten Impfprogramme ist die Zahl der Hepatitis-B-Erkrankungen im letzten Jahrzehnt um 37% auf 300 000 (sic!) Neuerkrankungen angestiegen. Jährlich treten heute in den Vereinigten Staaten 5000 Todesfälle durch Hepatitis B auf ...*

*Dieser Anstieg hat das Beratende Komitee für Immunisierungspraxis (ACIP) beim CDC zum Überdenken der Strategie im Kampf gegen Hepatitis B veranlasst. Am 22. November 1991 wurde die allgemeine Kinderimpfung gegen das Hepatitis-B-Virus empfohlen.*

*778 Kinderärzte in North Carolina wurden zwei bis 34 Monate nach Veröffentlichung der neuen CDC-Empfehlungen postalisch befragt. Nur 32% der Befragten gaben an, in ihrer Praxis sei Hepatitis-B-Impfung gewährleistet.*

*Die meisten Kinderärzte waren einfach nicht davon überzeugt, dass, abgesehen von anderen Faktoren, die Hepatitis-B-Impfung für ihre Patienten überhaupt nötig ist. "*

Die Autoren zitierten auch gelegentliche Berichte, die *„Besorgnis über den ‚Nadelkissen-Effekt' von Mehrfachinjektionen bei Kindern hervorgerufen haben"*.

Nach dem Hippokratischen Prinzip „Schade vor allem niemandem ", wäre es ganz gewiss klug, neugeborene Kinder nicht generell gegen Hepatitis B zu impfen. Unsere Kenntnisse über das Immunsystem von Neugeborenen sind unzureichend. Die Dauer der durch Impfungen erzeugten Immunitätsphase, wenn es überhaupt eine solche gibt, ist vollkommen unerforscht. Und drittens gibt es zahlreiche Informationen über neurologische Nebenwirkungen nach Impfungen, sogar mit dem gentechnisch hergestellten Produkt.

## 1.1 Quellennachweis

1. Dienstag, J. L., und Ryan, D. M., 1982.
   Berufliche Gefährdung des Krankenhauspersonals durch Hepatitis-B-Virus: Infektion oder Immunisierung?
   Am J Epidemiol; 115 (1): 26–39.
2. Yodfat, Y., London, W. T., Whitford, P., und Wax, Y., 1982.
   Eine seroepidemiologische Untersuchung der Hepatitis B in einem ländlichen Gebiet Israels.
   Am J Epidemiol; 116 (3): 456–462.

3. Anonymus, 1980.
   Hepatitis-B-Impfstoffe.
   Br Med J; 26. Jan. (6209): 203–205.
4. Jacobson, I. M., Dienstag, J. KL., Zachoval, R., Hanrahan, B. A.,
   Watkins, E., und Rubin, R. H., 1984.
   Ausbleibende Wirkung des Hepatitis-B-Impfstoffes vom T-Zellen-
   Phänotypus.
   N Engl Med; 311 (16): 1030–1032.
5. Shaw, F. E., Graham, D. J., Guess, H. A., Milstien, J. B., Johnson, J. M.,
   Schatz, G. C., Hadler, S. C., Kuritsky, J. N., Hiner, E. E., Bregman, D.
   J., und Maynard, J. E., 1988.
   Überwachung gemeldeter negativer neurologischer Wirkungen nach
   Markt-Einführung des Hepatitis-B-Impfstoffs.
   Am J Epidemiol; 127 (2): 337–352.
6. Herroelen, L., Keyser, J. de, Ebinger, G., 1991.
   Entmyelinisierung des Zentralnervensystems nach Immunisierung mit
   rekombinanten Hepatitis-B-Impfstoffen.
   Lancet; 338: 1174–1175.
7. Reitchel, R. L., und Adams, R. M., 1990.
   Reaktionen auf Thiomersal bei Hepatitis-B-Impfungen.
   Dermatol Clin; 8: 161–164.
8. Forstrom, L., Hannuksela, M., Kousa, M., und Lehmuskallio, E., 1980.
   Hypersensibilität auf Merthiolat und Impfung.
10. Cox, N. H., und Forsyth, A., 1988.
   Thiomersal-Allergien und Impfreaktionen.
   Kontaktdermatitis; 18: 229–233.
11. Zuckerman, A. J., 1975.
   Hepatitis-Impfungen: eine Mahnung zur Vorsicht.
   Nature; 255: 104–105.
12. Noel, Il, Galloway, A., und Ive, F. A., 1991.
   Hypersensitivität auf Thiomersal bei Hepatitis-B-Impfungen.
   Lancet; 338: 705.
13. Anonymus, 1992.
   Allgemeine Hepatitis-B-Immunisierung. Komitee für Infektionskrank-
   heiten.
   Pediatrics; 89 (4): 795–800.
14. Marwick, C., 1991.
   Empfehlung für die Aufnahme der Hepatitis-B-Impfung in den pädiatri-
   schen Impfplan.
   J Amer Med Ass; 265 (12): 1502.

15. Chin-Yun Lee, G., Lu-Yu Hwang, Beasley, R. P., Shen-Hyi Chen und Tzu-Yao Lee u. a., 1983.
Immunogenität von Hepatitis-B-Virusimpfungen bei gesunden chinesischen Neugeborenen.
J Infec Dis; 148 (3): 526–529.

# 2. DPT-Impfungen: Zusammenhang mit Plötzlichem Kindstod

In einer ganzen Anzahl industriell entwickelter Länder wie den Vereinigten Staaten, Kanada, Frankreich und Australien wird ein Diphtherie-, Keuchhusten- und Tetanus-(DPT)Impfstoff – auch als Dreifachantigen bekannt – Babys verabreicht, die erst sechs bis acht Wochen alt sind. Viele Länder lassen jedoch die Keuchhusten-(Pertussis = P)Komponente weg und zwar aus zwei Gründen: Sie ist unwirksam bei der Prävention von Keuchhusten, und sie hat negative Nebenwirkungen. Es ist an Labortieren und Babys nachgewiesen, dass Keuchhusten-Impfungen enzephalitogen sind (sie verursachen Enzephalitis = Gehirnentzündung). Und man glaubt, diese Komponente löse mehr negative Reaktionen aus als die Tetanus- und Diphtherie-Komponente.

In Australien geht man davon aus, dass sechs Monate alte Babys neben einer Polio-Impfung (entweder oral verabreicht oder injiziert) drei DPT-Spritzen bekommen haben. Auch werden an allen in Krankenhäusern geborenen Babys innerhalb 24 Stunden nach der Geburt Hepatitis-B-Injektionen vorgenommen.

In den USA hat sich eine Eltern-Selbsthilfegruppe gebildet, deren Kinder durch Impfungen, besonders DPT-Impfungen, geschädigt sind, und zwar unter dem Namen Dissatisfied Parents Together (DPT), Schutzgemeinschaft unzufriedener Eltern. Die Eltern gründeten ein National Vaccine Information Center (NVIC). In ihrer NVIC-Zeitschrift wurden die von Dr. George Peter, dem Vorsitzenden des Komitees für ansteckende Krankheiten bei der AAP, angegebenen Gründe für eine Pflicht-Hepatitis-B-Impfung kurz nach der Geburt wie folgt zusammengefasst:

1. *Hepatitis B ist weiterhin ein Problem der öffentlichen Gesundheit und tritt manchmal auch außerhalb von Gruppen mit hohem Risiko auf;*
2. *Gruppen mit hohem Risiko haben die Impfungen nicht akzeptiert oder sind schwer erreichbar;*
3. *Kinder sind erreichbar;*
4. *Die Kosten von Kinderimpfungen sind geringer als die von Erwachsenen-Impfungen, da kleinere Dosen erforderlich sind.*

Alle Impfstoffe sind umstritten, aber zweifellos ist der DPT-Impfstoff am umstrittensten, teils weil er gar nichts gegen ansteckende Krankheiten bewirkt, teils weil er leichte oder schwere lokale und systemische Reaktionen verursacht. Negative Reaktionen auf diesen Impfstoff sind also sehr sehr häufig, aber die meisten Ärzte und Gesundheitsbehörden stellen jeden kausalen Zusammenhang zwischen den Impfungen und den meisten dieser Reaktionen vehement in Abrede.

Trotzdem sind die wesentlichen Informationen über Gefahr und Unwirksamkeit der Keuchhusten-Impfung in medizinischen Zeitschriften veröffentlicht worden. Und, was noch wichtiger ist: Man hat einen Zusammenhang zwischen der Keuchhusten-Komponente des DPT-Impfstoffes und dem Plötzlichen Kindstod festgestellt.

## 2.1 Keuchhusten: eine 100-Tage-Krankheit

Keuchhusten war schon immer eine sehr schwere Krankheit, besonders für Kleinkinder und Kinder unter einem Jahr. Das liegt nicht nur an den kräftezehrenden krampfartigen Hustenanfällen, sondern auch an der Dauer der Krankheit – die Chinesen und Japaner nennen sie die 100-Tage-Krankheit. In den 40er Jahren bestand die Behandlung in der Verabreichung von Sulfonamid und heilendem oder hyperimmunem menschlichen oder Kaninchenglobulinserum.

Weniger bekannt und publiziert ist, dass weithin auch Luftveränderung als ziemlich wirksame Behandlung verordnet wurde. Denn einer der Verursacherorganismen, Bordetella pertussis, reagiert höchst sensibel auf Änderungen in Luftzusammensetzung und -temperatur sowie Höhenluft. Trotzdem ist sehr verständlich, dass viele eine Notwendigkeit für effektive Prophylaxe sahen und Ärzte und Forscher nach einem wirksamen Impfstoff Ausschau hielten.

## 2.2 Versuche mit Keuchhusten-Impfstoffen

In England testete der Keuchhusten-Impfausschuss des Medical Research Council den prophylaktischen Wert der in den 40er Jahren gebräuchlichen Keuchhusten-Impfstoffe. Von 1942 bis 1944 wurden in Oxford City an Kindern in Fürsorgekliniken und Tagesstätten kontrollierte Versuche durchgeführt, ebenso in Oxfordshire, Berkshire und Buckinghamshire an Heimkindern.

McFarlan u.a. (1945) publizierten die Ergebnisse dieser Versuche. Die Impfungen waren unwirksam, man konnte keinen signifikanten Unterschied in der Häufigkeit oder Schwere der Keuchhustenerkrankungen zwischen geimpften und nicht geimpften Kindern feststellen. Bei den Versuchen in Oxford City entwickelten 12,5 % oder 327 geimpfte und 14,1 % oder 305 ungeimpfte Kinder Keuchhusten. In den Kinderheimen, wo Keuchhusten auftrat, bekamen 55 % von 33 geimpften und 63 % von 30 ungeimpften Kindern die Krankheit.

Andere Autoren berichteten von ähnlich ungünstigen Resultaten. Die Ergebnisse amerikanischer Versuche mit Keuchhusten-Impfstoff waren anfänglich so unterschiedlich, dass 1931 der Pharmazie- und Chemieausschuss der Amerikanischen Ärztevereinigung empfahl, den Keuchhusten-Impfstoff aus dem Pool der neuen, noch nicht staatlich anerkannten Heilmittel herauszunehmen.

Die ersten verheißungsvollen Resultate größerer Impfkampagnen wurden bei zwei Epidemien auf den Färöer-Inseln beobachtet. Man verwendete dabei einen einfachen Impfstoff, gewonnen aus gerade erst isolierten Stämmen des Bordetella pertussis.

Bei der ersten Epidemie begann man mit den Impfungen während des Ausbruches der Krankheit, aber es stellte sich heraus, dass sie keine Auswirkung auf die Häufigkeit des Keuchhustens hatten, während man immerhin berichtete, sie hätten die Schwere der Krankheit gemildert. Madsen (1933) schrieb, dass die Impfungen als prophylaktische Maßnahme *„nicht der Erwähnung wert"* seien.

Bei der zweiten Epidemie auf den Färöern, die schnell auf die erste folgte, waren die Impfungen gerade vor Ausbruch der Krankheit beendet worden. Von den 1832 geimpften Kindern bekamen 458 (25 %) keinen Keuchhusten, verglichen mit 8 (weniger als 2 %) unter den 446 nicht geimpften Kindern. Bei beiden Epidemien zusammengenommen starben 6 Patienten der 3926 geimpften und 26 der 1073 ungeimpften Kinder. So schien also die Impfung einen gewissen Schutz zu gewähren. Trotzdem sind die Zahlen der geimpften und nicht geimpften Kinder so unterschiedlich, dass ein Vergleich wissenschaftlich nicht gültig ist.

Bell (1941, 1948) führte zwei gut dokumentierte Versuche mit zwei Impfstoffen durch: nur ein Alaun-präzipitierter Keuchhusten-Impfstoff und ein Alaun-präzipitierter Keuchhusten-Impfstoff mit Diphtherietoxoid kombiniert. Die Impfstoffe wurden mit zwei Injektionen im Abstand von vier Wochen verabreicht. Die Häufigkeit von Keuchhustenerkrankungen bei ungeimpften Kindern war drei- bis viermal so hoch wie bei den geimpften. Kendrick (1942, 1943) berichtete von ermutigenden Resultaten mit einem Alaunpräzipitat-Impfstoff, der in drei Dosen verabreicht wurde.

Angesichts dieser Ergebnisse entschloss sich der Ausschuss in England, die Versuche mit noch anderen Impfstoffen zu wiederholen. Die Resultate waren indessen enttäuschend, hauptsächlich wegen des Krieges und wegen Personalmangels für angemessene Nachbeobachtung.

In der Folge wurden in fünf Gebieten Englands Versuche durchgeführt. Eltern von 8927 Kindern erklärten sich zur Teilnahme bereit. Etwa 4500 Kinder befanden sich in der geimpften Gruppe, die übrigen in der sog. „ungeimpften Gruppe". Den „ungeimpften" Kindern wurde ein Anti-Katarrh-Impfstoff verabreicht, der Präparate mit Staphylococcus aureus, Streptococcus pneumoniae, Corynebacterium hofmanni und Neisseria catarrhalis enthielt und in seiner Trübung dem einfachen Keuchhusten-Impfstoff ähnelte.

Hier handelt es sich um einen der ersten Impfstoffversuche, bei denen die sog. Kontrollgruppe keine wirkliche Kontrollgruppe war.

Eins von fünf mit dem Keuchhusten-Impfstoff oder mit dem Anti-Katarrh-Impfstoff geimpften Kindern wurde bis zu 24 und 72 Stunden nach der Impfung beobachtet. Nur Reaktionen auf den Keuchhusten-Impfstoff wurden kurz beschrieben. Bei Kindern, die mit dem Anti-Katarrh-Impfstoff geimpft waren, wurden keine Daten über lokale oder systemische Reaktionen erhoben.

Bei den zu Hause angesteckten Kindern ergab sich eine Keuchhusten-Häufigkeit von 18,2 % bei geimpften und 87,3 % bei den Anti-Katarrh-Gruppen. Diese unterschiedliche Häufigkeit kann aber nicht allein dem Schutzeffekt der Keuchhusten-Impfung zugeschrieben werden, da die sog. ungeimpfte „Kontrollgruppe" mit dem Anti-Katarrh-Impfstoff geimpft worden war.

Denn genau wie der Keuchhusten-Impfstoff enthielt dieser Anti-Katarrh-Impfstoff eine Anzahl artfremder Proteine (Antigene) und besaß daher die Eigenschaft, die Widerstandsfähigkeit der Empfänger zu senken. Allein schon aus diesem Grund muss dieser Versuch als nicht gültig bezeichnet werden.

Diese Einschätzung des obigen Keuchhusten-Versuches ist umso mehr gerechtfertigt, als Wilson u. a. (1965) bewiesen, dass in epidemischen Situationen Keuchhusten-Impfungen die Ausbreitung einer Epidemie nicht zu verhindern vermochten.

## 2.3 Unwirksamkeit der Impfungen und negative Reaktionen auf DPT- oder Keuchhusten(P = Pertussis)-Impfungen

Provenzano u. a. (1959) berichteten über vier geimpfte Kinder in einer Familie, die in einem Sommerlager zufällig mit Keuchhusten in Berührung gekommen waren. Alle vier hatten drei Injektionen mit DPT-Impfstoff erhalten (die beiden älteren Kinder erhielten auch noch Auffrisch-Injektionen nach Berührung mit der Krankheit). Die beiden jüngeren entwickelten schweren Keuchhusten. *„Diese Beobachtung bewog den Kinderarzt dazu, als prophylaktische Schutzmaßnahme eine Anzahl seiner Patienten fünfmal zu impfen: dreimal mit dem einfachen Impfstoff und zweimal mit der DPT-Kombination"*, ohne jedoch andere mögliche Erklärungen in Betracht zu ziehen, warum die beiden älteren geimpften Kinder nach Berührung mit der ansteckenden Krankheit keinen Keuchhusten bekamen.

Provenzano (1959) schrieb, dass *„... sich eine schwere Keuchhustenerkrankung bei den beiden jüngeren Kindern R. und D. entwickelte, aber nicht bei B. und A.".* Das kann bedeuten, dass sich bei den beiden älteren Kindern nur eine leichte Erkrankung entwickelte. Aber es ist gut bekannt, dass auch völlig ungeimpfte Kinder bei einer Epidemie keinen Keuchhusten bekommen.

Lambert (1965) berichtete über einen Keuchhustenausbruch in Michigan und kam zu dem Schluss, das wichtigste Ergebnis seiner Beobachtungen sei, dass ein direkter Zusammenhang zwischen höherer Keuchhustenhäufigkeit bei geimpften Personen und dem seit der letzten Keuchhusten-Impfung vergangenen Zeitraum bestand. Je größer der Zeitraum, desto größer die Häufigkeit. Der allmähliche Rückgang des Schutzes für geimpfte Personen zeigte sich bei allen Altersgruppen und war unabhängig von der Zahl der Injektionen oder dem Alter, in dem die erste Impfserie durchgeführt wurde.

Unmittelbar nach der ersten Anwendung der verschiedenen Keuchhusten-Impfstoffe füllten Berichte über negative Reaktionen darauf die Spalten der medizinischen Zeitschriften. Madsen (1933) veröffentlichte seinen Bericht über den Tod zweier neugeborener Kinder in Dänemark. Die verantwortlichen Ärzte hatten sich entschlossen, die beiden Babys zu impfen, weil es einen Keuchhustenfall in jeder Familie gegeben hatte. Einem Kind wurde unmittelbar nach der Geburt 0,1 ccm Keuchhusten-Impfstoff verabreicht. Es zeigten sich keine Symptome, weshalb dem Kind vier Tage später weitere 0,15 ccm des Impfstoffs gespritzt wurden. Eine halbe Stunde nach dieser Injektion wurde das Kind von Krämpfen befallen, lief blau an, bekam Schluckauf und starb innerhalb weniger Minuten.

Der zweite Todesfall trat zwei Jahre später ein. Ein fünf Wochen vor der Zeit geborenes Baby, das nur 2250 g wog, wurde acht Tage nach der Geburt mit 0,1 ccm Keuchhusten-Impfstoff geimpft. Drei Tage später wurden ihm 0,2 ccm Impfstoff verabreicht. Zwei Stunden später starb es. Die Autopsie ergab keine definitive Todesursache.

Obwohl zahlreiche neugeborene Babys ohne üble Auswirkungen geimpft wurden, wurde dann die Impfung von weniger als einem Monat alten Kindern nicht mehr empfohlen. Madsen (1933) schrieb, viele seiner Kollegen hätten ihm erzählt, sie hätten *„nach der Impfung eine beträchtliche Verschlechterung des Gesundheitszustandes"* festgestellt.

Einer der wichtigsten Berichte dieser Art war der über die von Byers und Moll (1948) durchgeführte Untersuchung. Alle 15 ursprünglich normalen Kinder reagierten innerhalb 72 Stunden nach Keuchhusten-Impfungen heftig. Zwei dieser Babys starben, neun trugen irreparable Schäden davon, drei waren nachher nicht lange genug beobachtet worden und nur eins hatte sich offenbar vollständig erholt. Dieser Bericht machte die Ärzte sehr betroffen, weil bis zu diesem Zeitpunkt Keuchhusten-Impfungen als unschädlich galten. Befremdlicherweise bestanden aber amerikanische Ärzte weiter darauf, dass die Vorteile der Keuchhusten-Impfung ihre Gefahren überwögen.

Anderson und Morris (1950) beschrieben schwere neurologische Komplikationen bei einem $2\frac{1}{2}$-jährigen Jungen, der 36 Stunden nach einer kombinierten Diphtherie- und Keuchhusten-Impfung von Krämpfen befallen wurde. Acht Monate später durchgeführte Röntgenaufnahmen des Schädels zeigten Erweiterung des linken Seitenventrikels und verminderte elektrische Aktivität der linken Hirnhemisphäre. Das Kind blieb mental verlangsamt und teilgelähmt.

Die Autoren resümierten auch kurz andere Publikationen über ähnliche Probleme nach Keuchhusten- und kombinierten Keuchhusten-Diphtherie-Impfungen. Sie kamen ebenfalls zu dem Schluss, dass man auf Impfungen verzichten sollte, wenn ungünstige Reaktionen auf die Erstinjektion auftreten oder sich früher schon neurologische Symptome gezeigt haben.

Low (1955) beschrieb den Fall eines kleinen Mädchens, das nach der Geburt in jeder Hinsicht normal war. Etwa 12 Stunden nach einer Injektion von Alaunpräzipitat-DPT-Impfstoff wurde es kurzzeitig von Krämpfen befallen. Einen Monat später verabreichte man ihm die zweite DPT-Injektion. 12 Stunden später litt es unter schweren Konvulsionen und starb 12 Stunden nach Erscheinen der ersten Symptome. Die Autopsie ergab größere Gehirnschäden.

50

In 83 Fällen wurden vor und nach Keuchhusten-Immunisierungen Elektroenzephalogramme aufgezeichnet, so dass jedes Kind als seine eigene Kontrollperson fungierte. Alle Kinder mit Ausnahme von dreien zeigten vor und nach den Injektionen normale Befunde. Bei zwei von den drei beeinträchtigten Kindern traten nach den Injektionen anormal langsame Ableitungen auf. Das dritte hatte vor und nach den Injektionen ein abnormes Enzephalogramm. In diesem Fall gab es eine Familiengeschichte mit Konvulsionen.

Baird und Borofsky (1957) berichteten von Erfahrungen mit Muskelkrämpfen bei Kindern vor dem Hintergrund anderer Beobachtungen, dass sich eine Anzahl von Kindern mit Muskelkrämpfen, aus ihrer Anamnese zu schließen, vor ihrer Diphtherie-, Keuchhusten- und Tetanus-Impfung normal entwickelt hatte. Die Autoren stellten einen Zusammenhang zwischen den Krämpfen und Gehirnlähmung sowie auffälligen Sehstörungen fest. Sie führten DPT-Impfungen als einen der ätiologischen Faktoren für die Entwicklung von Muskelkrämpfen bei Kindern an.

Ein anderer wichtiger Artikel, der sich mit neurologischen Komplikationen und Keuchhusten-Impfung befasste, wurde von Kulenkampf, Schwartzman und Wilson (1974) veröffentlicht. Sie untersuchten 36 Fälle und stellten fest, Häufungen von Komplikationen in den ersten 24 Stunden nach der Impfung ließen den Schluss auf einen Kausalzusammenhang zu und seien nicht zufällig. Sie sprachen die Empfehlung aus, Keuchhusten-Impfstoff keinem Patienten zu verabreichen, bei dessen Verwandten ersten Grades schon einmal Anfälle aufgetreten seien, der auf frühere Impfungen reagiert hätte, kürzlich einen Infekt gehabt hätte oder bei dem neurologische Schwächen zu vermuten seien.

Miller und Stanton (1959) legten eine Literaturübersicht über neurologische Komplikationen bei Impfungen und Verabreichung von Seren vor und berichteten über 12 weitere damals aktuelle Fälle. Sie schrieben, neurologische Spätfolgen von Impfungen würden zwar in neurologischen Lehrbüchern beschrieben, fänden aber in größeren Werken über Infektionskrankheiten und Präventivmedizin kaum Erwähnung, ja würden oft vollkommen ignoriert. Es werde im Allgemeinen stillschweigend vorausgesetzt, dass die parenterale Einführung einer Anzahl biologischer Produkte (durch Injektion ins Blut) eine risikolose Maßnahme darstelle. Der Zusammenhang zwischen einer Impfung und etwaigen neurologischen Folgesymptomen könne völlig unbemerkt bleiben.

*„Es besteht bei den Medizinern die Neigung, vor ungünstigen individuellen Komplikationen, die auf sozial sanktionierte Maßnahmen zurückzuführen sind, die Augen zu verschließen."*

Trotzdem handelt es sich bei diesen neurologischen Wirkungen um einige der wenigen akuten Erkrankungen des Nervensystems, bei denen der hauptsächlich verursachende Faktor eindeutig zu identifizieren ist. Die Autoren beschrieben dann die Symptome von Serumkrankheit und neurologischer Reaktionen auf eine Anzahl Impfstoffe. Diese Reaktionen, Manifestationen einer anaphylaktischen Hypersensitivität auf fremde Antigene, ähneln einander auffällig. In beiden Fällen tritt eine Latenzperiode mit verzögerten Reaktionen auf, die oft mehrere Tage oder noch länger andauert. Die resultierende Krankheit erinnert an Enzephalomyelitis. Verschiedene Impfungen können auch provozierte Poliomyelitis verursachen, wahrscheinlich dadurch, dass sie einen latenten Virus aktivieren.

Leider hat es den Anschein, als würden klinische Beurteilungen immer unwissenschaftlicher und ungenauer durchgeführt, denn spätere Autoren hörten meist auf, nach kausalen Zusammenhängen zwischen Impfungen und Symptomen zu suchen, die innerhalb plus minus 48 Stunden nach Injektionen fremder Antigene (Impfstoffe) auftraten.

Sehr wichtig ist die Feststellung von Miller und Stanton (1959), dass das Nervensystem nur über ein begrenztes Repertoir sowohl klinischer als auch pathologischer Antworten verfügt. Das bedeutet, dass Reaktionen auf verschiedene Impfstoffe im wesentlichen dieselben sein können.

Noah (1976) untersuchte die Rate von Keuchhustenerkrankungen bei voll immunisierten und teilimmunisierten Kindern. Es ergab sich zwar eine geringere Häufigkeit von Keuchhusten bei voll immunisierten im Vergleich zu teilweise immunisierten, doch bleibt die Tatsache, dass die Häufigkeit bei beiden Gruppen sehr hoch war. Wäre der Keuchhusten-Impfstoff wirklich effektiv, hätte kein immunisiertes Kind die Krankheit bekommen dürfen.

Miller und Fletcher (1976) berichteten über die Schwere angezeigter Keuchhustenfälle. In einer Ausbruchsphase wurden 8000 Fälle gemeldet. Das Alter der Patienten reichte von unter fünf Monaten bis zu unter fünf Jahren. Von den stationär behandelten Kindern waren 39 voll geimpft, 41 teilweise, 616 nicht geimpft und bei 79 war der Impfstatus unbekannt.

Von den ambulanten Fällen waren 2901 voll geimpft, 590 teilweise geimpft, 1808 nicht geimpft, bei 2028 war der Impfstatus unbekannt.

Diese Zahlen lassen kaum den Schluss zu, dass die Impfung wirksam war.

1960 veröffentlichte Justus Strom, ein schwedischer Arzt, im „British Medical Journal" einen Artikel, in dem er feststellte, dass in Schweden nicht nur die Häufigkeit neurologischer Komplikationen nach Keuchhusten geringer war als die Komplikationen nach Keuchhusten-Impfungen, sondern dass die Krankheit inzwischen auch einen weit milderen Verlauf nahm als früher und Massenimpfungen keineswegs rechtfertigte.

Weitere Forschungen über die biologischen Aktivitäten des Bordetella pertussis erbrachten eine Anzahl merkwürdiger Eigenschaften. Munoz und Bergman (1966) wiesen nach, dass Bordetella-pertussis-Impfstoff oder lösliche Präparate des Histamin-sensibilisierenden Faktors bei Mäusen Histaminsensibilisierung erzeugten, die 21 Tage hochgradig anhielt, in geringerem Grad bis zu 42 Tage, und noch 84 Tage nach der Injektion bemerkbar war. Sie konnten auch belegen, dass die Sensibilisierung von der Dosis abhängig ist.

Eine schottische kombinierte Untersuchung (1970) wies nach, dass Bordetella pertussis nur bei der Hälfte der Keuchhusten-Patienten isoliert werden konnte. Eine vorhergehende Impfung reduziert offenbar die Chance, Bordetella pertussis zu isolieren. Das wurde von vielen anderen Studien bestätigt.

Connor (1970) veröffentlichte Beweise für die ätiologische Rolle einer Adenovirus-Infektion beim Keuchhusten-Syndrom. 11 von 13 Kindern mit klinischer Diagnose auf Keuchhusten-Syndrom schieden ein Adenovirus vom Typ 1, 2, 3 oder 5 über die Atem-, Drüsen- und Urogenitalwege aus.

Bei all diesen Fällen gab es Kulturen-Fehlanzeige für Bordetella pertussis und Bordetella parapertussis. Und bei der Mehrzahl ließ sich keine Keuchhusten-Infektion nachweisen, jedenfalls soweit sie sich durch den Anstieg von Antipertussis-Agglutininen bemerkbar macht.

So verglich Lautrop (1971) Parapertussis und Pertussis als Infektionskrankheiten auf der Basis von 1800 Isolaten des Bordetella parapertussis und etwa 41 000 Isolaten des Bordetella pertussis in Dänemark zwischen 1946 und 1970. Er wies nach, dass sich beide Infektionen alle vier Jahre in Form einer Epidemie präsentieren, wobei eine Zweijahresverschiebung zwischen den Pertussis- und Parapertussisgipfeln auftritt.

Linnemann und Perry (1977) stellten fest, dass acht von 37 (22 %) Bordetella-Organismen, die man bei Patienten in Cincinnati isoliert hatte, Bordetella-parapertussis-Bakterien waren. Er kam zu dem Schluss, Bordetella-parapertussis-Infektionen seien in den USA verbreiteter als allgemein angenommen.

Balagtas u. a. (1971) führten eine kontrollierte Untersuchung über die Wirksamkeit von Keuchhusten-Immunglobulin bei Keuchhustenbehandlungen durch. Man verabreichte Kindern mit Keuchhusten in der ersten Woche ihrer krampfartigen Keuchhusten-Anfälle 2,5 ccm Pertussis-Immunglobulin, und sowohl Kranke als auch Kontrollpersonen erhielten 10 Tage lang Ampicillin. Zwischen den beiden Gruppen gab es keinen Unterschied in

Bezug auf die Gesundungsrate. Weder unterschieden sich die Häufigkeit von krampfartigen Anfällen, Erbrechen oder Lungenkomplikationen noch die Rate eines erforderlichen Absaugens bei Kranken und Kontrollpersonen.

Melchior (1975) behauptete, dass sich keine Veränderung in der Häufigkeit der Konvulsionen ergab, wenn der Impfplan in Dänemark von fünf, sechs und fünfzehn Monaten auf fünf Wochen, neun Wochen und zehn Monate verändert wurde.

Trotzdem zeigt seine eigene graphische Darstellung klar, dass sich eine Verschiebung auf frühere Lebensalter und auf zehn Monate ergab. Melchior (1975) hatte nicht erkannt, dass die meisten Reaktionen auf Impfungen einschließlich Konvulsionen nur verzögert auftreten und dass nicht alle Babys genau mit fünf und neun Wochen geimpft wurden, weshalb die Verschiebung nur allmählich auftrat und die Verzögerung bei den Reaktionen und individuellen Impfplänen widerspiegelte.

In einem aufsehenerregenden Artikel demonstrierten Bassili und Stewart (1976), dass beinahe ein Drittel der angezeigten Keuchhustenfälle voll geimpft war.

In Glasgow (und wahrscheinlich in ganz Großbritannien) korrelierte ein hartnäckig persistierender Keuchhusten in vielen Gebieten mehr mit ungünstigen sozioökonomischen Verhältnissen als mit einem Mangel an Immunisierung. Die Graphiken 1 und 2 der Autoren zeigen deutlich, dass ein beträchtlicher Rückgang der Keuchhustenhäufigkeit lange vor Beginn der Massenimpfungen stattfand.

Die Autoren wiesen darauf hin, dass sich der Abwärtstrend der Keuchhustenhäufigkeit nach 1960 deutlich verlangsamte. Es konnte bei stationär behandelten immunisierten Fällen auch weder nachgewiesen werden, dass die Krankheit einen milderen Verlauf nahm, noch, dass weniger Komplikationen auftraten.

## 2.4 England und Keuchhusten-Impfung

Die National Childhood Encephalopathy Study (NCES = staatliche Untersuchung der Gehirnerkrankungen bei Kindern) wurde vom 1. Juli 1976 bis zum 30. Juni 1979 in England, Wales und Schottland durchgeführt. Im Lauf der Untersuchungsperiode kamen 1182 Kinder mit akuten, schweren neurologischen Erkrankungen ins Krankenhaus. Die Ergebnisse waren sehr bedeutsam. Eines davon war, dass neurologische Erkrankungen bei Kindern signifikant häufiger innerhalb 72 Stunden und der ersten sieben Tage nach

Impfungen mit DPT-Impfstoffen auftraten als in den Kontrollgruppen derselben Periode. Eine ähnliche Analyse in Bezug auf DT zeigte ebenfalls einen Anstieg des relativen Risikos für neurologische Erkrankungen bei geimpften Kindern, verglichen mit Kontrollgruppen. Das geschätzte Risiko für schwere neurologische Störungen innerhalb sieben Tagen nach DPT-Impfungen bei zuvor normalen Kindern belief sich auf 1 : 110 000 Impfungen und die geschätzte Rate dauernder Gehirnschädigung ein Jahr später belief sich auf 1: 310 000 Impfungen.

Doch während sie so einen signifikanten Zusammenhang zwischen schwerer neurologischer Erkrankung und Keuchhusten-Impfung einräumten, stellten die Autoren [Miller u. a. (1981)] im gleichen Atemzug Behauptungen auf, die die Lage wieder völlig undurchsichtig machten. Sie sagten, obwohl es seit 1933 immer wieder Berichte über neurologische Erkrankungen nach Keuchhusten-Impfungen gegeben habe, beruhe doch *„keiner dieser Berichte auf den gängigen epidemiologischen Methoden mit entsprechenden Kontrollgruppen. Die Unzuverlässigkeit dieses Beweismaterials hat zu erheblichen Diskussionen in den Medien, besonders in Großbritannien, geführt und Ärzte und Eltern in Angst und Verwirrung in Bezug auf die Sicherheit der Impfungen versetzt. "*

Es stimmt aber nicht, dass Beweismaterial wie das von Madsen (1933) veröffentlichte nicht schlüssig ist. Die Fallbeispiele von Babys, die kurz nach Verabreichung der Impfstoffe starben oder schwere Schäden davontrugen, waren eindeutig und klar. Sie laufen nur einfach nicht konform mit den Befürwortern der Impfungen, die wissenschaftlich ungültige Fall- und Kontrolluntersuchungen durchführten, wo sowohl die Kranken als auch die Kontrollgruppen mit entweder demselben oder zwei unterschiedlichen Impfstoffen geimpft waren. Daher gab es keine echten Kontrollgruppen zum Vergleich. Dass diese Fall- und Kontrolluntersuchungen zum Standard wurden, macht sie noch lange nicht gültig.

Das Komitee behauptete, ein Rückgang der Bereitwilligkeit, Kinder impfen zu lassen, habe zu den größten Keuchhustenepidemien seit 20 Jahren geführt. Doch zeigten Fine und Clarkson (1982), dass sich die zeitlichen Abstände zwischen den Epidemien nach dem 1974 eingetretenen Rückgang der Impfakzeptanz nicht verringert hatten.

Schon die Daten der Altersverteilung bei angezeigten Fällen zur Zeit des ersten Auftretens der Symptome lassen erkennen, dass die Autoren über die Ergebnisse der NCES-Studie falsch berichtet haben.

Erstens zeigt die Altersverteilung bei neurologischen Erkrankungen einen plötzlichen Anstieg der Zahl der zwei Monate alten Kinder mit Nebenwirkungen. Neunmal so viele Babys, die ursprünglich vollkommen normal

55

oder neurologisch nur leicht geschädigt waren, zeigten nach der ersten DPT-Injektion negative Reaktionen, verglichen mit den ein oder zwölf Monate alten Kindern.

Zweitens zeigte sich ab dem Alter von zwei und drei Monaten ein plötzlicher und deutlicher Anstieg in der Zahl der Erkrankungen, bis zum Alter von sechs Monaten. Auch dies spricht gegen die Wirksamkeit der Impfung. Bevor sie sieben Monate alt werden, empfängt die Mehrzahl der Babys im Allgemeinen ein oder zwei oder alle drei DPT-Injektionen. Mit 17 Monaten sind sie alle auffrischgeimpft, Nachzügler mit 18 und 19 Monaten. Nach diesem Alter ist ein deutliches Absinken der Anzahl der Fälle zu verzeichnen (nur ein Sechstel der Fälle bei 20 Monate alten Kindern, verglichen mit jüngeren Altersgruppen).

Danach blieb die Zahl der Fälle auf einem sehr niedrigen Niveau. Der Zeitpunkt der Impfungen spiegelt sich also sehr deutlich in den Tabellen der Autoren wider. Diese Analyse wird außerdem durch die Feststellung der Autoren erhärtet, es habe keine erkennbare Häufung von Fällen gegeben. Denn Impfungen werden das ganze Jahr über mit nur geringfügigen jahreszeitlichen Schwankungen durchgeführt.

Bei sieben Tagen nach der Impfung einen willkürlichen Einschnitt zu machen und nur Fälle ab diesem Zeitpunkt in die Untersuchung mitaufzunehmen, war angesichts der wohlbekannten Tatsache, dass auf eine Anzahl von Impfstoffen verzögerte Reaktionen auftreten, völlig ungerechtfertigt. DPT bildet dabei keine Ausnahme. Doch verringerte das natürlich die Zahl der impfbedingten Reaktionen erheblich.

Ehrengut (1978) meldete Zweifel an, ob das beigeordnete Komitee für Impfungen und Immunisierung das Problem negativer Reaktionen, besonders zerebraler Natur, adäquat analysiert habe. Er schrieb, das Komitee habe sich besonders bei der verminderten Zustimmungsrate zu Keuchhusten-Impfungen aufgehalten. Während 1970/71 70 bis 80 % der britischen Kinder gegen Keuchhusten immunisiert wurden, belief sich diese Rate 1978 nur auf 39 %. Aufgrund dessen sagte das Komitee voraus, die nächste Keuchhusten-Epidemie werde wahrscheinlich viel schwerer sein als die von 1974/75. Doch

*„... sie erklären nicht, warum es 1970/71 mehr als 33 000 Keuchhustenfälle mit 41 Todesfolgen bei den sehr weitgehend geimpften britischen Kindern gab ... während 1974/75 bei gesunkener Impfrate eine Keuchhusten-Epidemie nur 25 000 Erkrankungen mit 25 Todesfällen verursachte".*

Ehrenguts (1978) Figur 1 belegt, dass in Hamburg trotz des Fehlens von Keuchhusten-Impfungen seit 1962 und trotz eines Anstiegs der Lebendgeburten die Zahl der stationär behandelten Keuchhustenerkrankungen von

3,7 auf 0,8 pro tausend Fälle fiel und auch die Komplikationen entsprechend zurückgingen.

Soziale Ursachen für den Rückgang der klinischen Einweisungen lassen sich ausschließen, weil sich in derselben Periode die Anzahl der stationär behandelten Mumpsfälle um das Sechsfache erhöhte.

Ehrengut kritisierte auch die Einstellung des Komitees in Bezug auf Komplikationen im Zentralnervensystem durch Keuchhusten-Impfungen:

*„Bei Fällen von Konvulsionen und Gehirnerkrankungen, die nach der Verabreichung des Dreifach-Impfstoffs auftreten … muss genau geprüft werden, ob sie sich in klinischer Hinsicht von den natürlich auftretenden unterscheiden, abgesehen von einem rein zeitlichen Zusammenhang. "*

Doch widersprach das Komitee diesen Ausführungen und stellte fest, H. G. Miller und J. B. Stanton hätten beobachtet, dass sich neurologische Komplikationen nach Keuchhusten-Impfungen *„von durch andere Erreger verursachten Komplikationen unterscheiden"*. Das beigeordnete Komitee übertrieb die Wahrscheinlichkeit nicht impfbedingter Komplikationen erheblich.

*„Auch wenn ein Virus bei einem Patienten mit Komplikationen im Zentralnervensystem, die sich 72 Stunden nach der Impfung entwickeln, isoliert werden sollte, können Impfungen als zusätzlich verursachender Faktor nicht einfach ausgeschlossen werden"*, schrieb Ehrengut.

Ehrengut kritisierte außerdem die Entscheidung des Komitees, erst noch die Ergebnisse künftiger Untersuchungen abzuwarten, trotz der methodisch gewonnenen Informationen und des umfangreichen Beweismaterials bei mehreren Fällen impfbedingter Gehirnerkrankungen, das von Byers und Moll (1948) bereits vorgelegt worden war.

Ebenso bedauerlich ist, wie man auf die 32 Fälle von Gehirnerkrankungen und 142 Fälle von Krämpfen nach Diphtherie-Tetanus-Keuchhusten-(Dreifach-)Impfungen reagierte, die zwischen 1964 und 1978 dem Komitee für medizinische Sicherheit vorgelegt wurden. John Wilson, Neurologe am Kinderkrankenhaus in London, dessen Dokumentation der Komplikationen des Zentralnervensystems nach Keuchhusten-Impfungen gut bekannt ist, wurde nicht nach seiner Ansicht als Experte gefragt.

Auch wenn von 1964 bis 1976, als an die sieben Millionen Kinder in England und Wales geimpft wurden, nur 32 Fälle von Gehirnerkrankungen auftraten, würde das eine Rate von 1 zu 220 000 kompletten Immunisierungen bedeuten. Doch das Komitee ging in seiner Einschätzung nur von einem Fall auf 310 000 geimpfte Kinder aus, was nur etwa einem Zwölftel der Fallrate in Westdeutschland und einem Sechstel der Fallrate in Ostdeutschland entsprach. Die offizielle Zahl der Gehirnerkrankungen in Westdeutschland betrug einen Fall auf 30 000 Impfungen und nicht einen auf 100 000, wie das Komitee fälschlich angab. Und da die Ärzte in den meisten europäischen Ländern nicht gesetzlich verpflichtet sind, durch Keuchhusten-Impfungen bedingte Komplikationen anzuzeigen, sind diese Zahlen keineswegs vollständig. Nur eine Minderheit von Fällen wird den Behörden gemeldet, und das wird sich höchstwahrscheinlich auch nicht ändern.

Der Public Health Laboratory Service (PHLS = Labordienst des öffentlichen Gesundheitswesens) des Communicable Disease Surveillance Centre publizierte in seiner Untersuchung (1982) interessante Daten über die Altersverteilung bei Keuchhusten vor und während Massenimpfungsprogrammen und auch nachdem die Impfbereitschaft unter 30 % gefallen war.

Mitte der 50er Jahre, lange bevor 1957 die Impfungen eingeführt wurden, ging das Verhältnis zwischen Todesfällen und Erkrankungen ums 10fache zurück. Die Altersverteilung vor 1957 war derart, dass etwa 10 % der Fälle in der Altersgruppe von bis zu 1 Jahr auftraten und zwei Drittel in der Altersgruppe zwischen 1 und 4 Jahren. Doch von 1970 bis 1975 übertraf die Rate der Keuchhustenfälle in der Gruppe unter 1 Jahr die der Fälle in der Gruppe von 1–4 Jahren (70 %). Das war die Zeit der höchsten Impfbereitschaft. Die Fallsterblichkeit in dieser Altersgruppe war 20-mal so hoch wie in den anderen Altersgruppen. Als die Impfbereitschaft 1975 drastisch fiel, war die Folge eine Rückkehr zur normalen Altersverteilung bei Keuchhusten, d.h. die Häufigkeit bei der Gruppe bis zu 1 Jahr sank drastisch im Vergleich zur Häufigkeit bei der Gruppe der 1–4-Jährigen. Ganz offensichtlich hatten die Impfungen die Krankheit gerade den Kindern übertragen, die angeblich durch sie geschützt waren.

1977 trat eine Keuchhusten-Epidemie in einer ländlichen Praxis auf den Shetland-Inseln auf und erfasste 144 Kinder unter 16 Jahren. Vor dem 1. Juli 1974 waren alle Kinder gegen Keuchhusten immunisiert worden. Doch nach diesem Zeitpunkt hatte man mit den Impfungen aufgehört. Die Häufigkeit der Infektion war ähnlich bei geimpften und nicht geimpften Kindern, ebenso bei den vor und nach 1974 geborenen. Ditchburn (1979) beschrieb die Epidemie in allen Einzelheiten. Das erste von der Keuchhusten-Epidemie befallene Kind war ein 15-jähriges Mädchen, das als Kind voll immunisiert worden war. Auch die ersten acht erkrankten Kinder waren voll immunisiert worden. Im Ganzen trat Keuchhusten bei 46 (49 %) von 93 geimpften Kindern und 18 (44 %) von 41 nicht geimpften Kindern auf.

Ditchburn (1979) wies auf die interessante Tatsache hin, dass die Krankheit bei den älteren Kindern ausbrach, bei denen sich die Immunisierungsrate auf 94 % belief. Wären die Impfungen wirksam gewesen, hätte diese hohe Rate allgemeine Immunität erzeugen müssen, ausreichend, um die

58

Epidemie im Keim zu ersticken. Das war aber nicht der Fall, und fast die Hälfte der Kinder unter 16 Jahren und einige Erwachsene bekamen die Krankheit. Sie verlief relativ mild. Kein Kind trug dauernden Schaden davon, es gab auch keine Einweisungen ins Krankenhaus, obwohl die Krankheit sehr unangenehm und hartnäckig war. Ein Kind, das 1969 in der Nacht nach seiner zweiten Impfung mit dem Dreifach-Antigen Krämpfe hatte und bis 1976 gegen Epilepsie behandelt werden musste, entwickelte beim Ausbruch der Epidemie 1977 Keuchhusten.

Ditchburn zog daraus den Schluss, es gebe keine Belege, die für regelmäßige Keuchhusten-Impfungen auf den Shetland-Inseln sprächen.

Dieselbe Keuchhusten-Epidemie in sieben Gebieten der Shetland-Inseln wurde auch von McGregor (1979) beschrieben. Er unterteilte 233 Kinder, die der Altersgruppe von 1–4 Jahren angehörten, in voll geimpfte, teilweise geimpfte und nicht geimpfte Kinder.

Obwohl 6 % und 15 % der voll bzw. teilweise geimpften Kinder (21 % insgesamt) Keuchhusten bekamen, im Gegensatz zu 18 % der nicht geimpften, kam er zu dem Schluss, dass „... *Keuchhusten-Impfungen in der anfälligen Gruppe der 1–4-Jährigen weiterhin soliden Schutz gegen Keuchhusten gewährt haben*".

Dieser Unterschied in der Bewertung der Shetland-Epidemie beruht ganz offensichtlich auf Vorurteilen. Von Autoren, die die Daten selbst erhoben (wie Ditchburn 1979), publizierte Auswertungen zeigen eindeutig, dass die Impfungen keine Auswirkungen auf die Keuchhustenhäufigkeit oder -sterblichkeit in Großbritannien hatten.

Stewart (1977) liefert weiteres Beweismaterial, dass sich bei den Keuchhusten-Erkrankungen und -todesfällen ein starker Abwärtstrend zeigte, lange bevor Massenimmunisierung in Großbritannien praktiziert wurde, und dass kein Schutz durch Impfungen nachgewiesen werden kann. Trotz gegenteiligen Beweismaterials behaupteten aber die meisten Experten und Behörden, die Gefahren des Keuchhustens überträfen die der Impfungen bei weitem. Sie haben die Impfungen also offenbar akzeptiert und führen sie auch durch. Trotzdem gibt es eine ganze Anzahl gut dokumentierter Fälle von schweren negativen Gehirnreaktionen, die jedoch meist ungemeldet bleiben. Publikationen und Literatur der Impfstoff-Hersteller tendieren dazu, diese Reaktionen herunterzuspielen und die Möglichkeit von Todesfällen oder dauernder Gehirnschädigung gar nicht zu erwähnen.

Stewart (1977) war davon überzeugt, dass negative Reaktionen verbreiteter und schwerer sind, als man im Allgemeinen zugibt. Er schrieb, eine Überprüfung der staatlichen Daten und ein Überblick über die gegenwärtige Lage in Glasgow bestätigten die publizierten Auffassungen, dass die aktuellen Impfpläne mit Bordetella pertussis unwirksam sind und die epidemiologische Beobachtung der Wirksamkeit und Negativreaktionen nicht vollständig ist. Stewart analysierte dann bei einer Familienuntersuchung 69 Keuchhustenfälle, von denen 47 (68 %) voll geimpft worden waren. In einer Schuluntersuchung wurden 59 Keuchhustenfälle anhand der Absenten-Listen in 10 Grundschulen festgestellt. Die Mehrzahl der Fälle trat bei Kindern auf, die drei Injektionen mit DPT-Impfstoff erhalten hatten. Stewart stellte auch fest, in dieser Gruppe seien deutlich weniger Meldungen durch die praktizierenden Ärzte ans Gesundheitsministerium erfolgt als bei ungeimpften oder unvollständig geimpften Kindern. In bezug auf dauernde Gehirnschädigung stellte Stewart (1977) die Überlegung an, dass, wenn das Risiko 1 : 20 000 beträgt, mindestens 30 Kinder jährlich dauernden Gehirnschaden davontragen. Das übersteigt das Risiko, an Keuchhusten zu sterben oder dauernden Gehirnschaden davonzutragen, in einigen Teilen des Landes sogar die Chance, Keuchhusten zu bekommen, bei weitem.

Berichte über sich ausbreitende Epidemien kurz nach einem Absinken der Impfbereitschaft sind völlig aus der Luft gegriffen und bestenfalls übertrieben. Wie oben erwähnt, wurden wesentliche Materialien in dieser Hinsicht von Fine und Clarkson (1982) veröffentlicht. Die Autoren schrieben, dass, obwohl in England und Wales die Häufigkeit von Keuchhusten-Erkrankungen nach der Einführung von Massenimpfungen in den 50er Jahren zurückgegangen sei, trotzdem alle 3–4 Jahre regelmäßig Keuchhusten-Epidemien auftraten. Und in der Tat: Was alle überraschen mag, die glauben, die Häufigkeit von Epidemien hänge von der Anzahl anfälliger Personen ab – der zeitliche Abstand zwischen den Epidemien wurde nach dem Sinken der Impfbereitschaft 1974/75 nicht kleiner.

Stewart (1979) kritisierte die Interpretation der Keuchhusten-Epidemie von 1977/78 durch MacGregor (1979) und Jenkinson (1978). Diese Autoren begrenzten ihr „Datenmaterial" auf die Altersgruppe von 1–4 Jahren. Da ihre Gesamterkrankungsraten ähnlich waren (Geimpfte 21 %, Ungeimpfte 19 %), sich die Krankheitsraten bei Ungeimpften aber erheblich unterschieden (27 % und 79 %), müssen die Unterschiede zwischen diesen ausgewählten Samples anders als durch Impfschutz erklärt werden.

Im Gegensatz dazu wies Ditchburn (1979) eine Gesamtkrankheitsrate von 55 % in der Altersgruppe von 1–4 Jahren und von 48 % in allen Altersgruppen nach.

Stewart bestätigte, was Fisher schon 1935 gezeigt hatte, dass nämlich Daten, die nicht die Gesamtheit aller erhobenen Daten repräsentieren, irreführend sind, wenn sie sich auf Ereignisse beziehen, die sich gegenseitig ausschließen.

60

Jenkins und MacGregor (a. a.O.) gingen beide davon aus, dass die Wahrscheinlichkeit einer Ansteckung bei geimpften und ungeimpften Personen gleich sei, während jedoch ihre Daten keinen Beweis dafür erbrachten. Während die Epidemie von 1977/78 in einem Gebiet der Shetlands bei überwiegend geimpften Schulmädchen zwischen 8 und 16 Jahren ausbrach, waren in einem anderen Gebiet 43 % der Keuchhusten-„Opfer" geimpft.

Das Auftreten von Keuchhusten bei geimpften Kindern lässt sich mit vollem Recht als Beweis dafür interpretieren, dass der Impfschutz unvollständig ist, da die Kinder der Gefahr ja wirklich ausgesetzt waren. Ein Nichtauftreten bei geimpften Kindern beweist Impfschutz nur, wenn sie der Ansteckungsgefahr auch wirklich ausgesetzt waren und wenn zugleich Keuchhusten bei ungeimpften Kindern auftritt. Wie in Stewarts Artikel 1980 festgestellt, traten 35 % der gemeldeten Fälle bei Kindern auf, die drei Dosen Keuchhusten-Impfstoff erhalten hatten. Etwa 95 % der ungeimpften Kinder in der Altersgruppe unter 5 Jahren entgingen der Ansteckung entweder oder wurden nicht als keuchhustenkrank gemeldet.

Das „American Journal of Epidemiology" publizierte kritische Anmerkungen G. T. Stewarts (1984) zu einem Artikel von Miller, Alderslade und Ross (1982), insbesondere zu deren Behauptung, Keuchhusten-Epidemien, die von 1977–79 und 1981–82 in Großbritannien auftraten, seien durch eine Senkung der Impfrate verursacht gewesen. Stewart schrieb, die von Miller und anderen (1982) benutzten Daten stammten aus passiver Überwachung aufgrund fakultativer Meldungen und derartige Meldungen könnten durchaus ein falsches Bild ergeben und nicht repräsentativ sein. Im Westen Schottlands stammten etwa 50 % der Keuchhusten- (und Masern-)Meldungen von etwa 12 % der praktizierenden Ärzte; 37 % der Meldungen von 2 % der praktizierenden Ärzte. Es besteht auch eine Tendenz, während des Ausbruchs einer Epidemie Keuchhusten bei ungeimpften Kindern zu melden, doch Keuchhustenfälle bei geimpften Kindern nicht so oft anzuzeigen. Das galt auch für andere Teile Großbritanniens.

Auch waren die früheren Stadien der „Epidemien" 1977–79 und 1981–82 von Infektionen begleitet (und wurden nun auch zunehmend damit erklärt), die mit anderen Organismen als Bordetella pertussis assoziiert waren. 1982 wurden 201 Fälle in das einzige Infektionskrankenhaus in Glasgow überwiesen, von denen aber nur 147 klinisch und nur 86 mikrobiologisch als Keuchhusten bestätigt werden konnten. Über 30 % der Fälle traten bei voll geimpften Kindern auf. Übrigens wiesen die „Epidemien" von 1977–79 und 1981–82 die erwartete zyklische Gesetzmäßigkeit bei Keuchhusten auf: einen Rhythmus von jeweils 44 Monaten. In einigen Gegenden ist sicher,

61

dass dieses rhythmische Auftreten bei älteren Kindern begann, von denen viele voll geimpft waren.

Stewart schrieb auch, es würde gar keine Kontroversen geben, wenn Keuchhusten wirklich eine so schwere Erkrankung wäre, wie immer behauptet wird, oder wenn die Impfungen sicherer wären. Die Annahme, dass die Risiko-/Nutzenanalyse Impfungen begünstigt, erzeugt aber erst die Gefahr, nicht nur, dass eine ungeprüfte Hypothese akzeptiert wird, sondern auch, dass man bereits aufgrund dieser Annahme handelt und dadurch Bedingungen schafft, unter denen sie nicht mehr überprüft werden kann.

Doch waren geeignete Bedingungen für eine solche Überprüfung gegeben, als nach 1975 die Impfbereitschaft drastisch sank. Diesmal wurde die Hypothese wirklich überprüft: Sie wäre bestätigt worden, wenn eine Reduzierung der Zeit zwischen den Epidemien auf weniger als 44 Monate und ein Anstieg der Krankenhauseinweisungen, Komplikationen und Todesfälle aufgetreten wären. Aber das war nicht der Fall. Ganz im Gegenteil: Die Zeitdauer von 1974–1978 zwischen den Epidemien war die längste bisher registrierte, und sowohl die Sterblichkeitsrate als auch die Zahl der Krankenhauseinweisungen waren 1978/79 sehr niedrig.

Stewart kritisierte auch die geschätzte Toxizität (akute Gehirnerkrankungen), die von Miller u. a. (1982) veröffentlicht wurde, vor allem weil diese Autoren nur Kinder berücksichtigt hatten, die nach 30 Minuten oder länger dauernden Hustenkrämpfen innerhalb 30 Tagen nach einer Impfung ins Hospital eingeliefert worden waren und noch 15 Tage später stationär behandelt wurden. Kinder mit geringfügigeren Reaktionen oder auch solche, die als akute Fälle nicht stationär behandelt worden waren, wurden nicht berücksichtigt. Ihre Zahl ist unbekannt, muss aber beträchtlich gewesen sein.

Ähnliche retrospektive Untersuchungen schätzten die Häufigkeit schwerer mentaler und physischer Störungen zwischen 1 zu 25 000 und 1 zu 60 000, und die Häufigkeit schwerer unmittelbarer neurotoxischer Reaktionen, die nicht folgebeobachtet oder nicht gemeldet wurden, auf 1 zu 750 Fälle.

Keuchhusten gilt als gefährliche, ansteckende Krankheit. Doch auch Impfungen gegen Keuchhusten sind gefährlich. Angesichts eines Trends zu weit milderen Formen der Krankheit und weniger Reaktionen könnten die Impfschäden leicht das Ansteckungs- oder Schadensrisiko durch die Erkrankung selbst übersteigen. Stewart fasste zusammen:

*„Leider ist man heute auf Betreiben der Weltgesundheitsorganisation weltweit – und das beruht weitgehend auf nur in Großbritannien und den Vereinigten Staaten gewonnenen Daten – zu einer Politik übergegangen, bei*

*der sämtliche Kinder geimpft werden, ohne aktive Überwachung der wirklichen Häufigkeit und des Risikos von Keuchhusten, ohne irgendwelche Pläne zur Auswertung der Ergebnisse und offenbar auch ohne einen Gedanken daran, die unzähligen Opfer unnötiger Impfungen zu entschädigen. Offensichtlich gibt es viele Eltern und Ärzte – in Großbritannien, Westdeutschland, Schweden und anderswo –, die es unter diesen Umständen vorziehen, ‚ihr Glück mit der Natur zu versuchen'.* "

Das „British Medical Journal" (1982) veröffentlichte einen Artikel über Keuchhusten-Überwachung, vorbereitet vom Communicable Disease Surveillance Centre. Keuchhusten war 1940 in England und Wales meldepflichtig geworden. Nach einem Höhepunkt 1941 und 1948–1953 (als der Impfstoff erstmals auf den Markt kam), gingen die Meldungen zwischen 1957 und 1961, als Keuchhusten-Impfungen allgemein (massenweise) durchgeführt wurden, um mehr als zwei Drittel zurück. Danach verlangsamte sich der Rückgang der Meldezahlen, wobei alle 3–4 Jahre Epidemien ausbrachen, die kleinste 1974/75, als die Bereitschaft zu Keuchhusten-Impfungen in vielen Gegenden bis auf 30 %, ja sogar 10 %, sank. 1977 stiegen die Meldezahlen wieder, und 1978/79 und 1981/82 brachen erneut große Epidemien aus, zusammenfallend mit dem rapiden Anstieg der Impfbereitschaft.

Noch interessanter sind Daten in Bezug auf die Altersverteilung bei Keuchhusten. Um 1947 traten etwa 10 % der Keuchhustenfälle bei Kindern unter 1 Jahr auf. Doch von 1970–1975 wurden die vorher höchsten Quoten bei den 1–4jährigen von den Quoten bei Babys unter 1 Jahr übertroffen. Verursacht wurde das unzweifelhaft von einer gesteigerten Keuchhusten-Impfpraxis in dieser Altersgruppe. Statt dass die Impfungen dafür gesorgt hätten, dass Babys unter 1 Jahr keinen Keuchhusten bekamen, führten sie dazu, dass die Mehrzahl der Erkrankungen in diese Altersgruppe fiel, und zwar infolge der Sensibilisierung durch die drei Injektionen im 1. Lebensjahr. Derselbe Trend ließ sich bei den Sterblichkeitsquoten in dieser Altersgruppe beobachten, die von etwa zwei Dritteln zwischen 1945–51 auf 70 % seit diesem Zeitpunkt anstiegen.

Vor Einführung der regelmäßigen Impfungen gehörten die meisten Bordetella-pertussis-Organismen zu den Typen 1, 2 und 1, 2, 3. Die ursprünglichen Impfstoffe enthielten Antigene vom Typ 1 und 2. Antigen 3 war erst in den Impfstoffen Ende der 60er Jahre enthalten, doch zwischen 1970 und 1979 waren die Typen 1, 3 die verbreitetsten und machten mehr als 80 % von annähernd 6000 überprüften Isolaten aus. Ab 1980 sank dieses Verhältnis auf 62 % von nahezu 2000 Isolaten und die Zahl der Typen 1, 3 und 1, 2, 3 stieg an.

In Australien analysierte Bennett (1973) die Häufigkeit von Keuchhusten in Melbourne und kam zu dem Ergebnis, dass bei stationär behandelten Kindern Keuchhusten-Impfungen am Krankheitsverlauf nichts ändern, sofern man die Gesamtdauer der Erkrankung als Index für ihre Schwere ansieht. Er stellte auch fest, dass sich der Rückgang der Keuchhustenmeldungen nicht in der Zahl der stationär behandelten Fälle widerspiegelt.

Daher empfahl er eine genauere Beobachtung der Häufigkeit im nächsten Jahrzehnt, um den Nutzen der Impfungen besser einschätzen zu können. Der Hauptfaktor, der die Sterblichkeit bei dieser Krankheit reduzierte, war offensichtlich die Anwendung von chemotherapeutischen Mitteln (hauptsächlich Antibiotika) zur Verhinderung und Behandlung von Lungenentzündung.

Goldacre und Harris (1981) stellten vierteljährlich Schwankungen in der Zahl der Pflichtmeldungen und Krankenhausaufenthalte bei Keuchhusten zwischen 1974 und 1979 tabellarisch dar. Interessant an dieser Tabelle ist, dass sie eindeutig zeigt, dass Mitte 1975, als die Impfbereitschaft drastisch sank, auch die Häufigkeit von Keuchhusten und Krankenhausaufenthalten zu sinken begann und zwei Jahre lang ununterbrochen weitersank. 1976 gab es einen Anstieg der Häufigkeit und Krankenhausaufenthalte, gefolgt von einem weiteren Rückgang Anfang 1977, und hierauf während einer Periode von zwei Jahren wieder einen allmählichen Anstieg der Häufigkeit und der Aufenthalte.

Wären Keuchhusten-Impfungen wirklich wirksam, so hätte der Rückgang der Impfbereitschaft Mitte 1975 von einer riesigen Epidemie gefolgt sein müssen. Doch alle Daten über diese Periode, vorgelegt von einer Anzahl von Autoren, zeigen genau das Gegenteil: einen deutlichen Rückgang der Keuchhustenhäufigkeit.

Pollock u.a. (1984) berichteten auch, dass *„seit dem Rückgang der Keuchhusten-Impfungen die Krankenhausaufenthalte und Sterblichkeitsquoten bei Keuchhusten unerwartet zurückgegangen sind"*. Dieselbe Erfahrung machte man in Schweden, nachdem 1979 die Keuchhusten-Impfungen abgeschafft worden waren.

## 2.5 Schweden lehnt Keuchhusten-Impfungen ab

Von besonderem Interesse ist die Entwicklung der Keuchhusten-Häufigkeit in Schweden, weil man in Schweden 1979 die Impfungen mit dem Ganzzellen-Impfstoff abschaffte. Trollfors und Rabo (1981) schrieben, in den 70er

Jahren sei trotz allgemeiner Immunisierung der Keuchhusten nach mehr als 10-jähriger Abwesenheit nach Schweden zurückgekehrt. Die Krankheit wurde endemisch. 1978 wurden dem Staatlichen Bakteriologischen Labor in Stockholm 5140 bakteriologisch verifizierte Keuchhusten-Fälle gemeldet. Die Untersuchung eines Subsamples ergab, dass von 620 1–6-jährigen Kindern mit Keuchhusten 521 (84 %) drei Injektionen mit Keuchhusten-Impfstoff erhalten hatten.

Ähnlich erwies sich nach einer Untersuchung von 84 015 Vorschulkindern, die zwischen 1974 und 1978 in verschiedenen Gegenden Schwedens geboren waren, dass sie ebenfalls drei Injektionen mit Keuchhusten-Impfstoff erhalten hatten. Die Impfungen mit dem offensichtlich unwirksamen Impfstoff wurden 1979 aufgegeben.

Taranger (1982) schrieb einen Brief an den Herausgeber des „Lancet" und bezog sich dabei auf einen 1982 im „Lancet" erschienenen Artikel von Peltola und Michelsson. Die beiden Autoren hatten einen schwedischen Artikel aus dem Jahre 1970 zitiert und festgestellt: „Keuchhusten bei weniger als 6 Monate alten Säuglingen ist lebensgefährlich." Taranger schrieb nun aber, dass in Schweden heutzutage Keuchhusten nicht einmal für Kinder dieses Alters eine schwere Krankheit darstellt. Der klinische Verlauf des Keuchhustens ist milder geworden, obwohl sich die Häufigkeitsraten denen der Vorimpfära annäherten, und seit 1970 ist kein Kind mehr an Keuchhusten gestorben.

Der Unterbrechung der Keuchhusten-Impfungen folgten drei Jahre mit niedrigem endemischem Keuchhustenpegel. Danach stieg die Häufigkeit allmählich wieder an, und 1983 und 1985 gab es zwei Ausbrüche. Romanus u. a. (1987) fassten die Situation in Schweden nach Einstellung der Keuchhusten-Immunisierung zusammen. Sie schrieben, Epidemien seien 1977 und 1978 trotz hoher Immunisierungsdichte (mehr als 80 %) in Schweden aufgetreten. Der nächste Ausbruch fand 1982 und 1983 in einer Bevölkerung statt, in der die drei oder vier jüngsten Altersgruppen total unimmunisiert waren. Der Umfang der Epidemien ist schwer einzuschätzen, weil auf ansteckende Krankheiten spezialisierte Kinderärzte und Ärzte nicht verpflichtet sind, Keuchhustenfälle zu melden. Aber obwohl die gemeldeten Keuchhustenzahlen weit niedriger liegen als die aktuellen Zahlen, spiegeln sie trotzdem die allgemeinen Trends wider. 1978 geborene Kinder wiesen eine geringere Keuchhustenhäufigkeit auf als die 1977, 1979 und 1980 geborenen.

Die Schwere von Keuchhustenerkrankungen bei immunisierten und nicht immunisierten in den 70er Jahren geborenen Kindern zu vergleichen ist nicht möglich, weil Informationen über in den 70er Jahren stationär behandelte Keuchhusten-Patienten nicht zur Verfügung stehen. Es gibt auch keine Berichte über eventuelle langfristige Folgen. Doch ist nach Romanus u. a. (1987) protokolliert, dass alle Patienten beim Verlassen des Krankenhauses und beim nächsten Arztbesuch allem Anschein nach gesund waren. Trollfors (1984) stellte fest, die Keuchhustensterblichkeit sei gegenwärtig in den industrialisierten Ländern im Allgemeinen sehr niedrig, und es gebe keinen Unterschied in Schwere und Häufigkeit des Keuchhustens zwischen Ländern mit hohen, niedrigen und gar keinen Immunisierungsquoten.

1982/83 wurde in Schweden eine Untersuchung der Wirksamkeit eines einfachen ganzzelligen Keuchhusten-Impfstoffs durchgeführt. 525 zwei Monate alte Kinder, geboren an Tagen mit geraden Zahlen, erhielten drei Dosen Impfstoff im Abstand von einem Monat, und 615 an Tagen mit ungeraden Zahlen geborene Kinder gleichen Alters dienten als Kontrollgruppe. Während der 28-monatigen Beobachtungszeit gab es 55 Keuchhustenfälle bei Kindern im Alter zwischen 6 bis 23 Monaten. Die Krankheitshäufigkeit betrug bei geimpften Kindern 1,5 % (8 von 525) und bei ungeimpften 7,6 % (47 von 615).

Laboruntersuchungen bestätigten alle acht Fälle bei den geimpften Kindern. Von den 47 nicht geimpften wurden 32 bestätigt. Bakteriologisch wurden in den beiden Gruppen 5 von 8 und 21 von 47 bestätigt. Die auf Grund der Laborergebnisse geschätzte Wirksamkeit der Impfungen betrug 71 %. Die gesamte Wirksamkeit einschließlich der unbestätigten klinischen Fälle wurde auf 80 % geschätzt. In Anbetracht der geringen Zahlen der beteiligten Kinder sind diese Resultate jedoch nicht schlüssig.

## 2.6 Eine schwedische Untersuchung japanischer azellulärer Keuchhusten-Impfstoffe

1986–1987 untersuchte Schweden zwei japanische azelluläre Keuchhusten-Impfstoffe. Beide wurden vom Japanischen Staatsinstitut für Gesundheit (JNIH) entwickelt und vom Kanonji-Institut der Universität Osaka produziert. Einer dieser Impfstoffe (JNIH-6) war ein aus zwei Komponenten bestehender Impfstoff, enthaltend einen Formaldehyd-entgifteten, Lymphozytose fördernden Faktor und Filamenthämagglutinin, den man in Japan seit 1981 bei zweijährigen und älteren Kindern anwendet. JNIH-7 war ein zu Experimentierzwecken für diese Untersuchung hergestellter Impfstoff mit nur einer Komponente.

Man sortierte aus 3801 6 bis 11 Monate alten Kindern zwei Gruppen mit jeweils annähernd 1400 Teilnehmern aus und verabreichte ihnen jeweils einen der beiden azellulären Impfstoffe. Die anderen 954 Babys erhielten Placebos und dienten als Kontrollgruppe. Der Placebo (Impflösung) enthielt Formalin (Gewebe-Fixiermittel), Thiomersal (ein Quecksilber enthaltendes Konservierungsmittel) und Aluminiumphosphat in einer phosphatgesättigten Salzlösung. Das Endpräparat enthielt 0,15 mg Aluminium.

Die unmittelbaren Nebenwirkungen wurden als leicht angesehen. Kleinere lokale Reaktionen traten mehr bei den geimpften als bei den Placebo-Gruppen auf, besonders nach der zweiten Dosis mit dem 2-Komponenten-Impfstoff. Doch wurden nur in den ersten 24 Stunden nach den Impfungen systemische Reaktionen verzeichnet, und zwar wie folgt:

|  | JNIH-6 | JNIH-7 | „Placebo" |
|---|---|---|---|
| **Hypotonie** | | | |
| (Dosis 1): | 0,5 % | 0,5 % | 0,6 % |
| (Dosis 2): | 0,1 % | 0,2 % | 0,1 % |
| **Krämpfe/Spasmen** | | | |
| (Dosis 1): | 0,3 % | 0,5 % | 0,4 % |
| (Dosis 2): | 0,1 % | 0,5 % | 0,0 % |
| **Anorexie** | | | |
| (Dosis 1): | 7,1 % | 6,2 % | 6,1 % |
| (Dosis 2): | 6,1 % | 5,8 % | 7,5 % |
| **Erbrechen** | | | |
| (Dosis 1): | 5,6 % | 4,1 % | 5,0 % |
| (Dosis 2): | 4,7 % | 3,2 % | 4,1 % |
| **Dauerndes Schreien** | | | |
| (Dosis 1): | 1,1 % | 2,1 % | 0,8 % |
| (Dosis 2): | 1,4 % | 1,4 % | 1,1 % |
| **Dauerndes Schreien von einer oder mehr Stunden** | | | |
| (Dosis 1): | 0,3 % | 0,7 % | 0,8 % |
| (Dosis 2): | 0,4 % | 0,4 % | 0,4 % |
| **38° Fieber 3 oder 6 Stunden nach der Vergabe** | | | |
| (Dosis 1): | 6,1 % | 6,7 % | 4,0 % |
| (Dosis 2): | 4,9 % | 6,0 % | 5,2 % |

|                                          | JNIH-6  | JNIH-7  | „Placebo" |
|------------------------------------------|---------|---------|-----------|
| Schläfrigkeit, kein Fieber               |         |         |           |
| (Dosis 1):                               | 7,0 %   | 6,8 %   | 6,0 %     |
| (Dosis 2):                               | 6,6 %   | 6,7 %   | 6,7 %     |
|                                          |         |         |           |
| Blässe                                   |         |         |           |
| (Dosis 1):                               | 1,3 %   | 0,8 %   | 1,3 %     |
| (Dosis 2):                               | 0,5 %   | 0,4 %   | 0,6 %     |

Folgende lokale Reaktionen wurden nach der ersten und zweiten Versuchsdosis verzeichnet:
Fragebogen nach 25 Stunden: lokale Rötung, Schwellung und/oder Empfindlichkeit

|            | JNIH-6  | JNIH-7  | „Placebo" |
|------------|---------|---------|-----------|
| (Dosis 1): | 10,2 %  | 10,4 %  | 7,8 %     |
| (Dosis 2): | 17,8 %  | 12,7 %  | 9,1 %     |

Überprüfung nach 24 Stunden: Rötung 10 mm

|            | JNIH-6  | JNIH-7  | „Placebo" |
|------------|---------|---------|-----------|
| (Dosis 1): | 0,2 %   | 0,4 %   | 0,1 %     |
| (Dosis 2): | 8,6 %   | 3,4 %   | 0,7 %     |

Schwellung

|            | JNIH-6  | JNIH-7  | „Placebo" |
|------------|---------|---------|-----------|
| (Dosis 1): | 0,4 %   | 0,6 %   | 0,1 %     |
| (Dosis 2): | 5,3 %   | 2,6 %   | 0,9 %     |

Empfindlichkeit

|            | JNIH-6  | JNIH-7  | „Placebo" |
|------------|---------|---------|-----------|
| (Dosis 1): | 1,5 %   | 1,8 %   | 1,2 %     |
| (Dosis 2): | 5,1 %   | 2,9 %   | 2,7 %     |

Fragebogen am 14. Tag: Knötchen am 14. Tag

|            | JNIH-6  | JNIH-7  | „Placebo" |
|------------|---------|---------|-----------|
| (Dosis 1): | 9,2 %   | 5,1 %   | 1,7 %     |
| (Dosis 2): | 11,1 %  | 4,9 %   | 2,6 %     |

Eine oder mehr lokale Reaktionen in 14 Tagen

|            | JNIH-6  | JNIH-7  | „Placebo" |
|------------|---------|---------|-----------|
| (Dosis 1): | 15,4 %  | 11,7 %  | 2,6 %     |
| (Dosis 2): | 28,9 %  | 19,0 %  | 14,5 %    |

Überprüfung bei der 2. Dosis/Blutprobe nach der Impfung: verbleibende Knötchenbildung

|            | JNIH-6  | JNIH-7  | „Placebo" |
|------------|---------|---------|-----------|
| (Dosis 1): | 1,9 %   | 0,9 %   | 0,4 %     |
| (Dosis 2): | 0,3 %   | 0,1 %   | 0,0 %     |

Man muss sich daran erinnern, dass der „Placebo" eine höchst giftige Substanz (siehe oben) und gerade kein (Zucker- oder Milchzucker-)Placebo im eigentlichen Sinn war.

Die Häufigkeit negativer Reaktionen war sehr hoch und kann keineswegs als mild oder als „keine ernstlichen systemischen Reaktionen" beschrieben werden. Hypotonie, Krämpfe, Erbrechen, dauerndes Weinen und Schläfrigkeit weisen im Allgemeinen auf Schwellung des Gehirns oder Enzephalitis hin.

Während der 15-monatigen Folgebeobachtung, die 30 Tage nach der zweiten Dosis begann, traten bei allen drei Gruppen eine Anzahl Keuchhusten-Erkrankungen auf. Die Keuchhustenfälle wurden in vier Kategorien eingeteilt: 1. durch Kultur bestätigt; 2. serologisch bestätigt; 3. epidemiologischer Zusammenhang hergestellt und 4. nur klinisch.

Die Autoren betonten, beide Impfungen hätten die Empfänger gegen bakteriologisch bestätigten Keuchhusten „geschützt". Doch gab es schon früher Veröffentlichungen, dass es im Allgemeinen schwierig ist, bei geimpften Individuen Bordetella pertussis bakteriologisch zu isolieren und zu bestätigen. Diese Beobachtung spiegelt also keineswegs das Ausmaß des Schutzes wider. Und niemand hat sich die Mühe gemacht zu erklären, wodurch hunderte von Babys der „Placebo"-Gruppe, die keinen Keuchhusten bekamen, geschützt waren.

Wichtig ist auch, dass keine Korrelation zwischen Serumkonzentrationen von Antikörpern nach der Impfung und einem späteren Schutz gegen Keuchhusten gefunden wurde. Die Gesundheitsbehörden nahmen daher an, die durch Keuchhusten-Impfung ausgelösten biologischen Schutzmechanismen seien weiterhin unbekannt und die Rolle der Zellimmunität und sekretorischer Antikörper bei parenteraler Verabreichung von Keuchhusten-Impfungen bedürfe weiterer Untersuchung.

## 2.7 Keuchhusten-Impfung und systemische bakterielle Infektionen

Die vielleicht interessanteste Beobachtung bei dieser Untersuchung war die Häufigkeit systemischer bakterieller Infektionen. Elf Babys in den beiden Impfgruppen bekamen invasive bakterielle Infektionen, verbunden mit Haemophilus influenzae, Meningococcus, Streptococcus pneumoniae, Streptococcus mitis, Klebsiella pneumoniae und Staphylococcus aureus.

Vier Babys starben (ein weiteres Kind starb an Neuroblastom). Fünf Babys in der „Placebo"-(Verdünnungsmittel-)Gruppe bekamen systemische bakterielle Infektionen in Verbindung mit Streptococcus pneumoniae, keines mit Haemophilus und keines starb.

Damit ist demonstriert, dass der flüssige Impfstoff, auch nur für sich allein genommen, keineswegs eine unschuldige Substanz ist, sondern, wenn kombiniert mit den bakteriellen und viralen Antigen-Komponenten, einen sehr schädlichen Cocktail darstellt. Die Verfasser [Storsaeter u. a. (1988)] gaben keinen kausalen Zusammenhang zwischen den Keuchhusten-Injektionen und den oben erwähnten systemischen Infektionen zu. Trotzdem stellten sie fest, sie könnten eine solche Kausalbeziehung auch nicht ausschließen.

Die Untersuchung der beiden azellulären Keuchhusten-Impfstoffe endete damit, dass Professor Hans Wigzell, Vorstand des Staatlichen Bakteriologischen Labors in Stockholm, folgendes Statement abgab:

*„Das Staatliche Bakteriologische Labor zieht nach Konsultationen mit der Arzneimittelabteilung der Gesundheitsbehörde den Antrag auf Lizensierung eines japanischen Impfstoffs zurück. Der Impfstoff wurde in einer umfangreichen klinischen Untersuchung azellulärer Keuchhusten-Impfstoffe getestet. Die Untersuchung war im Herbst 1987 beendet. Die Arzneimittelabteilung kam zu dem Urteil, dass die Wirksamkeit des Impfstoffes u. U. geringer ist als die der ganzzelligen Impfstoffe. Die Ungewissheit, ob nicht vielleicht auch ein Zusammenhang mit Todesfällen, bedingt durch schwere bakterielle Infektionen besteht, die bei geimpften Kindern auftraten, hat zu dieser Empfehlung der Arzneimittelabteilung auf Grund einer vergleichenden Untersuchung azellulärer Keuchhusten-Impfstoffe und der schon gut bekannten ganzzelligen Impfstoffe beigetragen. "*

(Anonymus, 1989).

Gibt es einen Kausalzusammenhang zwischen Keuchhusten- (und anderen) Impfstoffen und der großen Häufigkeit invasiver bakterieller Infektionen, einschließlich Meningitis bei Babys, in industriell entwickelten Ländern, besonders in Bezug auf Influenzabazillus Typ b?

Michaels (1971) berichtete von einem Anstieg der Patientenzahlen mit Influenzabazillus-Meningitis im Pittsburgher Kinderkrankenhaus, Pennsylvania. Es fanden sich keine Anzeichen, dass der Anstieg auf besondere Empfehlungen für dieses Krankenhaus, verbesserte Labormethoden oder Änderungen in der Altersverteilung zurückging. In den vergangenen 25 Jahren war ein etwa 50%iger Anstieg der Gesamtpatientenzahlen zu verzeichnen. Doch bei den stationären Patienten mit Influenzabazillus-Meningitis ergab sich im gleichen Zeitraum ein Anstieg um mehr als 400%. Insbesondere gab es in jüngster Zeit offensichtlich keine Änderung in der

70

Altersverteilung bei Grippe-Meningitis im Bereich Pittsburgh und keinen disproportionalen Anstieg bei älteren Kindern oder Neugeborenen.

Der Anstieg bei Influenzabazillus-Meningitis wurde nur bei drei Monate bis zu einem Jahr alten Babys verzeichnet. Unterhalb dieses Alters blieb die Häufigkeit von Meningitis unverändert.

Cartwright u. a. (1986) schrieben, dass 1940 noch über 12 000 Anzeigen in England und Wales in Bezug auf Meningokokken-Krankheit erfolgt seien. Seitdem sei diese Krankheit weit weniger verbreitet. Nach dem letzten Gipfel 1974 (1296 Meldungen) sank die jährliche Anzahl der Meldungen stetig bis 1984, als nur 401 Fälle gemeldet wurden. 1985 wurden wieder 549 Fälle angezeigt – und der Anstieg hielt bis ins erste Quartal 1986 an.

Ab 1970 herrschten zunehmend Gruppe-B-Stämme vor, und heute (1986) sind sie für etwa 60 % der Infektionen verantwortlich. Smith u. a. (1991) befassten sich mit der Meningokokkenkrankheit in Norwegen (1935–1990). Sie wiesen auf eine Anzahl Punkte hin. Erstens zeigte sich ab 1942 ein allgemeiner Anstieg der Meningokokkenkrankheit um 400 %, doch nur ab drei Monate alten Kindern. Die Häufigkeitsrate bei Kindern unter diesem Alter blieb die gleiche wie 1942. Zweitens sank die Häufigkeit zwischen 1942 und 1965 allmählich und deutlich bis fast zu dem Niveau von vor 1942 und begann nach 1965 wieder anzusteigen.

Diese drei Artikel – Michaels (1971), Cartwright u. a. (1986) und Smith u. a. (1991) – geben sehr bedeutsame Hinweise zum Verständnis und zur Erklärung des Anstiegs der Häufigkeit von Meningokokkenerkrankungen bei Babys zwischen drei Monaten und einem Jahr. In allen drei Beispielen lässt sich dieser Anstieg mit der in den 40er Jahren erfolgten Einführung der Massenimpfungen gegen Keuchhusten und den späteren Schwankungen in der öffentlichen Akzeptanz und Bereitschaft zur Keuchhusten-Impfung korrelieren.

Das beste Beispiel sind vielleicht die bekannten großen Schwankungen in der Impfbereitschaft besonders in England. Bis 1974 war die öffentliche Akzeptanz der Keuchhusten-Impfungen sehr hoch – etwa 85 %. Doch nach Bekanntmachung der enzephalitogenen Wirkungen der Keuchhusten-Impfungen sank die Bereitschaft im größten Teil Großbritanniens bis auf 10 % ab. Dieser Vorgang lief deutlich mit einem substanziellen Rückgang der Häufigkeit der Meningokokken-Erkrankung parallel. Dasselbe gilt für die beiden anderen Beispiele. Die neuerliche Propaganda für Massenimpfungen in allen industriell entwickelten Ländern, ausgenommen Italien, Hamburg und Schweden, ging mit einem deutlichen Anstieg der Häufigkeit invasiver bakterieller Meningitis einher.

Auch die Altersverteilung bei diesem Anstieg ist verräterisch: Er trat nur bei Babys im Impfalter – ab drei Monaten – auf. Die schwedische Untersuchung ergab wichtige Hinweise auch insofern, als die große Mehrzahl der invasiven bakteriellen Krankheiten nach der 2. Impfstoffdosis auftrat. Das passt wieder sehr gut zu dem häufig beobachteten und gut belegten Häufigkeitsgipfel bei invasiven bakteriellen Infektionen im Alter zwischen 6 und 11 Monaten, was dieselbe Tatsache belegt – die meisten Babys werden mit 6 Monaten oder später DPT-geimpft, womit eine größere Anfälligkeit für Infektionen nach wiederholten Injektionen mit fremden Antigenen wie dem DPT-Impfstoff einhergeht [Craighead (1979)].

Nach dem Fiasko des japanischen azellulären Keuchhusten-Impfstoffs in Schweden gingen Kimura und Kuno-Sakai (1988) zur Verteidigung der japanischen azellulären Impfstoffe über. Ihre Tabellen über altesspezifische Sterblichkeitsquoten bei Sepsis und Meningitis in Japan seit 1971 zeigen, obwohl die Autoren etwas ganz anderes behaupten, dass tatsächlich ein substanzieller und dauernder Rückgang der Häufigkeit dieser Krankheiten bei den 0–1-Jährigen auftrat, als die Impfbereitschaft zurückging. Ab 1975, als das Impfalter auf zwei Jahre heraufgesetzt wurde, stieg die Häufigkeit dieser Krankheiten bei Zweijährigen deutlich und unvermittelt an, entsprechend der gestiegenen Bereitschaft zu Keuchhusten-Impfungen, besonders nach 1983.

Den vielleicht besten direkten Beweis für einen Kausalzusammenhang zwischen einer Keuchhusten-Impfung und dem Auftreten invasiver Infektionen liefert der Fall einer 33-jährigen Krankenschwester [Boulton-Jones u. a. (1974)]. Im Dezember 1969 entwickelte sie eine grippeartige Krankheit mit Fieber und roten, verhärteten Läsionen am rechten Bein. Im März 1970 wurde sie mit Zellulitis am rechten Bein ins Krankenhaus eingeliefert. Sie wurde mit Antibiotika behandelt und wieder entlassen, nur um im Juni 1970 wieder eingeliefert zu werden. Es hatten sich weitere verhärtete, rote Läsionen ums rechte Knie eingestellt. Sie hatte Fieber, und es kam außerdem wegen einer schweren proliferativen Glomerulonephritis mit Hypokomplementämie und Kryoglobulinämie zu Nierenversagen.

Das Problem blieb, bis sie im März 1972 zwei generalisierte Krampfanfälle hatte. Eine Untersuchung ihres Bettkastens förderte Phiolen mit DPT-Impfstoff und benutzte Nadeln und Spritzen zutage. Sie gab zu, sich in den vergangenen vier Jahren alle zwei Monate Dosen mit 2ml DPT-Impfstoff gespritzt zu haben. Dieser Fall demonstriert sehr gut, welche negativen Reaktionen auf DPT-Impfungen auftreten können, einschließlich Zellulitis, einer der möglichen invasiven Infektionen, die bei Babys in dem Alter auftreten, in dem sie normalerweise DPT-geimpft werden.

Zuvor hatten Bishop u. a. (1966) den Fall eines männlichen Gefangenen beschrieben, der sich freiwillig als Versuchsperson zur Produktion von Hyperimmunserum zur Verfügung gestellt und wiederholt mit DPT-Impfstoff geimpft worden war. Wochen später (nach der achten Injektion) entwickelte er Fieber, Arthropathie, Lymphadenopathie und proliferative Glomerulonephritis, drei Monate später starb er an Nierenversagen.

Wiederholte Injektionen mit Antigenen führen häufig zu Hyperimmunisierung, begleitet von den oben erwähnten Beschwerden und auch invasiven Infektionen [infektive Endokarditis: Amsel u. a. (1986)]. Die Verfasser beschrieben ein drei Monate altes Kind, das Myokarditis mehrere Stunden nach Diphtherie-, Tetanus- und Keuchhusten-Impfung entwickelte. Das Kind war normal gewesen und hatte gerne gespielt, bis 12 Stunden nach Verabreichung der zweiten DPT-Impfung. Jetzt aber wurde es reizbar und bekam leichte Atembeschwerden. Röntgenaufnahmen zeigten generalisierte Herzerweiterung. Das Kind litt 18 Stunden lang schwer, darauf stellte sich allmähliche Besserung ein. Die Herzerweiterung ging langsam zurück, das Elektrokardiogramm normalisierte sich und die Herzfrequenz sank allmählich. Im Alter von sieben Monaten erhielt das Baby eine Polio-Schluckimpfung ohne negative Reaktionen. DPT-Auffrischimpfungen wurden nicht durchgeführt.

Die Autoren waren der Überzeugung, dass die DPT-Impfung für die oben beschriebene Reaktion verantwortlich war, wobei die Keuchhusten- oder Diphtheriekomponente wahrscheinlich den Herzschaden auslöste.

Im Vergleich zu Tierversuchen war die Dosis, die bei Menschen schon erhebliche Beschwerden auslöste, wesentlich geringer.

Das ist ein ernstes Alarmzeichen, dass wiederholte Injektionen von DPT-Impfstoffen deutlich ursächlich für eine Reihe gesundheitlicher Schwierigkeiten bei Babys sein können. Der beschriebene chronologische Anstieg auf breiter Basis bei der Häufigkeit invasiver bakterieller Infektionen – besonders solcher mit überall vorkommenden Schmarotzern wie dem Influenzabazillus –, die genau den Schwankungen der Bereitschaft zu Keuchhusten-Impfungen entsprechen, stellen sehr überzeugendes Beweismaterial dar, dass tatsächlich ein kausaler Zusammenhang vorliegt.

Die Häufigkeit invasiver bakterieller Infektionen, besonders der mit dem Influenzabazillus assoziierten, beträgt 52–87,5 pro 100 000 bei weißen australischen Babys [Clemens und Gilbert (1990)] und bis zu 991 pro 100 000 bei Aborigines-Babys in Zentralaustralien [Hanna (1990)].

Die hohe Häufigkeit invasiver bakterieller Infektionen und besonders die hohe Sterblichkeitsquote (10 % und mehr), sowie die Häufigkeit (25 % oder mehr) schwerer residueller Komplikationen des Zentralnervensystems sind ein ausreichender Grund, um dem schwedischen Beispiel zu folgen und die Keuchhusten-Impfung einzustellen. Der nachweislich höchst zweifelhafte Nutzen der Impfungen, die angeblich Keuchhusten verhindern, verbunden mit anderen gut belegten Nebenwirkungen würde einen solchen Akt der Vernunft rechtfertigen.

Als Japan das Impfalter auf zwei Jahre heraufsetzte, verschwand der Plötzliche Kindstod in diesem Land [Cherry u. a. (1988)], während die Anzahl negativer Reaktionen bei Zweijährigen gleich blieb oder anstieg. Gegenwärtig hat Japan die niedrigste Kindersterblichkeit der Welt, gefolgt von Schweden. Im Gegensatz dazu ist die Kindersterblichkeit in den USA so hoch, dass dieses Land an 20. Stelle liegt.

Die forcierte Pflichtimpfung aller Babys, die schon im zarten Alter von 2 – 3 Monaten beginnt, ist die direkte Ursache dieser unbefriedigenden Situation – besonders, da nachgewiesen werden kann, dass der Plötzliche Kindstod die größte Einzelursache für den Tod von Kleinkindern ist. Auch ist bewiesen, dass DPT-Impfungen ein Hauptfaktor für Plötzlichen Kindstod sind [Scheibner (1991), Karlsson und Scheibnerova (1991)].

Die schwedische Untersuchung löste Schocks überall bei den Kinderärzten aus, besonders in den Vereinigten Staaten. Vor allem bestürzt waren die Kinderärzte über die hohe Häufigkeit (mit vier Todesfällen) invasiver bakterieller Infektionen bei den Empfängern der beiden japanischen azellulären Impfstoffe.

Davidson u. a. (1991) führten eine zweiteilige Untersuchung bei Kindern von Natives in Alaska durch, um das potentielle Risiko für invasive bakterielle Erkrankungen und die Häufigkeit leichterer Krankheiten nach Immunisierung mit Diphtherie- und Tetanustoxoiden und ganzzelligen Keuchhusten-Impfstoffen abzuschätzen. Sie kamen zu dem Ergebnis, dass trotz hoher Häufigkeit invasiver bakterieller Erkrankungen und einer fast vollständigen DPT-Immunisierung dieser Bevölkerung kein Zusammenhang zwischen der DPT-Immunisierung und einer besonderen Anfälligkeit für Infektionskrankheiten festzustellen war.

Doch ist das nicht richtig. Ausgehend von den von ihnen erhobenen Daten, lieferten die Autoren ungewollt doch den Beweis, dass tatsächlich ein kausaler Zusammenhang zwischen den DPT-Injektionen und dem Auftreten invasiver bakterieller Infektionen besteht. 1. Die größte Häufigkeit invasiver Krankheiten trat nach der dritten DPT-Injektion auf. Das stimmt genau zu dem gut belegten Prozess der Sensibilisierung gegenüber Infektionskrankheiten durch wiederholte Injektion fremder Antigene.

2. Die Autoren setzten sich willkürlich eine 30-Tage-Grenze, ab der sie den Ausbruch invasiver bakterieller Krankheiten nicht mehr in die Auswer-

tung miteinbezogen. Doch in Wirklichkeit lag die maximale Häufigkeit invasiver Krankheiten zwischen 31 und 60 Tagen.

3. Die Autoren gingen von der Hypothese aus, ein Ursache-Wirkungs-Zusammenhang werde sich in einem kürzeren Zeitraum zwischen der Impfung und dem Ausbruch der Krankheiten manifestieren. Diese Hypothese ist eine bloße Annahme. Der wirkliche Zusammenhang zeigte sich im Zeitraum von 31 bis 60 Tagen.

4. Das Konzept, dass sowohl Versuchspersonen als auch Kontrollgruppen DPT-geimpft werden, ist falsch. Wirkliche Kontrollpersonen sollten nicht geimpft sein. Die schwedische Untersuchung und andere Veröffentlichungen haben den Beweis erbracht, dass ein kausaler Zusammenhang zwischen den Keuchhusten-Impfungen und dem Auftreten invasiver bakterieller Infektionen besteht.

Es ist ganz klar, dass nicht alle mit DPT geimpften Babys nach 30 oder auch 31–60 Tagen invasive bakterielle Krankheiten bekommen. Das bedeutet aber nicht, dass eine bestimmte Zahl diese Krankheiten nicht doch bekommt. Es ist sinnlos, zwei Gruppen geimpfter Kinder miteinander zu vergleichen.

Ein anderer Artikel, der zeigen möchte, dass kein Kausalzusammenhang zwischen der DPT-Immunisierung und invasiven bakteriellen Infektionen besteht, stammt von Black u. a. (1991). Die Autoren behaupten, sie hätten keinen Zusammenhang zwischen Kinderimpfungen und der Häufigkeit invasiver bakterieller Infektionen gefunden. Zwischen Januar 1986 und Dezember 1988 wurden 223 Fälle invasiver bakterieller Erkrankungen vom Regionalen Mikrobiologischen Labor im Rahmen des Kaiser Permanente Medical Care Programms festgestellt. Von diesen Fällen waren 144 mit Pneumokokkus, 58 mit dem Influenzabazillus, 7 mit dem Colibazillus, 5 mit Meningokokkus und 9 mit anderen Organismen assoziiert. Die meisten dieser Krankheiten traten bei Kindern im Alter zwischen 5 und 15 Monaten auf. Interessanterweise zeigten Black u. a. (1991) auch, dass die meisten Fälle zwischen 31 und 60 Tagen nach DPT-Impfung und Polio-Schluckimpfung (OPV) auftraten. Auch belegten sie, dass Kinder in Tagesstätten sowohl mit größerer Wahrscheinlichkeit geimpft waren, als auch ein höheres Risiko liefen, invasive bakterielle Infektionen zu bekommen. Das war der zweite, sehr wichtige Indikator für einen Ursache-Wirkungs-Zusammenhang. Es lohnt sich, den letzten Satz dieses Artikels zu zitieren:

*„Es ist möglich, dass der auf der Hand liegende Schutzeffekt hygienischen Maßnahmen zu verdanken ist, die sich allerdings in Arztbesuchen gesunder Kinder nur teilweise widerspiegeln."*

Der dritte Artikel, in dem versucht wurde, Bedenken in Bezug auf eine eventuelle Ursache-Wirkungsbeziehung zwischen Kinderimpfungen und invasiven bakteriellen Infektionen zu zerstreuen, stammt von Griffin u. a. (1992).

Die Autoren untersuchten eine Anzahl von 64 591 Kindern, die in Kliniken Tennessees geimpft worden waren. Nach einer DPT-Immunisierung waren insgesamt 158 Fälle invasiver bakterieller Infektionen aufgetreten. 8 Erkrankungen traten innerhalb 7 Tagen nach den DPT-Injektionen auf, 7 zwischen 8–14 Tagen und 20 im Zeitraum von 15–28 Tagen nach den DPT-Impfungen. Statt also mehr Sicherheit zu geben, dass DPT-Impfungen kein erhöhtes Risiko für schwere bakterielle Infektionen bedeuten, lieferte die Untersuchung auf Grund der deutlichen Häufung von Erkrankungen den Beweis, dass tatsächlich ein erhöhtes Risiko für invasive bakterielle Infektionen kurz nach DPT-Injektionen besteht.

Wie geschockt die amerikanischen Kinderärzte durch das Fiasko der schwedischen Tests mit den japanischen azellulären Impfstoffen waren, lässt sich daran ablesen, dass die amerikanische Akademie der Kinderärzte in einem Artikel, der 1992 in „Pediatrics" erschien, schrieb, *„für den Impfstoff des B-Typs wurde, z. T. aufgrund der Ergebnisse dieser schwedischen Untersuchung, um eine Lizenz nachgesucht"*, aber nicht hinzufügte, dass gerade dieser Lizenzantrag für einen der azellulären japanischen Impfstoffe wieder zurückgezogen worden war. Auch wurde nicht darüber berichtet, dass Schweden nach dieser schwedischen Untersuchung die Keuchhusten-Impfungen nicht wieder aufgenommen hatte. Stattdessen empfahl die amerikanische Akademie der Kinderärzte, alle amerikanischen Kinder mit 5 Keuchhustendosen zu impfen, beginnend schon im Alter von zwei Monaten. Die erste Serie mit 3 Dosen sollte mit dem Ganzzellenpräparat gegeben, und der neue, azelluläre Impfstoff nur bei der 4. und 5. Dosis verabreicht werden, und zwar Kindern älter als 15 Monate und jünger als 7 Jahre.

## 2.8 Japanische Erfahrungen mit der Keuchhusten-Impfung

Kanai (1980) beschrieb die japanischen Erfahrungen mit Keuchhusten-Epidemien und -impfungen in den vergangenen 30 Jahren. Wie in anderen industriell entwickelten Ländern hatte der Keuchhusten in Japan eine wechselvolle Geschichte. Die Häufigkeit von Keuchhusten-Erkrankungen ging auf ein so niedriges Niveau zurück, dass 1974 nur 393 Erkrankungen und keine Todesfälle gemeldet wurden.

Von 1947 bis 1950, als sich Japan von den Kriegsfolgen erholte und sehr schlechte hygienische und sanitäre Voraussetzungen vorlagen, war die Keuchhustenhäufigkeit ziemlich hoch (mehr als 100 Fälle auf 100 000). 1950 wurde von der amerikanischen Besatzungsmacht die landesweite Keuchhusten-Impfung angeordet. Die Sterblichkeitsquote in Bezug auf Keuchhusten fiel etwa um dieselbe Zeit sehr deutlich, doch höchstwahrscheinlich wegen der Einführung von Antibiotika.

In den folgenden 20 Jahren verbesserten sich die sozioökonomischen Verhältnisse weitgehend, und die Keuchhustenhäufigkeit sank substantiell. Es gab nur sporadische Ausbrüche der Krankheit. Eine Überprüfung dieser Ausbrüche ergab, dass von 252 Fällen (nur 25 waren den Behörden gemeldet worden) 123 bakteriologisch bestätigt werden konnten. Von diesen 123 Fällen waren 55 geimpft und 65 nicht geimpft. In 8 Fällen war der Impfstatus unsicher. Dieses Beispiel zeigt, dass die Impfungen völlig unwirksam waren.

Nach zwei Todesfällen infolge von Keuchhusten-Impfungen 1974 und 1975 [Sato u. a. (1984)] boykottierten die Ärzte im Bezirk Okayama die Impfungen. Nach Noble u. a. (1987) gab es zwischen 1970 und 1974 57 gemeldete schwere Reaktionen mit 37 Todesfällen. Die beiden Todesfälle 1974/75 waren also nur der Tropfen, der das Fass zum Überlaufen brachte, doch wurde daraufhin das Mindestimpfalter auf 2 Jahre angehoben. 1975 wurden 72 Keuchhustenfälle im Bezirk Okayama gemeldet und 300 in den Bezirken der Umgebung.

Sato u. a. (1984) schätzten, Ende 1979 dürften die gesamten Keuchhustenmeldungen in Japan die Zahl 10 000 erreicht haben. 1981 führte Japan eine Reihe azellulärer Keuchhusten-Impfstoffe ein, von denen man sich weniger negative Reaktionen erwartete. Sato u. a. (1984) berichteten, der Impfstoff mit der Keuchhustenkomponente sei weniger reaktogen als der Ganzzellen-Impfstoff (Keuchhusten-Totzellen).

Doch zeigten Aoyama u. a. (1986) anhand einer Untersuchung mit 115 Kindern zwischen 3 und 12 Monaten, dass sich etwa 7 Tage nach der ersten DPT-Impfung und 48 Stunden nach der 2., 3. und der DPT-Auffrischimpfung erste negative Lokalreaktionen zeigten.

Die Häufigkeit lokaler Reaktionen erwies sich nach der 2., 3. und der Auffrischinjektion höher als nach der 1., und zwar bei allen drei Serien des azellulären DPT-Impfstoffs. Auch entwickelte eine sehr hohe Prozentzahl (bis zu 48,8 %) der Kinder lokale Reaktionen wie spürbare Verhärtungen, Rötungen von mehr als 1 cm Durchmesser und Rötungen von mehr als 5 cm Durchmesser.

Praktisch jedes Kind zeigte unabhängig vom Alter irgendeine Form lokaler Reaktion. Die Autoren kamen zu dem Schluss, es habe bei den drei azellulären Impfstoffen (Serie A, B und C) keinen Unterschied zwischen lokalen und systemischen Reaktionen gegeben. Doch zeigt ihre Tabelle III sehr deutlich, dass die drei erfassten lokalen Reaktionen (spürbare Verhärtung, Rötung von mehr als 1 cm und Rötung von mehr als 5 cm Durchmesser) 9,1 %, 22,1 % und 1,9 % der Kinder nach Impfstoff A betrafen, 37,6 %, 30,6 % und 3,5 % nach Impfstoff B und 24,8 %, 48,8 % und 3,3 % der Empfänger nach Impfstoff C.

Auch Noble u. a. (1987) kamen zu dem Ergebnis, dass die Häufigkeit schwererer lokaler Reaktionen und hoher Temperaturen (beide ohne weitere Folgen) nach Impfungen mit azellulären Impfstoffen größer sein dürfte. Es gab auch nur einen leichten Rückgang, wenn überhaupt, bei der Häufigkeit schwerer Reaktionen mit Folgeerscheinungen bei über zwei Jahre alten Kindern. Die Verfasser hofften, dass offene Fragen in Bezug auf produktspezifische und altersspezifische Wirksamkeit der Impfstoffe durch die Felduntersuchungen japanischer azellulärer Keuchhusten-Impfstoffe, die 1986 in Schweden begonnen wurden, noch beantwortet werden könnten.

Aoyama u. a. (1988) schrieben über Typus-spezifische Wirksamkeit azellulärer Keuchhusten-Impfstoffe und erwähnten dabei, der azelluläre Impfstoff sei sehr rasch und auf breiter Basis eingeführt worden, bevor die Eigenschaften der im Impfstoff enthaltenen Keuchhusten-Antigene vollständig bekannt waren. Zum Zeitpunkt seiner Einführung war das einzige Kriterium für die Wirksamkeit des japanischen azellulären Impfstoffes seine Leistungsfähigkeit, und diese war nur durch intrazerebralen Schutztest an Mäusen bestimmt worden.

Kimura und Sakai (1990) lieferten eine Zusammenfassung der Entwicklung der Keuchhusten-Impfung in Japan. 1973–1974 hatten 20 von 50 Kindern, die Keuchhusten bekamen, zwischen ein und vier Dosen des Ganzzellen-Impfstoffs erhalten, während bei der Untersuchung 1982–84 nur 16 (4 %) von 116 Kindern mit Keuchhusten zwischen einer und vier Dosen des azellulären Impfstoffs empfangen hatten. Verglichen mit der schwedischen Untersuchung zweier japanischer azellulärer Impfstoffe berichten diese Studien über eine weit höhere Wirksamkeit. In der schwedischen Untersuchung ergab sich eine 69%ige Wirksamkeit des einen Impfstoffs (JNIH-6); beim zweiten (JNIH-7) nur 54 %. Doch wurden bei dieser Untersuchung diese Impfstoffe 2800 Kindern verabreicht, verglichen mit nur wenigen hundert, die bei den oben erwähnten japanischen Nachbeobachtungen berücksichtigt wurden.

Die wichtigste Lehre aus den japanischen Erfahrungen ist, dass nach der Heraufsetzung des Impfalters auf zwei Jahre das Phänomen des Plötzlichen Kindstods verschwand [Cherry u. a. (1988)].

78

## 2.9 DPT-Pflichtimpfung in den Vereinigten Staaten

In den Vereinigten Staaten sind DPT-Impfungen Pflicht. Trotz der Veröffentlichung einer großen Zahl von Artikeln über Impfprobleme in den amerikanischen medizinischen Zeitschriften werden überall Massenimpfungen praktiziert und forciert, und die Ärzte haben eine generell ablehnende Einstellung in Bezug auf den behaupteten Zusammenhang zwischen den beobachteten negativen Reaktionen (Krämpfe, hypotonisch-hyporesponsive Episoden), speziell den Todesfällen, und den verabreichten Impfstoffen. Diese Bemühungen, einen Kausalzusammenhang zwischen den Impfungen und negativen Reaktionen herunterzuspielen oder ganz zu übersehen, sind höchstwahrscheinlich der Furcht zu verdanken, die Pflichtimpfungen könnten abgeschafft werden oder auch der Furcht, Verantwortung für diese Reaktionen übernehmen zu müssen.

Die besten Beweise für die Gefahren der Keuchhusten-Impfung liefert u. a. die von Hutchins u. a. (1998) vorgelegte Arbeit. Keuchhustenhäufigkeit und -sterblichkeitsquote fielen zwischen 1922 und 1975 stetig. 1978 startete man ein bundesweites Immunisierungsprogramm. Der Gesetzgeber verlangte beim Schuleintritt mit fünf oder sechs Jahren einen Impfnachweis. Fast unmittelbar darauf verdreifachte sich die Keuchhustenhäufigkeit in den Vereinigten Staaten überall, besonders in der Altersgruppe unter sechs Monaten. In dieser Altersgruppe trat auch die höchste Sterblichkeitsquote bei Keuchhusten auf.

1992 veröffentlichten Pichichero u. a. eine Bewertung der Immunogenität und negativen Reaktionen auf einen azellulären Keuchhusten-Impfstoff mit zwei Komponenten, der in einer primären Immunisierungsserie Kindern mit 2, 4 und 6 Monaten verabreicht wurde. Die Autoren kamen zu dem Schluss, dieser azelluläre Impfstoff bringe größere Immunität und habe weniger negative Nebeneffekte als die damals lizensierten ganzzelligen Impfstoffe.

Doch muss man nur einen Blick auf die Zahl der Rücktritte von der Untersuchung und auf die Gründe für diese Rücktritte werfen, um zu sehen, dass diese optimistische Behauptung nicht stimmt: die Eltern von 31 der 380 Kinder traten von der Untersuchung zurück. 13 Eltern von 285 Kindern traten von der Gruppe mit azellulärem Impfstoff zurück; 6 davon verweigerten die Blutentnahme während der Nachbeobachtung; 6 zogen weg und 1 Elternpaar zog seine Teilnahme zurück, weil das Kind nach der ersten Dosis „exzessive Reizbarkeit" gezeigt hatte. Die Eltern von 18 Kindern der 95 in der Gruppe mit ganzzelligem Impfstoff traten zurück: 7 Kinder zeigten so schwere Reaktionen, dass die Eltern und/oder Wissenschaftler die Teilnahme an der Untersuchung abbrachen. 3 Babys schrieen durchdringend,

2 Elternpaare verweigerten die Blutentnahme bei der Nachbeobachtung; 2 Babys entwickelten hypotonisch/hyporesponsive Episoden nach der zweiten Impfung; 3 Elternpaare zogen um und 1 Kind entwickelte mikrobiologisch bestätigten Keuchhusten nach der ersten Injektion. Auch wurde über eine hohe Häufigkeit von Schläfrigkeit und Reizbarkeit bei Empfängern beider Impfstoffe berichtet. Man bemerkte eine höhere als zu erwartende Rate ungewöhnlich „schrillen Geschreis".

Der Kommentar der Verfasser: „In Anbetracht *der längeren Unterbrechung des üblichen Tagesplans der Kinder bei der Registrierung, der Impfung selbst und der Nachbeobachtung sowie der Venenpunktion ist nicht verwunderlich, dass viele Kinder müde und reizbar waren"*, ist sehr fehl am Platz, wenn man die wohlbekannten und überall veröffentlichten Ergebnisse Selyes (1978) berücksichtigt. Er hatte entdeckt, dass Menschen, die dem Unspezifischen Stresssyndrom ausgesetzt sind, zur Überproduktion von mineralokortikoiden DOCs übergehen können, wodurch mit Schläfrigkeit und Reizbarkeit einhergehende Gehirnschäden verursacht werden können. Diese völlige Blindheit der Ärzte gegenüber den enzephalitogenen Wirkungen von Babyimpfungen ist, um das mindeste zu sagen, einfach unglaublich.

Noch ein anderes Problem stellt sich für die Befürworter der Impfungen, nämlich das Problem, zu erkennen, was doch klar auf der Hand liegt: Keuchhusten-Impfungen schützen nicht vor Keuchhusten. Eine Anzahl von im Lauf der Jahre veröffentlichten Artikeln versucht diese Tatsache entweder zu vertuschen oder man behauptet, der Verlauf des Keuchhustens sei durch die Impfungen weit milder geworden. Ein aktuelles Beispiel für die erste Kategorie ist ein Artikel von Etkind u.a. (1992) über Keuchhusten bei Gruppen, die aus religiösen Gründen Impfpflicht-Ausnahmen verlangen. Der Titel des Artikels und die Zusammenfassung lassen nichts zu wünschen übrig: Die Sache wird dargestellt als klares Beispiel für einen Ausbruch von Keuchhusten bei ungeimpften Kindern. Doch unter der Überschrift „Ergebnisse" schreiben die Verfasser: *„Der Immunisierungsstatus der Patienten und die bei den jeweiligen Ausbrüchen angewandten Diagnosetests werden in Tabelle 1 und 2 aufgeführt."*

Tabelle 1 sagt aus, dass beim 1. Ausbruch 5 Patienten der insgesamt 25 Fälle voll immunisiert, 2 unterimmunisiert und 10 Patienten waren, die eine Ausnahme in Anspruch genommen hatten. 8 Patienten waren über 18 Jahre alt.

Beim 2. Ausbruch waren von den insgesamt 26 Patienten 3 voll immunisiert, 1 unterimmunisiert und 17 hatten Ausnahmen in Anspruch genommen; 5 Patienten waren über 18 Jahre.

Beim 3. Ausbruch war von den insgesamt 16 Patienten einer immuni-

80

siert, keiner unterimmunisiert und 13 waren Ausnahmen; 2 waren älter als 18 Jahre. Beim 4. Ausbruch waren von den insgesamt 46 Patienten 7 vollimmunisiert, 5 unterimmunisiert und 32 Ausnahmen; 2 älter als 18.

Niemand würde behaupten, nicht geimpfte Kinder würden bei einer Epidemie oder einem Ausbruch keinen Keuchhusten bekommen. Die nicht geimpften Kinder repräsentierten 49 % aller Schulkinder. Doch siehe da, beim 1. Ausbruch waren 41 % der Schulkinder-Fälle geimpft! Da bei diesen Ausbrüchen nicht alle ungeimpften Fälle Keuchhusten bekamen, müssten die Verfasser zuerst einmal erklären, was denn diese nicht geimpften Kinder, die keinen Keuchhusten bekamen, schützte.

Da der Titel und die Zusammenfassung des Artikels die Realitäten dieses Keuchhustenausbruchs nicht offenlegen, dass nämlich 25 % bis 49 % der Fälle tatsächlich immunisiert waren, sind uns die Autoren eine Erklärung schuldig: Was wollten sie dadurch, dass sie diese wichtige Tatsache dem Leser verschwiegen haben, erreichen?

Die Keuchhusten-Impfungen gewährten ganz offensichtlich ihren Empfängern keinen Schutz vor Keuchhusten. Daher ist die Behauptung der Verfasser, Keuchhusten könne durch Immunisierung vermieden werden, nicht nur unwahr und unrichtig, sondern einfach absurd. Wären in diesem besonderen Fall alle Kinder geimpft gewesen, hätte sich der Bericht mit einem Keuchhusten-Ausbruch in einer voll geimpften Gruppe beschäftigen müssen, wie es in vielen anderen veröffentlichten Berichten auch geschah.

So berichteten Halperin u. a. (1987) tatsächlich über hartnäckig anhaltenden Keuchhusten in einer voll immunisierten Population in Nova Scotia. Während der 28 Monate genauester Beobachtung wurden 526 Keuchhustenfälle identifiziert (74 auf 100 000 Menschen). Die meisten Patienten (91 %) hatten mindestens drei Dosen Keuchhusten-Impfstoff empfangen.

Durch Ergänzung der Kulturtechniken mit Methoden immunofluoreszierender Farbstoffe und serologischen Methoden steigerten die Autoren die Laborbestätigung von 17 % auf 65 %, womit sie den Schluss nahelegen, dass strenge klinische Kriterien die Häufigkeit der Erkrankung sehr genau widerspiegeln. Sie kommen zu dem Ergebnis, Keuchhusten sei in Nova Scotia weiterhin ein ernst zu nehmendes Problem, trotz einer nahezu vollständig durchgeimpften Bevölkerung.

Sutter und Cochi (1992) untersuchten stationär behandelte Keuchhustenfälle und -sterblichkeit in den Vereinigten Staaten zwischen 1985 und 1988. Sie kommen zu dem Ergebnis, dass eine erhebliche Lücke bei den Keuchhusten-Meldungen besteht. Angesichts dieser Indikatoren sind die Auswirkungen des Keuchhustens auf die öffentliche Gesundheit beträchtlich höher, als frühere veröffentlichte Berichte vermuten lassen. Unter Zugrundelegung der altersspezifischen Hospitalisierungsraten können während der Untersuchungsperiode 187 867 bis 515 930 Keuchhustenfälle aufgetreten sein, während nur 14 057 Fälle dem CDC gemeldet wurden. Die berichtete Effizienz lag nur zwischen 2,7 bis 7,5 %. Bei Anwendung anderer Schätzmethoden könnten während der Untersuchungsperiode annähernd 121 340 Keuchhustenfälle aufgetreten sein, was eine Wirksamkeit von 11,6 % bedeutet.

Kombiniert man zwei unterschiedliche Hochrechnungen, erstellt aus amerikanischen und nicht amerikanischen Daten, so dürften in den Vereinigten Staaten jährlich an die 30 000 oder bis zu 125 000 Keuchhustenfälle aufgetreten sein. Diese Hochrechnungen legen nahe, dass Keuchhusten immer noch ein schwerwiegendes Problem für die öffentliche Gesundheit der Vereinigten Staaten und ganz gewiss wesentlich häufiger ist, als die über die gemeldeten Fälle publizierten Daten allein vermuten lassen. Wenn man bedenkt, dass die Pflichtimpfung sicherstellt, dass bis zu 95 % aller Babys geimpft sind, ist die Wirksamkeit der Keuchhusten-Impfungen, wenn eine solche überhaupt vorliegt, in der Tat sehr gering.

Die Verfasser kommen zu dem Schluss, ihre Untersuchung zeige in Verbindung mit aktuellen Informationen über unbemerkte Übertragung von Bordetella pertussis in Familien – und mit der immer häufigeren Beobachtung, dass Erwachsene mit asymptomatischer Infektion oder mildem Krankheitsverlauf die Krankheit mitübertragen –, dass man den Keuchhusten in den Vereinigten Staaten immer noch nicht im Griff hat. Sie fügen hinzu, wenn man eine verbesserte Kontrolle und die schließliche Ausrottung des Keuchhustens erreichen wolle, müsse ein Impfstoff gefunden werden, der nicht nur klinische Erkrankungen, sondern auch Infektionen verhindere. Aber bis so ein Impfstoff entwickelt sei, sei eine hohe Impfdichte mit dem existierenden Keuchhusten-Impfstoff und Prophylaxe bei Kontaktpersonen von Patienten immer noch das effektivste Mittel, die Keuchhustengefahr weiterhin zu reduzieren. Sind die Autoren vielleicht blind für die Wahrheit?

Die Impfbefürworter sind so in ihrem Glauben an die Wirksamkeit der Impfungen gefangen, dass sie offensichtlich total unempfänglich für die Beweise des Gegenteils sind. Auch sind sie stockblind gegenüber der beobachteten Tatsache, dass die meisten nicht geimpften Kinder die Krankheit nicht bekommen – selbst wenn sie einer Ansteckungsgefahr ausgesetzt waren. Das instruktivste Beispiel dafür ist vielleicht die schwedische Untersuchung der beiden japanischen azellulären Impfstoffe. Nach Abschluss der Untersuchung wurde in mehreren Artikeln die Wirksamkeit der Impfungen öffentlich diskutiert. Doch niemand verlor ein Wort über den doch auf der

Hand liegenden Umstand: Die große Mehrheit der Kinder, die den „Placebo" erhalten hatte (verdünnte Impfstoff-Flüssigkeit), bekam während der etwa 19-monatigen Beobachtungsphase keinen Keuchhusten. Man hätte doch die alles entscheidende Frage stellen müssen: Was genau hat denn diese Kinder geschützt? Denn genau dieser Faktor muss auch immunisierte Kinder vor Keuchhusten geschützt haben, und nicht der Impfstoff!

## 2.10 Verursachen DPT-Impfstoffe schwere Nebenwirkungen?

Häufig werden der Keuchhusten-Komponente des dreifachen Antigens (DPT) alle negativen Reaktionen auf diesen Impfstoff zugeschrieben.

Cody u. a. (1981) verglichen die Häufigkeit negativer Reaktionen auf DPT und DT und kamen zu dem Ergebnis, die Reaktionsrate auf DT sei weit geringer als auf DPT. Doch war die Anzahl der Babys in der DT-Gruppe zu klein, um sinnvolle Schlüsse zuzulassen. Wie das vorhergehende Beispiel mit vergleichbaren und großen Zahlen in beiden Gruppen zeigt, ist die Rate negativer Reaktionen bei beiden Impfstoffen ähnlich hoch.

Der „Workshop über neurologische Komplikationen bei Keuchhusten und Keuchhusten-Impfungen" [Menkes und Kinsbourne (1990)] kam zu dem Ergebnis:

1. Die Impfstoffe der verschiedenen Hersteller sind nicht standardisiert;
2. bei ein- und demselben Hersteller werden Impfstoffe von Serie zu Serie nicht standardisiert;
3. wenn der Impfstoff nicht richtig zubereitet und gekühlt ist, variieren Leistungsfähigkeit und Anzahl der Reaktionen mit der Haltbarkeit.

Da es keine für Keuchhusten-Impfungen spezifische neurologische Schäden gibt, ist der zeitliche Bezug der Schäden auf die Impfungen wesentlich für die Bestimmung der Ursächlichkeit.

Es gab Übereinstimmung bei den Teilnehmern des Workshops, dass keine inhärenten Schwierigkeiten auftraten, einen Ursache-Wirkungszusammenhang zwischen dem Impfstoff und dauernden neurologischen Folgeschäden herzustellen. Der Workshop kam zu dem Ergebnis, es gebe ausreichende experimentelle Daten, um sowohl Endotoxine als auch Keuchhusten-Toxine bei negativen neurologischen Reaktionen eindeutig dem Keuchhusten-Impfstoff zuzuschreiben.

Auch bestand Konsens bei den Neurologen, dass die Mehrzahl der Anfälle nach Keuchhusten-Impfungen, obwohl sie verbunden mit Fieber auftreten, doch nicht einfach als fiebrige Krämpfe klassifiziert werden können, weil sie nicht notwendigerweise gutartig sind.

Doch überraschenderweise behaupteten die Teilnehmer angesichts des reichlich vorhandenen Beweismaterials für das Gegenteil, *„dass es keinen demonstrierbaren Zusammenhang zwischen DPT-Impfung und Plötzlichem Kindstod gibt, weil Plötzlicher Kindstod nach Keuchhusten-Impfungen zu selten ist, um im Kontext der gegenwärtig verfügbaren Serien noch nachweisbar zu sein".*

In den USA allein treten jährlich 7000–10 000 Fälle von Plötzlichem Kindstod auf. Da es in den USA DPT-Pflichtimpfungen gibt, kann kein Zweifel daran bestehen, dass die Mehrzahl dieser Todesfälle dem Impfstoff zuzuschreiben ist.

Cherry (1990) nannte in einem Editorial im „Journal of the American Medical Association" Gehirnerkrankungen aufgrund von Impfungen einen „Mythos" und klagte die Amerikanische Akademie der Kinderärzte „... und andere wohlmeinende Ärzte..." an, sich mit Elterngruppen und Anwälten zu verbünden. Ergebnis dieses Zusammenschlusses ist das National Vaccine Injury Program (Nationales Impfschaden-Programm).

*„... Dieses Programm ist leider die neue nationale Tragödie, weil es die Kausalvorstellungen spezieller Interessengruppen und epidemiologisch nicht versierter Ärzte legitimiert hat ... Die veröffentlichte Impfschäden-Tabelle wird jetzt, in Verbindung mit den veröffentlichten Kontraindikationen der Impfungen, zu einem, wie ich es nennen möchte, intensivierten Kesseltreiben gegen die Ärzteschaft benützt.*

*Wir müssen diesem nationalen Unfug endlich Einhalt gebieten ... wir brauchen Informationen über Nachteile und Vorteile der Impfungen, die wirklich wissenschaftlich bewiesen sind (wie in diesem Bericht besprochen) und nicht die Wünsche spezieller Interessengruppen ... und schließlich und endlich brauchen wir neue Impfstoffe, nicht um nichtexistente Probleme wie ‚durch Keuchhusten-Impfung bedingte Gehirnerkrankungen‘, sondern um die vielen beunruhigenden Reaktionen, wie hohes Fieber, dauerndes, unkontrollierbares Schreien und hypotonisch-hyporesponsive Zustände, die bei den im Handel gegenwärtig verfügbaren Keuchhusten-Impfstoffen noch auftreten, zu reduzieren."*

Cherry (1990) erhielt seine Antwort, als 1992 das Institut für Medizin schließlich zugab, dass „... *sich die Beweise erhärtet haben, dass eine Kausalbeziehung zwischen dem DPT-Impfstoff und akuten Gehirnerkrankungen (in den erwähnten kontrollierten Untersuchungen definiert als Enzephalopathie, Enzephalitis oder Enzephalomyelitis) sowie Schock und ‚ungewöhnlichen schockähnlichen Zuständen‘ besteht...*

*...das Beweismaterial ergibt eine Kausalbeziehung zwischen DPT-Impf-stoff und Anaphylaxie, zwischen der Keuchhustenkomponente des DPT-Impfstoffes und dauerndem, untröstlichem Weinen..."*

## 2.11 Tierexperimente und negative Reaktionen auf Keuchhusten-Impfung bei Babys

Levine u. a. (1966), Levine und Sowinski (1973) und andere Autoren schrieben, Impfstoffe gegen Keuchhusten seien als immunologisches Adjuvans bei einer Anzahl unterschiedlicher Experimente verwendet worden. Die adjuvante Eigenschaft des Keuchhusten-Impfstoffs bei der Erzeugung experimenteller allergischer Enzephalomyelitis (EAE) ist auf zahlreiche Arten demonstriert worden. Mäusen oder Ratten peritoneal gespritzter Keuchhusten-Impfstoff steigerte den enzephalitogenen Effekt des CNS-Antigens, das auf einem anderen Weg mehrere Tage später verabreicht wurde.

Bordetella-pertussis-Organismen wie Mykobakterien begünstigten die Entwicklung von EAE, wenn sie mit Öl und CNS-Antigen in Wasser-in-Öl-Emulsion eingeschlossen waren. Wenn Keuchhusten-Impfstoff, wässriger CNS-Suspension zugemischt, als Adjuvans zur Erzeugung von EAE benutzt wurde, wurde die Krankheit nicht nur intensiviert und beschleunigt, sondern veränderte auch ihren histologischen Charakter [viele neutrophile Leukozyten, viele Schwellungen (Ödem) und Fibrin in den perivaskulären Exsudaten] und könnte als „hyperakut" beschrieben werden.

Klinische Symptome für EAE waren schlaffe Sehnen, allgemeine Schwäche, Ataxie, Lähmungen, Harnretention und Gewichtsverlust. In einem ersten Versuch verabreichte man Gruppen von jeweils 5 Ratten intraperitoneal CNS-Antigen ohne Keuchhustenimpfstoff oder, intradermal an einer entfernten Stelle (dem Nacken) gespritzt, mit Keuchhusten-Impfstoff. Nach einer durchschnittlich 10-tägigen Latenzperiode entwickelten die Tiere milde klinische Symptome ohne Todesfälle und ohne Fibrin in den perivaskulären Läsionen. Fünf anderen Ratten wurde eine Mischung aus 0,05 ml Keuchhustenimpfstoff-Konzentrat (10 Milliarden Organismen) und 200 mg Rückenmarksgewebe peritoneal gespritzt. Nach acht Tagen waren sie alle gelähmt oder tot. Viele Gefäße enthielten fibrinreiche perivaskuläre Exsudate, typisch für die hyperakute Form der EAE.

Als Rückenmarks-Homogenat von Meerschweinchen mit progressiv zweifachverdünntem Keuchhustenimpfstoff-Konzentrat gemischt wurde und verschiedene Verdünnungen getestet wurden, zeigten alle außer einer Ratte 6 bis 8 Tage nach der Injektion die Symptome mit rascher Progression bis zur Lähmung. Doch nur die drei stärksten Dosen erzeugten hyperakute EAE.

Die Eigenschaft des Keuchhusten-Impfstoffs, EAE in die hyperakute Form umzuwandeln, wurde beseitigt, wenn man den Impfstoff 30 Minuten lang auf 80°C erhitzte, blieb aber bei einer 30-minütigen Erhitzung auf 56°C unbeeinträchtigt. Nur leicht beeinträchtigt wurde sie bei Azetonzusatz, der in Salzlösung geschleudert und resuspendiert worden war. Salzextrakt wurde aus Pertussis-Zellen präpariert und mit Formaldehyd behandelt. Dadurch wurde eine merkliche Reduktion der Fähigkeit zur Histaminsensibilisierung herbeigeführt. Ebenso wurde der Adjuvans-Effekt gemindert. Keine der mit diesem Extrakt und dem CNS-Homogenat behandelten Ratten wurde gelähmt, während das bei vier oder fünf mit dem ursprünglichen Salzextrakt und dem CNS-Homogenat behandelten Ratten der Fall war.

Cavanagh u. a. (1981) beschrieben drei Fälle von Kindern mit allgemeinen Viralinfekten und schwerer neurologischer Erkrankung, bei denen sich ein zeitlicher Zusammenhang entweder mit einer natürlichen Ansteckung mit Bordetella pertussis oder mit einer DPT-Impfung und Polio-Schluckimpfung zeigte.

Ein 16 Monate altes, bis dahin normal entwickeltes Mädchen wurde zwölf Stunden nach seiner dritten Injektion mit dem DPT-Impfstoff und der oralen Polioimpfung reizbar und bekam Fieber. Auf die beiden DPT-Injektionen im Alter von 4 und 10 Monaten hatte es keine Reaktion gezeigt (außer einer sich hinziehenden Infektion der oberen Atemwege ab 6 Monaten und Masern mit 14 Monaten). Während der nächsten 24 Stunden wurde es schläfrig und erbrach sich. Vier Tage später bekam es generalisierte Krämpfe. Es retardierte beträchtlich und wurde blind.

Munoz u. a. (1981) erforschten verschiedene biologische Aktivitäten des kristallinen Pertussigens, mit dem Ergebnis, dass bei 50 % der Mäuse schon 0,5 Nanogramm (1 Nanogramm ist der tausendste Teil eines millionstel Gramms: $10^{-9}$ Gramm) Pertussigen Überempfindlichkeit gegen Histamin auslösten und 8–40 Nanogramm Leukozytose, dass 2 Nanogramm erhöhte Insulinproduktion veranlassten, 0,1 Nanogramm erhöhte Produktion von Immunglobulin (Ig) E und Ig-$G_1$-Antikörpern gegen Hühnerei-Albumin, 9,5 Nanogramm gesteigerte Empfindlichkeit gegenüber anaphylaktischem Schock, und dass 0,5 Nanogramm gesteigerte vaskuläre Durchlässigkeit der quergestreiften Muskeln auslösten. Bei Lewis-Ratten verursachten 20 Nanogramm Pertussigen hyperakute allergische Enzephalomyelitis (EAE).

Intraperitoneal verabreichtes Pertussigen war schon in Dosen von 546 Nanogramm bei Mäusen toxisch. Typischerweise trat der Tod verzögert ein, wie für Präparate mit später hervortretendem toxischen Faktor berichtet wurde. Durch Behandlung von Pertussigen mit Glutaraldehyd wurden diese Toxizität und andere Eigenschaften des Pertussigens reduziert. Mit 1700 Nanogramm entgifteten Pertussigens geimpfte Mäuse waren gegen intrazerebrale Stimulierung durch $3 \times 10^4$ übliche Bordetella-pertussis-Zellen geschützt. Doch gegen die sonst gut verträglichen 100–200-Nanogramm-Dosen schützten die Präparate die Mäuse nicht.

Wurden Mäusen nur 0,5 Nanogramm Pertussigen intravenös gespritzt, zeigte sich 84 Tage später eine erhöhte Reagibilität der Tiere auf Histamin. Bei der Verabreichung von 5 Mikrogramm Pertussigen nahmen die meisten Mäuse nicht mehr zu und fingen ab dem 5. Tag zu sterben an. Die letzte Maus starb am 8. Tag. Die Autoren heben das nicht besonders hervor, aber sogar die überlebende Maus hatte am 3. und 5. Tag eine Krise. An diesen Tagen hörte die Gewichtszunahme auf, bevor sich das Tier wieder erholte.

Eine 1-Mikrogramm-Dosis eines Präparates tötete vier von fünf Mäusen. Die ersten nahmen vom 2. bis 5. Tag zu und hielten dann ihr Gewicht nahezu konstant, bis sie starben. Die biologischen Eigenschaften des kristallinen Pertussigens erwiesen sich als ähnlich dem Leukozytose begünstigenden Faktor, dem inselaktivierenden Protein, dem später hervortretenden toxischen Faktor und dem Antigen des Bordetella pertussis, das Mäuse schützt.

In einer Dosis von 2 Nanogramm löste Pertussigen eine erhöhte Insulinproduktion durch die Betazellen der Bauchspeicheldrüse von Mäusen aus. Hewlett u. a. (1983) zeigten in der Tat, dass eine Verabreichung von Ganzzellen-Keuchhusten-Totimpfstoff bei Ratten und Mäusen Hyperinsulinämie und gesteigerte Insulinproduktion in Reaktion auf eine Anzahl Sekretagogen auslöste. Sie stellten zwei verschiedene Wirkungen des Bakteriums auf den Glukose- und Insulinspiegel bei Mäusen fest. Erstens verursachte eine hitzestabile Komponente eine kurzfristige Hyperinsulinämie, messbar ab 1 Stunde, mit Maximum bei 8 Stunden und beendet nach 48 Stunden. Zweitens löst die hitzeempfindliche Komponente des Bordetella-pertussis-Organismus eine verlängerte (mehr als 14 Tage), dosisabhängige Hyperinsulinämie aus, die nach 5–7 Tagen ihr Maximum erreicht und von keiner Hypoglykämie begleitet ist. Die Autoren kommen zu dem Schluss, dass diese Beobachtungen auch für die gut belegten Reaktionen auf Keuchhusten-Impfstoffe beim Menschen von Bedeutung sind.

Sehr ähnliche Wirkungen wurden von Hannik und Cohen (1979) bei Kindern, denen Keuchhusten-Impfstoffe injiziert wurden, beobachtet und beschrieben. Wer wagt es, hier noch zu behaupten, dass mehrere Dosen des Impfstoffes nicht giftig genug sind, um EAE bei Babys zu produzieren, und nicht tödlich genug, um Tod im Kinderbett zu verursachen? Der Zeitpunkt der Todesfälle, mit auffälligen Häufungen um kritische Tage herum, zeigt doch überdeutlich, dass es in der Tat so ist (Scheibner 1991, Karlsson und Scheibnerova 1991).

Iwasa u. a. (1985) schrieben, Keuchhusten-Impfungen hätten eine Anzahl negativer Reaktionen bei Kindern verursacht. Gehirnerkrankungen und neurologische Störungen, schwere Gehirnschädigungen, ja sogar Todesfälle hätten zu Impfboykotten geführt.

In ihrem Artikel berichteten sie, intrazerebrale Injektionen des Keuchhusten-Impfstoffs hätten bei Mäusen Gehirnschwellung verursacht. Und so wurde in der Literatur auch wiederholt über Gehirnschwellung bei Kindern nach Verabreichung des Keuchhusten-Impfstoffs berichtet.

Jacob und Manning (1979) beschrieben den Fall eines 7-monatigen Babys, das 15 Stunden nach der dritten DPT-Injektion erhöhte Temperatur aufwies (38,9° C). Neun Stunden später bemerkten die Eltern des Kindes, eine Krankenschwester und ein Kinderarzt, dass der vordere Teil der Fontanelle sich vorwölbte und das Kind reizbar wurde. Später im Krankenhaus wurde durch Lumbalpunktur bestätigt, dass das Kind an erhöhtem intrakraniellen Druck litt. Etwa 40 Stunden nach der gefährlichen Injektion begann sich das Kind wieder zu erholen.

Auch noch so vieles Leugnen kann die Tausende von Seiten, auf denen über negative Reaktionen einschließlich Enzephalitis und Todesfällen in medizinischen Zeitschriften im Lauf der Jahrzehnte der Massenimpfungen berichtet wird, nicht aus der Welt schaffen. Es wäre eine Zumutung an den gesunden Menschenverstand, anzunehmen, Tausende und Abertausende Fälle von Gehirnschäden und Zehntausende von Todesfällen nach DPT-Impfungen beruhten alle auf Zufall.

## 2.12 DPT-Impfungen – ein Zusammenhang mit dem Plötzlichen Kindstod

Schon 1933 wurden Todesfälle von Kindern nach Keuchhusten-Impfungen beschrieben. Madsen publizierte einen Artikel, in dem über den Tod zweier Kinder im Verlauf von wenigen Stunden nach Injektionen des Impfstoffes berichtet wurde.

Werne und Garrow (1946) beschrieben den Tod eineiiger Zwillinge innerhalb Stunden nach der zweiten Injektion. Damals empfahlen die Ärzte, neugeborene Babys nicht impfen zu lassen.

Die Leute haben ein kurzes Gedächtnis.

Am 9. März 1979 berichteten die Gesundheitsbehörden Tennessees dem Center for Disease Control (CDC), dass seit November 1978 vier Kinder auf plötzliche und unerklärliche Weise gestorben seien. Sie waren in den 24 Stunden vor ihrem Tod geimpft worden. Alle vier Todesfälle wurden als Plötzlicher Kindstod (SIDS) klassifiziert, und alle vier Kinder hatten ihre erste Injektion mit Diphtherie-Tetanustoxoid-Pertussis-(DPT-)Impfstoff erhalten und oral den Polio-Impfstoff eingenommen [Bernier u. a. (1982)]. Zwischen August 1977 und März 1978 und von August 1978 bis 15. März 1979 wurden in Tennessee insgesamt 52-mal Tod im Kinderbett und/oder „Todesfälle aus unbekannter Ursache" registriert.

Bernier u. a. (1982) zogen daraus den Schluss, es gebe genügend Beweise für *„einen ungewöhnlichen zeitlichen Zusammenhang zwischen DPT-Impfung mit Impfstoff A und SIDS"*. Trotzdem stellten sie fest: *„Ob dieser zeitliche Zusammenhang einen Kausalzusammenhang widerspiegelt oder nicht, muss unentschieden bleiben. Wir fanden keine Beweise, die einen solchen Kausalzusammenhang gestützt hätten."*

William C. Torch legte 1982 beim 34. Jahrestreffen der Amerikanischen Akademie der Neurologen einen Artikel vor, in dem er über die Todesfälle in Tennessee und über 200 zufällig gemeldete SIDS-Fälle berichtete. In seiner publizierten Zusammenfassung schrieb Torch (1982), eine Untersuchung des den ersten 70 Fällen vorangegangenen Zeitraums habe ergeben, dass zwei Drittel der Kinder vor ihrem Tod geimpft worden seien. Im Durchschnitt waren den Kindern im Alter von 2, 4 und 6 Monaten DPT 1, 2 und 3 injiziert worden. In der DPT-SIDS-Gruppe starben 6,5 % innerhalb 12 Stunden nach der DPT-Injektion, 13 % innerhalb 24 Stunden, 26 % innerhalb 3 Tagen und 37 %, 61 % und 70 % jeweils innerhalb 1, 2 und 3 Wochen. Eine signifikante Häufung von Todesfällen trat innerhalb der ersten zwei bis drei Wochen nach DPT-Injektionen auf. Torch schrieb außerdem, ein Häufigkeitsgipfel bei Todesfällen sei beim Alter von 2 Monaten in der Nicht-DPT-Gruppe aufgetreten, jedoch ein zweiphasiger Häufigkeitsgipfel bei den 2- und 4-monatigen Kindern in der DPT-Gruppe.

Todesfälle im Kinderbett traten bei der Nicht-DPT-Gruppe vor allem im Herbst und Winter auf, waren aber bei der DPT-Gruppe jahreszeitenunabhängig. Der Tod trat bei gesunden, allergiefreien Kindern meist im Schlaf auf, und zwar nach einer kurzen Periode der Irritabilität, des Schreiens, der Lethargie, von Symptomen im oberen Atemtrakt und von Schlafstörungen. Die pathologischen Befunde waren typisch für Tod im Kinderbett: Petechie (Punktblutung der Lunge, des Rippenfells, des Herzbeutels und des Thymus; vaskuläre Stauungen, Lungen- und Gehirnödem (Schwellung) und Lungenentzündung.

Torch stellte sehr richtig fest:

*„DPT-Impfungen könnten eine im Allgemeinen nicht bemerkte, doch wesentliche Ursache des Plötzlichen Kindstods sein. Die Risiken der Immunisierung dürften ihre möglichen Vorteile überwiegen. Die Untersuchung spricht für die Notwendigkeit, die gegenwärtige Impfpraxis neu zu bewerten und möglicherweise zu modifizieren."*

Laut Coulter und Fisher (1991) handelte sich Torch aufgrund seiner Untersuchung und seiner Schlussfolgerung heftige Kritik ein. Nach seinem Bericht publizierte „Untersuchungen" weiterer Todesfälle im Kinderbett nach Impfungen kamen zu dem Ergebnis, es gebe keine Beweise für einen Kausalzusammenhang zwischen DPT-Impfungen und Tod im Kinderbett [Walker u. a. (1987); Hoffmann u. a. (1987), Griffin u. a. (1988)].

Stewart (1979) analysierte acht der nach Impfungen erfolgten Tennessee-Todesfälle im Kinderbett erneut und stellte fest: *„Diese Fälle beweisen zwar nicht, dass DPT die Kinder getötet hat, doch zeigen sie ohne jeden Zweifel eine hoch signifikante, nicht zufällige Häufung von nicht diagnostizierten SIDS-Fällen nach Impfungen."* Schließlich intervenierte nach den Tennessee-Todesfällen der US Surgeon General im März 1979, und der Impfstoffhersteller zog alle noch nicht verwendeten Dosen der Impfstoffserie 64201 aus dem Verkehr.

Geraghty (1984) kritisierte in seinem Brief an den Herausgeber des „Journal of Pediatrics" Bernier u. a. (1982) und Hoffman u. a. (1982) wegen ihrer Interpretation der Tennessee-Todesfälle im Kinderbett nach DPT-Injektionen. Besonders kritisch äußerte er sich über ihre Feststellung, sie hätten kein Beweismaterial gefunden, das für Einschränkung der Kinderimpfung mit DPT spräche. Nach Meinung Geraghtys habe diese Feststellung nur die Kliniker beschwichtigen sollen, die sich Sorgen wegen der früheren Behauptung Berniers u. a. (1982) machten, dass genügend Beweise für einen ungewöhnlichen zeitlichen Zusammenhang zwischen DPT-Impfungen mit Impfstoff A und SIDS vorlägen.

Hoffmann u. a. (1982) stellten beim Mai-Treffen 1982 der Amerikanischen Vereinigung der Kinderärzte fest, zwei Forscher hätten in jüngster Zeit vermutet, dass DPT eine im Allgemeinen nicht bemerkte Ursache des Plötzlichen Kindstods sein könnte. Das bezieht sich auf die Arbeiten von Torch (1982) und Baraff u. a. (1983).

Geraghty (1984) hielt die Angelegenheit des Zusammenhangs zwischen DPT und Todesfällen im Kinderbett noch keinesfalls für erledigt und sprach sich dafür aus, dem Impfstoffprodukt weiterhin Informationen über die klinischen Beobachtungen eines solchen Zusammenhangs beizulegen, ohne unbedingt einen Kausalzusammenhang zu unterstellen.

Coulter und Fisher (1991) schrieben, 1984 hätte es im Waschzettel der Wyeth Laboratories geheißen: *„Es gab Berichte über das Auftreten des Syndroms des Plötzliches Kindstods (SIDS) nach DPT-Impfungen. Die Signifikanz dieser Berichte ist unklar. Man sollte sich daran erinnern, dass die drei ersten DPT-Impfdosen im Allgemeinen Kindern im Alter zwischen zwei und sechs Monaten verabreicht werden und der Häufigkeitsgipfel von SIDS zwischen dem 2. und 4. Monat liegt."* Ebenso habe 1986 im Waschzettel von Connaught gestanden: *„SIDS trat bei Kindern nach Verabreichung von DPT-Impfstoff auf",* doch habe es dann weiter geheißen, eine Untersuchung habe gezeigt, es gebe keine Kausalverbindung.

Baraff u. a. (1983) untersuchten 145 SIDS-Opfer, die zwischen 1. Januar 1979 und 23. August 1980 im Kreis Los Angeles gestorben waren: 53 dieser Babys hatten eine DPT-Impfung erhalten, 27 innerhalb 28 Tagen vor ihrem Tod. Sechs Todesfälle traten in 24 Stunden und 17 innerhalb 1 Woche nach DPT-Impfung auf. Diese Fälle des Plötzlichen Kindstodes waren *„signifikant häufiger als unter der Annahme erwartet, es gebe keinen Zusammenhang zwischen DPT-Impfungen und SIDS".* Baraff u. a. (1983) stellten auch fest, *„weitere 46 Kinder waren vor ihrem Tod beim Arzt bzw. in der Klinik, ohne dabei DPT-geimpft zu werden. 40 von diesen Kindern starben innerhalb 28 Tagen nach dem Besuch, 7 am 3. Tag und 22 innerhalb der ersten Woche nach dem Besuch. Auch diese Todesfälle waren signifikant häufiger als erwartet. Diese Daten legen einen zeitlichen Zusammenhang zwischen DPT-Impfungen, Arztbesuchen ohne DPT-Impfung und SIDS nahe."*

Vielleicht klingt es etwas verwirrend, dass ein signifikanter Zusammenhang zwischen Plötzlichem Kindstod und DPT-Injektionen sowie Besuchen beim Arzt bzw. in der Klinik ohne DPT-Injektionen bestehen soll. Doch steckt mehr dahinter, als man, oberflächlich betrachtet, vermuten sollte. Nach unseren Ergebnissen [Karlsson und Scheibnerova (1991), Scheibner (1991)] wird Tod im Kinderbett typischerweise dadurch verursacht, dass die Kinder dem Unspezifischen Stresssyndrom ausgesetzt werden. Das kann durch alle möglichen Einwirkungen oder schädliche Substanzen geschehen, einschließlich Infektionen der oberen Atemwege, Übermüdung oder Impfungen.

Die klinischen Beobachtungen von Baraff u. a. und ihre Daten spiegeln unsere unabhängigen Befunde korrekt wider und bestätigen sie, und umgekehrt. Das scheinbare, immer wieder diskutierte Dilemma: „Gibt es einen Kausalzusammenhang zwischen den DPT-Impfungen und dem Tod im Kinderbett oder nicht", ist aber sehr gründlich und tatsächlich ohne den Schatten eines Zweifels durch die japanischen Erfahrungen mit dem Tod im Kinderbett beseitigt worden.

Nach Cherry u. a. (1988) ist „*die Kategorie des ,plötzlichen Todes' instruktiv auch insofern, als sie nach Impfungen sowohl mit ganzzelligem als auch azellulärem Impfstoff verschwand, sobald die Immunisierung erst nach dem Alter von 24 Monaten erfolgte*".

Von einer *zeitlichen* Beziehung zwischen DPT-Injektionen und dem Tod im Kinderbett, im Gegensatz zu einer *kausalen* Beziehung, zu sprechen ist eine völlig irreführende Ausdrucksweise. Sollten Zehntausende von Babys nach DPT-Impfungen zufällig gestorben und keiner dieser Todesfälle von einer derart schädlichen Substanz wie dem DPT-Impfstoff verursacht worden sein? Der Zusammenhang liegt besonders klar auf der Hand, weil die große Mehrzahl dieser Babys häufig noch Stunden vor ihrer Impfung mit DPT vor Gesundheit strotzende Babys waren und trotzdem starben.

Auch ist es nicht nur gerade die Keuchhusten-Komponente, die als hochschädliche Substanz wirkt und den Tod im Kinderbett verursacht. Als Pollock u. a. (1984) nach einer routinemäßigen Primärimmunisierung von 6004 Kindern mit DPT-Impfstoff und von 4024 Kindern mit DT-Impfstoff deren Symptome untersuchten, kamen sehr interessante Tatsachen zu Tage. In erster Linie häuften sich bei beiden Gruppen mit jeder folgenden Dosis Reaktionen jeder Art. Unterschiede bei den Impfstoffen in Bezug auf die Reaktionshäufigkeit waren nur geringfügig außer bei der dritten Dosis mit einfachem DPT. Hier war die Reaktionsrate fast dreimal so hoch wie die Reaktionen nach der ersten und zweiten Dosis. Alle Reaktionen waren nach dem einfachen DPT-Impfstoff weit höher.

Es gab 7 Fälle von Tod im Kinderbett innerhalb 6 Wochen nach Impfungen in der DPT-Gruppe (nach 4, 20 und 37 Tagen) und 4 in der DT-Gruppe (nach 2, 5, 37 und 40 Tagen). Das Kind, das 20 Tage nach einer DPT-Impfung starb (einer zweiten Dosis mit Adsorbat-Impfstoff), hatte sich schon seit der ersten Impfung unwohl gefühlt. Es waren 10 Tage lang drei- oder viermal am Tag Attacken mit schrillem Geschrei aufgetreten, gefolgt von einer Periode der Schläfrigkeit. Am 16. Tag, vier Tage vor seinem Tod, hatte das Mädchen eine weitere Attacke hohen Geschreis.

Drei Kinder starben vor der ersten Nachbeobachtung, und die anderen drei wiesen keine Nachimpf-Symptome irgendeiner Art auf. Drei andere Todesfälle traten bei DT-immunisierten Fällen innerhalb sechs Wochen nach der Impfung auf (zwei aufgrund einer Infektion der Atemwege).

Drei der sieben Fälle starben innerhalb der ersten Woche nach der Impfung. In einem Fall waren bei einem Kind, das drei Wochen nach der Impfung mit DPT starb, die dem Tod vorausgehenden Symptome (der Tod wurde als Tod im Kinderbett diagnostiziert) seit der Impfung aufgetreten.

Diese klinischen Beobachtungen sprechen für sich und zeigen sehr deut-

92

lich eine Kausalbeziehung zwischen den Injektionen (mit DPT oder DT) und dem Tod im Kinderbett. Aber es gibt jetzt auch echtes wissenschaftliches, objektives Beweismaterial für diesen Kausalzusammenhang: Computerausdrucke der Atemaufzeichnungen von Babys nach der Impfung. Sie wurden registriert von dem Mikroprozessor-Cotwatch-Atemmonitor (Wiegenwächter) (Figur 1–4).

## 2.13 Beschreibung der Atemaufzeichnungen von Babys nach Impfungen (Figuren 1–4)

Figur 1: Atemaufzeichnung von Baby 1. Jede vertikale Linie stellt ein Histogramm der Ereignisse im Zeitraum einer Stunde dar. Ereignisse von 6 bis 15 Sekunden sind meist Apnoen (Atemunterbrechungen), während die Ereignisse über 15 Sekunden zumeist Hypopnoen (flaches Atmen) sind. Hypopnoen stellen flaches Atmen (nur 5 % des Volumens bei ruhiger Atmung)

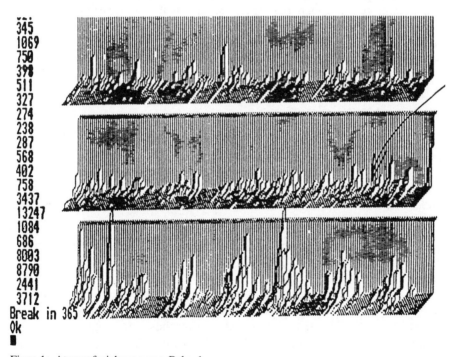

Figur 1: Atemaufzeichnung von Baby 1

93

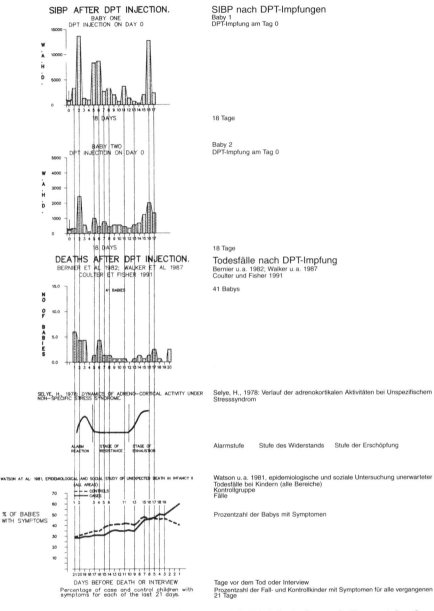

SIBP AFTER DPT INJECTION.
BABY ONE
DPT INJECTION ON DAY 0

SIBP nach DPT-Impfungen
Baby 1
DPT-Impfung am Tag 0

18 DAYS

18 Tage

BABY TWO
DPT INJECTION ON DAY 0

Baby 2
DPT-Impfung am Tag 0

18 DAYS

18 Tage

DEATHS AFTER DPT INJECTION.
BERNIER ET AL 1982; WALKER ET AL 1987
COULTER ET FISHER 1991

Todesfälle nach DPT-Impfung
Bernier u. a. 1982; Walker u. a. 1987
Coulter und Fisher 1991

41 BABIES

41 Babys

SELYE, H., 1978: DYNAMICS OF ADRENO-CORTICAL ACTIVITY UNDER NON-SPECIFIC STRESS SYNDROME.

Selye, H., 1978: Verlauf der adrenokortikalen Aktivitäten bei Unspezifischem Stresssyndrom

ALARM REACTION    STAGE OF RESISTANCE    STAGE OF EXHAUSTION

Alarmstufe    Stufe des Widerstands    Stufe der Erschöpfung

WATSON AT AL: 1981, EPIDEMIOLOGICAL AND SOCIAL STUDY OF UNEXPECTED DEATH IN INFANCY II (ALL AREAS)
CONTROLS
CASES

Watson u. a. 1981, epidemiologische und soziale Untersuchung unerwarteter Todesfälle bei Kindern (alle Bereiche)
Kontrollgruppe
Fälle

% OF BABIES WITH SYMPTOMS

Prozentzahl der Babys mit Symptomen

DAYS BEFORE DEATH OR INTERVIEW
Percentage of case and control children with symptoms for each of the last 21 days.

Tage vor dem Tod oder Interview
Prozentzahl der Fall- und Kontrollkinder mit Symptomen für alle vergangenen 21 Tage

Figur 2: Tod im Kinderbett: Korrelation von DPT (Diphtherie-Pertussis-Tetanus)-Impfungen und stressbedingtem Plötzlichen Kindstod

94

dar. Sie treten in kritischen Stunden und in Häufungen von mehreren kurzen Episoden innerhalb 10 bis 15 Minuten auf und sind assoziiert mit Exposition gegenüber einer großen Vielfalt von Stressfaktoren.

Die gesamte Aufzeichnung entspricht 21 Tagen ununterbrochener Registrierung im Schlaf. Der Pfeil gibt den Tag an, an dem der DPT-Impfstoff verabreicht wurde. Nach der Injektion ist eine auffällige Veränderung der Atemmuster und der Dauer der Atemereignisse zu beobachten.

[Für eine ausführlichere Diskussion und Erklärung der Methoden und Ergebnisse des Mikroprozessor-Wiegenwächters siehe Kapitel 12.]

Figur 2: Diese Graphik korreliert die vertikalen Atemaufzeichnungen zweier Babys nach DPT-Impfungen mit den Aufzeichnungen der Tagesintervalle von der DPT-Impfung bis zum Tod bei 41 Babys. Sie vergleicht auch das Muster hoher Ausschläge bei stressbedingter Atmung nach DPT-Injektionen mit dem Verlauf adrenokortikaler Aktivitäten bei Tieren, die dem von Selye (1978) beschriebenen Unspezifischen Stresssyndrom ausgesetzt waren, und mit dem Muster unspezifischer klinischer Symptome bei Babys, die den Tod im Kinderbett erlitten, sowie den Kontrollbabys jeweils während 21 Tagen vor dem Tod bzw. vor dem Interview [nach Watson u. a. (1981)].

Baby 1 hatte seine dritte DPT-Injektion, Baby 2 seine erste erhalten. Man beachte, dass die hohen Ausschläge des stressbedingten Atmens bei beiden Babys dem gleichen Muster folgen, auch wenn die Amplitude der Ausschläge unterschiedlich hoch ist. Die Tagesverteilung der Todesfälle von 41 Babys lehnt sich eng an den Verlauf der Ausschläge des stressbedingten Atmens bei Baby 1 und Baby 2 nach der Impfung mit DPT an. Mit anderen Worten, die 41 Todesfälle traten signifikant häufiger an Tagen auf, an denen auch hohe Ausschläge stressbedingten Atmens nach DPT-Injektionen registriert wurden. Die Informationen über die 41 Todesfälle, aufgeschlüsselt nach Tagen, stammen aus Artikeln von Bernier u. a. (1982), Walker u. a. (1987) und Coulter und Fisher (1991).

Die unterste Graphik in Figur 2 liefert zusätzliche Daten zur Bestätigung unseres Ergebnisses, dass Tod im Kinderbett dadurch verursacht wird, dass das Kind dem Unspezifischen Stresssyndrom ausgesetzt ist. Die durchgezogene Linie stellt die Fälle dar, wo Babys im Kinderbett starben. Die gestrichelte Linie sind Babys, die während 21 Tagen vor dem Interview dieselben unspezifischen Symptome wie die Fallbabys aufwiesen, sich aber wieder erholten. Wenn wir Linien durch die Tage ziehen, an denen ein prozentualer Anstieg bei Babys mit unspezifischen Symptomen auftrat, entdecken wir eine genaue Korrelation zu unseren Daten, die auf den Computerausdrucken der Ausschläge stressbedingten Atmens nach DPT-Injektionen beruhen. Von besonderer Bedeutung sind die Tage 2, 5, 6 und 8, 11, 13–16 und 18–21. Tag 16 stellt offensichtlich einen Krisenpunkt dar. Nach Tag 16 verschlimmerte sich der Zustand der Babys, die dann starben (in der Gruppe trat ein merklicher prozentualer Anstieg der Babys mit unspezifischen Symptomen auf), im Vergleich zu den Babys, die sich wieder erholten.

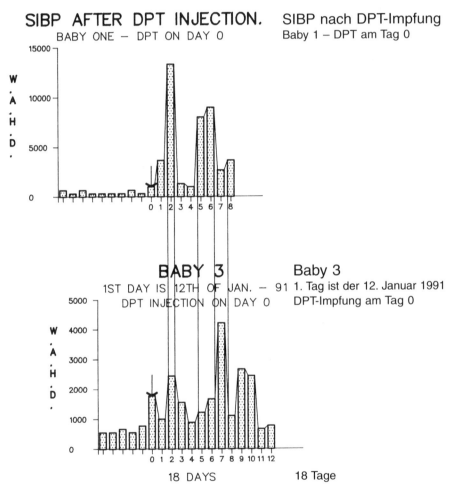

Figur 3: Beide Babys atmen vor den DPT (Diphtherie-Pertussis-Tetanus)-Impfungen ruhig.

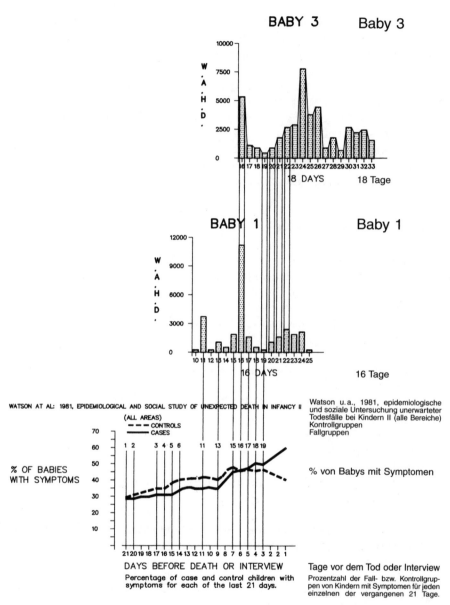

Figur 4: Atemaufzeichnungen über den 17. Tag hinaus. Hohe stressbedingte Ausschläge nach DPT (Diphtherie/Pertussis/Tetanus)-Impfungen treten weit länger auf als 48 Stunden oder 7 Tage.

Figur 3: Aufzeichnungen bei Baby 1 und Baby 3 zeigen, dass beide Babys für eine Anzahl von Tagen vor den DPT-Impfungen ruhig atmeten. Die Babys dienen als ihre eigenen Kontrollpersonen.

Figur 4: Atemaufzeichnungen über den 17. Tag hinaus. Baby 1: Die Atemaufzeichnungen umfassen Tag 10–25; Baby 3: Tag 16–24. Die beiden Aufzeichnungen werden verglichen mit dem Verlauf unspezifischer Symptome, dargestellt bei Watson u. a. (1981) (siehe auch Figur 2).

Diese Aufzeichnungen zeigen, dass beim Atmen von Babys auch noch weit länger als 48 Stunden oder 7 Tage nach DPT-Impfungen hohe stressbedingte Atemausschläge auftreten.

## 2.14 Quellennachweis

1. McFarlan, A. M., Topley, E. und Fisher, M., 1945.
   Studie über Keuchhusten-Impfungen in städtischen Kinderheimen.
   Br Med J; 1: 205–208.
2. Medical Research Council.
   Keuchhusten-Prävention durch Impfung. 1951.
   Br Med J; 30. Juni: 1463–1471.
3. Cherry, J. D., Brunell, P. A., Golden, G. S. und Karzon, D. T. u. a. 1988.
   Bericht der Arbeitsgruppe über Keuchhusten und Keuchhusten-Impfungen – 1988.
   Pediatrics – Supplement: 939–984.
4. Madsen, T., 1933.
   Impfungen gegen Keuchhusten.
   J Amer Med Ass; 101 (3): 187–188.
5. Bell, J. A., 1941.
   Keuchhusten-Prophylaxe mit zwei Dosen Alaunpräzipitat-Impfstoff.
   Publ Health Rep; 56: 1535–1546.
6. Bell, J. A., 1948.
   Keuchhusten-Immunisierung: Verwendung von zwei Dosen einer alaunpräzipitierten Mischung aus Diphtherietoxid- und Keuchhusten-Impfstoff.
   J Amer Med Ass; 137: 1276.
7. Kendrick, P. L., 1942.
   Am J Publ Health; 32: 615.
8. Kendrick, P. L., 1943.
   Am J Hyg; 38: 193.

9. Provenzano, R. W., Wetterlow, L. H., Ipsen, J., 1959.
   Keuchhusten-Immunisierung in der kinderärztlichen Praxis und im Gesundheitswesen.
   N Engl J Med; 261 (10): 473–78.
10. Lambert, H. L., 1965.
    Epidemiologie eines kleinen Keuchhusten-Ausbruchs in Kent County, Michigan.
    Public Health Reports; 80 (4): 365–369.
11. Wilson, A. T., Henderson, I. R., Moore, E. J. H. und Heywood, S. N., 1965.
    Keuchhusten: diagnostische Probleme und Unwirksamkeit der Immunisierung.
    Br med J; 2: 623–626.
12. Byers, R. K. und Moll, F. C., 1948.
    Gehirnerkrankungen nach Keuchhusten-Impfung.
    Pediatrics; 1 (4): 437–457.
13. Miller, H. G. und Stantion, J. B., 1954.
    Neurologische Folgeerscheinungen nach Impfung.
    Quart J Med., N. S. 23; (89): 1–27.
14. Noah, N. D., 1976.
    Angezeigte Keuchhusten-Anfälle bei immunisierten und nicht immunisierten Kindern.
    Br Med J; 17. Jan: 128–129.
15. Miller, C. L. und Fletcher, W. B., 1976.
    Schweregrade angezeigter Keuchhustenfälle.
    Br Med J; 17. Jan.: 117–119.
16. Strom, J., 1960.
    Ist allgemeine Keuchhustenimpfung immer gerechtfertigt?
    Br Med J; 22. Okt.: 1184–1186.
17. Munoz, J. und Bergman, R. K., 1966.
    Histaminsensibilisierende Eigenschaften von Lösungspräparaten des histamin-sensibilisierenden Faktors (HSF) aus Bordetella pertussis.
    J Immunol; 97 (1): 120–125.
18. Kombinierte schottische Untersuchung. 1970.
    Keuchhustendiagnose: Vergleich serologischer Tests mit Isolierung von Bordetella pertussis.
    Br Med J; 12. Dez.: 637–639.
19. Connor. J. D., 1970.
    Belege für eine Verursacherrolle der Adenovirus-Infektion beim Keuchhustensyndrom.
    N Engl J Med; 283 (8): 390–394.

20. Lautrop, H., 1971.
Epidemische Parapertussis. 20 Jahre Beobachtungen in Dänemark.
Lancet, 12. Juni: 1195–1198.
21. Linnemann, C. C. und Perry, E. B., 1977.
Bordetella parapertussis.
Am J Dis Child; 131: 560–563.
22. Balagtas, R. C., Nelson, K. E., Levin, S. und Gotoff, S. P., 1971.
Keuchhustenbehandlung mit Pertussis-Immunglobulin.
J Pediatrics; 79 (2): 203–208.
23. Melchior, J. C., 1977.
Krämpfe bei Kindern und frühzeitige Keuchhusten-Immunisierung.
Arch Dis Child; 52: 134–137.
24. Bassili, W. R. und Stewart, G. T., 1976.
Epidemiologische Bewertung der Immunisierung und anderer Faktoren
beim Kampf gegen Keuchhusten.
Lancet; 28. Febr.: 471–474.
25. Miller, D. L., Ross, E. M., Alderslade, R., Bellman, M. H. und Rawson,
N. S. B., 1981.
Keuchhusten-Impfung und schwere neurologische Erkrankungen bei
Kindern.
Br Med J; 282: 1595–1599.
26. Fine, P. E. M., Clarkson, J. A., 1982.
Wiederauftreten von Keuchhusten: mögliche Implikationen für die Ein-
schätzung der Wirksamkeit von Impfungen.
Lancet; 1: 666–669.
27. Anonymus, 1982.
Überwachung von Keuchhusten-Erkrankungen (PHLS des Communi-
cable Disease Surveillance Centre).
Br Med J; 285: 1583–1584.
28. Ehrengut, W., 1978.
Keuchhusten-Impfung. Kommentar zum Bericht des beigeordneten
Ausschusses für Impfung und Immunisierung.
Lancet; 18. Febr.: 370–371.
29. Ditchburn, R. K., 1979.
Keuchhusten nach Abschaffung der Keuchhusten-Impfungen.
Br Med J; 1: 1601–1603.
30. Mac Gregor, J. D., 1979.
Keuchhusten-Impfung: neuere Erfahrungen auf den Shetlands.
Br Med J; 1: 1154.
31. Stewart, G. T., 1979.

Keuchhusten in Shetland.
Br Med J; 19. Mai: 1352.
32. Stewart, G. T., 1980.
Keuchhusten im Vereinigten Königreich 1977/78.
Br Med J; 9. Aug.: 451–452.
33. Stewart, G. T., 1977.
Impfungen gegen Keuchhusten. Wirksamkeit und Risiko.
Lancet; 29. Jan.: 234–237.
34. Stewart, G. T., 1984.
Bericht: „Keuchhusten und Keuchhusten-Impfung: Diskussion über Risiken und Vorteile."
Am J Epidemiology; 119 (1): 135–139.
35. Bennett, N. McK., 1973.
Keuchhusten in Melbourne.
Med J Aust; 8. Sept.: 481–487.
36. Goldacre, M. J. und Harris, I., 1981.
Stationäre Keuchhustenbehandlung in der Region Oxford, 1974–1979.
Br Med J; 282: 106–107.
37. Anonymus, 1982.
Wirksamkeit der Keuchhusten-Impfung in England. Bericht aus dem PHLS Epidemiological Research Laboratory und von 21 lokalen Gesundheitsbehörden.
Br Med J; 285: 357–359.
38. Trollfors, B. und Rabo, E., 1981.
Keuchhusten bei Erwachsenen.
Br Med J; 283: 696–697.
39. Taranger, J., 1982.
Milder klinischer Verlauf des Keuchhustens bei schwedischen Kindern der Gegenwart.
Lancet; 12. Juni: 1360.
40. Romanus, V., Jonsell, R. und Bergquist, S. O., 1987.
Keuchhusten in Schweden nach Einstellung der Allgemeinimpfung 1979.
Ped Inf Dis J; 6: 364–371.
41. Trollfors, B., 1984.
Bordetella pertussis – ganzzellige Impfstoffe. Wirksamkeit und Toxizität.
Acta Paediatr Scand; 73: 417–425.
42. Storsaeter, J., Olin, P., Renemar, B., Lagergard, T., Norberg, R., Romanus, V. und Tiru, M., 1988.

Sterblichkeits- und Krankheitshäufigkeit bei invasiven bakteriellen Infektionen während einer klinischen Untersuchung azellulärer Keuchhusten-Impfstoffe in Schweden.
Ped Inf Dis J; 7 (9): 637–645.

43. Michaels, R. H., 1971.
Ansticg von Grippe-Meningitis.
N Engl J Med; 285 (12): 666–667.

44. Cartwright, K. A. V., Stuart, J. M. und Noah, N. D., 1986.
Ausbruch der Meningokokken-Krankheit in Gloucestershire.
Lancet; 2: 558–561.

45. Smith, E. W. S. und Haynes, R. E., 1972.
Sich ändernde Häufigkeit der Influenzabazillus-Meningitis.
Pediatrics; 50 (5): 723–727.

46. Anonymus, 1989.
Lizenzantrag auf Keuchhusten-Impfstoff in Schweden zurückgezogen.
Lancet; 14. Jan.: 114.

47. Craighead, J. E., 1975.
Workshop-Bericht: Verschärfung der Krankheit nach Immunisierung mit inaktivierten Mikroben-Impfstoffen.
J Infect Dis; 1312 (6): 749–754.

48. Kimura, M. und Kuno-Sakai, H., 1988.
Azelluläre Keuchhusten-Impfstoffe und Ansteckung mit letalem Ausgang.
Lancet; 16. April: 881–882.

49. Boulton-Jones, J. M., Sissons, J. G. P., Naish, P. F., Evans, D. J. und Peters, D. K., 1974.
Selbst-induzierte Glomerulonephritis.
Br Med J; 10. Aug: 387–390.

50. Bishop, W. B., Carlton, R. F. und Sanders, L. L. u. a. 1966.
Diffuse Vaskulitis und Tod nach Hyperimmunisierung mit Keuchhusten-Impfstoff.
N Engl J Med; 274: 616.

51. Amsel, S. G., Hanucoglu, A., Fried, D., Wolyvovics, M., 1986.
Myokarditis nach Dreifach-Immunisierung.
Arch Dis Child; 61: 403–405.

52. Karlsson, L. und Scheibnerova, V., 1991.
Zusammenhang zwischen Unspezifischem Stresssyndrom, DPT-Injektionen und Tod im Kinderbett.
Vorabdruck eines Vortrags auf der 2. Impfkonferenz, Canberra, Australien, vom 27.–29. Mai 1991.

53. Scheibner, V., 1992.
Belege für einen Zusammenhang zwischen Unspezifischem Stresssyndrom, DPT-Injektionen und Tod im Kinderbett.
Protokoll der 2. Nationalen Impfkonferenz, Canberra, Australien, vom 27.–29. Mai 1991: 90–91.
54. Davidson, M., Letson, G. W., Ward, J. I., Ball, A., Bulkow, L., Christensen, P. und Cherry, J. D., 1991.
DPT-Immunisierung und Anfälligkeit für ansteckende Krankheiten.
Am J Dis Child; 145: 750–754.
55. Black, S. B., Cherry, J. D., Shinefield, H. R., Fireman, B., Christensen, P. und Lampert, D., 1991.
Offensichtlich vermindertes Risiko invasiver Bakterienerkrankungen nach heterologer Immunisierung in der Kindheit.
Am J Dis Child; 145: 746–754.
56. Griffin, M., Taylor, J. A., 1992.
Kein erhöhtes Risiko für invasive bakterielle Infektionen nach Diphtherie-Tetanus-Keuchhusten-Impfung.
Pediatrics: 89 (4): 640–642.
57. American Academy of Pediatrics, 1992.
Azelluläre Keuchhusten-Impfstoffe: Empfehlungen zur Verwendung bei der vierten und fünften Dosis.
Pediatrics; 90 (1): 121–123.
58. Kanai, K., 1980.
Japanische Erfahrungen der letzten 30 Jahre mit Keuchhusten und Keuchhusten-Impfung.
Jpn J Med Sci Biol; 33: 107–143.
59. Sato, Y., Kimura, M. und Fukumi, H., 1984.
Entwicklung einer Keuchhusten-Impfstoff-Komponente in Japan.
Lancet; 1: 122–126.
60. Noble, G. R., Bernier, R. H., Esber, E. C. u. a., 1987.
Azelluläre und ganzzellige Keuchhusten-Impfstoffe in Japan: Bericht über einen Besuch amerikanischer Wissenschaftler.
J Amer Med Ass; 257: 1351–1356.
61. Aoyama. T., Hagiwara, S., Murase, Y., Kato, T., Iwata, T., 1986.
Negative Reaktionen und Antikörperantwort auf azellulären Keuchhusten-Impfstoff.
J Pediatr; 109: 925–930.
62. Aoyama, T., Murase, Y., Gonda, T. und Iwata, T., 1988.
Typ-spezifische Wirksamkeit azellulärer Keuchhusten-Impfstoffe.
Am J Dis Child; 142: 40–42.

63. Kimura, M. und Kuno-Sakai, H., 1988.
Azelluläre Keuchhusten-Impfstoffe und Ansteckung mit letalem Ausgang.
Lancet; 16. April: 881–882.
64. Hutchins, S. S., Cochi, S. L., Brink, E. W., Patriarca, P. A., Wassilak,
S. G. F., Rovira, P. A. und Hinman, A. R., 1988.
Aktuelle Keuchhusten-Epidemiologie in den Vereinigten Staaten.
Tokai J Exp Clin Med; 13 (Suppl): 103–109.
65. Pichichero, M. E., Francis, A. B., Blatter, M. M., Reisinger, K. S.,
Green, J. L., Marsocci, S. M., Disney, F. A., 1992.
Impfungen mit azellulärem Impfstoff bei 2 Monate alten Kindern in den
Vereinigten Staaten.
Pediatrics; 89 (5): 882–887.
66. Selye, H., 1978.
Der Streß des Lebens.
MacGraw-Hill Publ. Co.
67. National Vaccine Information Center (NVIC) Newsletter 1992.
68. Etkind, P., Lett, S. M., MacDonald, P. D., Silva, E. und Peppe, J.,
1992.
Ausbruch von Keuchhusten bei Gruppen mit religiös bedingten Impf-
Ausnahmeregelungen.
Am J Dis Child; 146: 173–176.
69. Halperin, S. A., Bortolusi, R., MacLean, D. und Chisholm, N., 1989.
Anhaltender Keuchhusten bei einer immunisisierten Population:
Ergebnisse des intensivierten Keuchhusten-Überwachungsprogramms
in Nova Scotia.
J Pediatrics; 1125: 686–693.
70. Sutter, R. W. und Cochi, S. L., 1992.
Stationär behandelte Keuchhustenfälle und -sterblichkeit in den Ver-
einigten Staaten, 1985–1988.
J Amer Med Ass; 267 (3): 386–390.
71 Pollock, T. M., Miller, E., Mortimer, J. Y., Smith, G., 1984.
Symptome nach Primärimmunisierung mit DPT und DT-Impfstoffen.
Lancet; 21. Juli: 146–149.
72. Cody, C. L., Baraff, L. J., Cherry, J. D., Marcy, S. M., Manclark, C. R.,
1981.
Wesen und Häufigkeit negativer Reaktionen in Verbindung mit DPT
und DT-Immunisierung bei Säuglingen und Kindern.
Pediatrics; 5: 650.
73. Anderson, I. M. und Morris, D., 1950.

Gehirnerkrankungen nach kombinierter Diphtherie-Keuchhustenimpfung.
Lancet; 25. März: 537–539.

74. Low, N. L., 1955.
Elektroenzephalographische Untersuchungen nach Keuchhustenimpfungen.
J Pediatrics; 47: 35–39.

75. Baird, H. W. und Borofsky, L. G. 1957.
Muskelkrämpfe bei Kindern.
J. Pediatrics; 50: 332–339.

76. Kulenkampff, M., Schwartzman, J. S. und Wilson, J., 1974.
Neurologische Komplikationen bei Keuchhusten-Impfungen.
Arch Dis Child; 49: 46–49.

77. Connor, J. D., 1970.
Belege für die ätiologische Rolle adenoviraler Infektionen beim Keuchhustensyndrom.
N Engl J Med; 20. Aug; 390–394.

78. Pollock, T. M., Miller, E. und Lobb, J., 1984.
Schwere der Keuchhusten-Erkrankungen in England vor und nach Reduzierung der Keuchhusten-Impfungen.
Arch Dis Child; 59: 162–165.

79. Howson, C. P. und Fineberg, H. V., 1992.
Querschläger bei „magischen Schüssen" (Impfungen): Zusammenfassung des Berichts des Institute of Medicine:
Negative Wirkungen bei Keuchhusten- und Röteln-Impfungen.
Pediatrics; 89 (2): 318–324.

80. Cherry, J. D., 1990.
„Gehirnerkrankungen und Keuchhusten-Impfung": höchste Zeit, diesen Zusammenhang als Mythos zu erkennen.
J Amer Med Ass; 263 (12): 1679–1680.

## 2.15  Tierversuche und Keuchhusten-Impfstoff

1. Levine, S., Wenk, E. J., Devlin, H. B., Pieroni, R. E. und Levine, L., 1966.
Hyperakute allergische Enzephalomyelitis: Adjuvans-Effekt von Keuchhusten-Impfstoffen und -extrakten.
J Immunol; 97 (3): 363–368.

2. Levine, S. und Sowinski, R., 1973.

Hyperakute allergische Enzephalomyelitis.
Am J Pathol; 73 (1): 247–258.

3. Munoz, J. J., Arai, H., Bwergman, R. K. und Sadowski, P. I., 1981.
   Biologische Aktivitäten des kristallinen Pertussigens aus Bordetella pertussis.
   Infec and Immunity; 33 (3): 820–826.

4. Hewlett, E. L., Roberts, C. O., Wolff, J. und Manclark, C. R., 1983.
   Biphasische Auswirkung von Keuchhusten-Impfstoffen auf Insulinserum bei Mäusen.
   Infec and Immunity; 41 (1): 137–144.

5. Hannik, C. A. und Cohen, H., 1978.
   Änderungen der Insulinplasma-Konzentration und Temperatur bei Säuglingen nach Keuchhusten-Impfung: 297–299.
   In C. R. Manclark und J. C. Hill (hg.). International Symposium on pertussis.
   U.S. Dept of Health, Education and Welfare, Washington, D.C.

6. Iwasa, Ishida, S., Akama, K., 1985.
   Gehirnschwellungen bei Mäusen, verursacht durch Keuchhusten-Impfstoff – Bestimmung ihrer Quantität und der dafür verantwortlichen Faktoren im Impfstoff.
   Japan J Med Sci Biol; 38: 53–65.

# 2.16 Zusammenhang zwischen DPT-Impfungen und Tod im Kinderbett

1. Madsen, T., 1933.
   Impfungen gegen Keuchhusten.
   J Amer Med Ass; 101 (3): 187–188.

2. Werne, J., & Garrow, I., 1946.
   Tödlich verlaufender anaphylaktischer Schock bei eineiigen Zwillingen nach der 2. Injektion von Diphtherietoxoid und Keuchhustenantigen.
   J Amer Med Ass; 131 (9): 730–735.

3. Bernier, R. H., Frank, J. A., Dondero, T. J. und Nolan, T. F., 1982.
   Diphtherie-Tetanus- und Keuchhustenimpfung und Plötzlicher Kindstod in Tennessee.
   J Pediatrics; 101 (5): 419–321.

4. Torch, W. C., 1982.
   Diphtherie-Keuchhusten-Tetanus (DPT)-Immunisierung:
   eine mögliche Ursache des Plötzlichen Kindstods-Syndroms (SIDS).
   Neurology; 32 (4): A169 (abstract).

5. Coulter, H. L., & Fisher, B. L., 1991.
   Dreifachimpfung – Ein Schuss ins Dunkle.
6. Walker, A. M., Jick, H., Perera, D. R., Thompson, R. S. und Knauss, T. A., 1987.
   Diphtherie-Tetanus-Keuchhusten-Impfungen und Syndrom des Plötzlichen Kindstods.
   Am J Pub Health; 77: 945–951.
7. Hoffman, J. J., Hunter, J. C. und Hasselmeyer, E. G., 1982.
   SIDS und DPT.
   Protokolle der 17. Impfkonferenz, CDC (Mai): 79–88.
   Washington D.C.
8. Griffin, M. R., Wayne, A. R., Livengood, J. R. und Schaffner, W., 1988.
   Risiko des Plötzlichen Kindstods nach Impfungen mit dem Diphtherie-Tetanus-Keuchhusten-Impfstoff.
   New Engl J Med; 319 (10): 618–623.
9. Stewart, G. T., 1979.
   Tod von Kindern nach Dreifach-Impfung.
   Lancet; 18. August: 354–355.
10. Geraghty, K. C., 1984.
    DPT-Immunisierung und SIDS.
    J Pediatrics; 105 (1): 169–170.
11. Baraff, L., Ablon, W. und Weiss, P., 1983.
    Möglicher zeitlicher Zusammenhang zwischen Diphtherie-Tetanus-Keuchhusten-Impfungen und dem Plötzlichen Kindstodsyndrom.
    Pediatr Infect Dis; 2:7.
12. Karlsson L. G., & Scheibnerova, V. 1991.
    Beweis für einen Zusammenhang zwischen dem Unspezifischen Stress-syndrom, DPT-Injektionen und Tod im Kinderbett. Vorabdruck eines auf der 2. Nationalen Impfkonferenz in Canberra, Mai 1991, gehaltenen Referats: 1–9.
13. Scheibner, V., 1991.
    Belege für einen Zusammenhang zwischen Unspezifischem Stresssyndrom, DPT-Impfungen und Tod im Kinderbett.
    Protokoll der 2. Nationalen Impfkonferenz in Canberra, Mai 1991: 90–91.
14. Cherry, J. D., Brunell, P. A., Golden, G. S. und Karzon, D. T., 1988.
    Bericht der Arbeitsgruppe über Keuchhusten und Keuchhustenimpfungen.
    Pediatrics (Suppl): 939–984.

15. Pollock, T. M., Miller, E., Mortimer, J. Y. und Smith, G., 1984. Symptome nach Primärimmunisierung mit DPT- und DT-Impfstoffen. Lancet; 21. Juli: 146–149.

# 3. Masern – Besuch einer Göttin

Nach Langmuir (1962) sind Masern *„eine sich selbst begrenzende Infektion von kurzer Dauer, mäßiger Schwere und geringer Sterblichkeitsquote, die sich jahrhundertelang in einem bemerkenswert stabilen biologischen Gleichgewicht hielt"*.

Die Menschen in Indien sehen in den Masern den „Besuch einer Göttin".

Masern sind eine überall auf allen Kontinenten verbreitete Krankheit. Der Zeitraum von der Ansteckung bis zu den ersten Symptomen (Inkubationszeit) beträgt zwischen zehn und elf Tagen. Er kann kürzer sein, wenn das Virus intravenös oder subkutan gespritzt wird. Der symptomatische Verlauf von Masern-Erkrankungen weist zwei sich voneinander abhebende Perioden auf. Die erste ist die Vorlaufperiode, sie dauert zwei bis vier Tage und ist durch Fieber, generelles Unwohlsein, Rhinitis, Konjunktivitis und Tracheobronchitis charakterisiert. Gelbliche Flecken erscheinen im Mund und am Gaumensegel (Kopliksche Flecken). In diesem Stadium hält sich das Masernvirus in den nasopharyngealen Sekreten, in den Geweben, den inneren Organen und den lymphatischen Geweben auf.

Das charakteristische Merkmal einer Maserninfektion ist die Ausbildung multinukleärer Riesenzellen. Von diesen Riesenzellen gibt es zwei verschiedene Typen: die Epithelriesenzellen, die im respiratorischen Epithel auftreten, und die Retikuloendothel-Riesenzellen in den lymphatischen Geweben, einschließlich des Blinddarms, der Mandeln, der Lymphknoten, des Thymus, des Peyerschen Lymphfollikelhaufens und der Milz, und zwar bis zu fünf Tagen vor Ausbildung der Hautausschläge.

Im zweiten Masernstadium tritt der charakteristische Ausschlag auf, und zwar typischerweise am 14. oder um den 14. Tag nach der Ansteckung. Er erscheint zuerst im Gesicht, am Hals und Oberkörper. Nach einer Zeit von etwa drei Tagen geht er auch auf den Unterkörper und die Extremitäten über. Danach wird er schwächer, nimmt bräunliche Färbung an und verschwindet schließlich ganz. Beim Auftreten des Ausschlags bestehen die systemischen Symptome fort und können sich für kurze Zeit sogar verschlimmern.

Besserung tritt dann nach zwei bis drei Tagen ein. Die Temperatur sinkt, und die Genesung macht schnelle Fortschritte. Die Koplikschen Flecken können am ersten oder zweiten Tag des Hautausschlags noch vorhanden sein, verschwinden dann aber. Die Riesenzellen degenerieren und verschwinden kurz nach Ausbruch des Ausschlags. Sobald der Ausschlag auftritt, erscheinen auch die Antikörper im Blut. Die Dauer der akuten Phase beträgt etwa sieben Tage.

# 3.1 Allgemeine Masern-Immunität?

Masern sind eine allgemein verbreitete Krankheit. Praktisch alle Kinder bekommen sie vor der Pubertät. Sie besitzt auch eine charakteristische Epidemiologie. A.W. Hedrich nahm sich dieses Themas an und publizierte 1933 eine Untersuchung über die epidemiologischen Muster der Masern in Baltimore von 1900 bis 1931. Das Ergebnis war, dass keine Epidemien auftreten, wenn 68 % der Kinder unter 15 Jahre immun gegen Masern sind. Das ist die Grundlage des Konzeptes der allgemeinen Immunität.

Cherry (1980) schrieb: *„... Heute würden wir diesen Prozentsatz der immunen Kinder im Vergleich zu den anfälligen als zu niedrig ansehen, doch halten wir weiter an dem Grundkonzept fest – dass nämlich ein Schwellenwert der allgemeinen Immunität besteht, ab dem Epidemien verhindert werden."*

Wir wissen aber, dass heute in den Vereinigten Staaten trotz des durch forcierte Impfungen erreichten 98%igen Immunisierungsstatus weiter Masern-Epidemien im Abstand von drei bis vier Jahren ausbrechen, ungemildert und unbeeinflusst von Impfungen.

Die Epidemiologen haben erhebliche Schwierigkeiten, diesen Umstand zu erklären, doch ist es wirklich sehr leicht zu erkennen, warum Masern trotzdem auftreten. In erster Linie hatte Hedrich (1933) von einer natürlichen Immunität gesprochen, die durch Masern-Erkrankung erworben wird. Die Tatsache, dass trotz einer 98%igen Impfbereitschaft weiterhin Masern-Epidemien auftreten, bedeutet einfach, dass Masern-Impfungen vollständig unwirksam sind.

Masern treten also auf, unabhängig von Impfungen und trotz Impfungen. Dieses Auftreten wird von denselben Gesetzen der natürlichen Immunität bestimmt (es gibt keine andere echte Immunität) wie zur Zeit Hedrichs, und diese Immunität wird nur durch eine Masern-Erkrankung erworben. Der wesentliche Unterschied zwischen heute und damals ist, dass wir jetzt auch, dank der Impfungen, atypische Masern haben, eine besonders heimtückische, gegen Behandlung resistente Form der Masern, sowie die sogenannten „milden Masern" mit unterentwickeltem Hautausschlag, was Kinder im späteren Leben den Gefahren chronischer Erkrankungen einschließlich Krebs aussetzt.

Eine große Gruppe Schweizer Ärzte bildete vor einigen Jahren einen Arbeitsausschuss und stellte die Politik des Schweizer Gesundheitsministeriums in Bezug auf Massenimpfungen gegen MMR (Masern, Mumps und Röteln) infrage. In ihrer 1989 veröffentlichten Proklamation schrieben sie, dass bis zum Jahre 1969 in der Kinderklinik der Universität Basel künstliche

Infektion mit Masern zur Behandlung des Nephrotischen Syndroms eingesetzt worden sei.

Viele Praktiker wissen, dass Krebspatienten eine besonders kleine Zahl
infektiöser Kinderkrankheiten in ihrer Krankengeschichte aufweisen. Ronne
(1985) fand Belege dafür, dass eine Beziehung zwischen fehlendem Hautausschlag bei Masern und erhöhter Häufigkeit von degenerativen und Au-
toimmun-Erkrankungen besteht. Auch ist recht gut bekannt, dass Masern ein
wichtiger Entwicklungsschritt im Leben und Reifeprozess von Kindern
sind. Warum sollte man also überhaupt den Wunsch haben, die Reife-
prozesse von Kindern und ihres Immunsystems aufzuhalten oder zu ver-
zögern?

## 3.2  Masern-Impfungen – Besteht eine Notwendigkeit dafür? Sind sie wirksam und sicher?

Miller schrieb 1964, einer der Hauptgründe, weshalb man Zweifel gegenüber der Notwendigkeit einer Masern-Impfung anmelden müsse, sei, dass
Masern eine milde Krankheit mit nur seltenen schweren Komplikationen
und einer zu vernachlässigenden Sterblichkeitsquote bei normalen Kindern
seien. Etwa die Hälfte der berichteten Todesfälle treten bei Personen mit
schweren chronischen Erkrankungen oder Invalidität auf. Trotzdem wurde
die Entwicklung von Masern-Impfstoffen vorangetrieben. 1965 waren mehrere Impfstoffe zur Masern-Prävention eingeführt worden, unter anderem
1. Lebend-Impfstoffe mit abgeschwächtem Masernvirus,
2. Lebend-Impfstoffe mit noch weiter abgeschwächtem Masernvirus und
3. Formalin-inaktivierte Masernvirus-Impfstoffe.

## 3.3  Atypische Masern

Kurz nachdem Masern-Impfstoffe erstmals verabreicht wurden, ergab sich
ein neues, schweres Problem: Geimpfte Kinder bekamen, was in der medizinischen Literatur als atypische Masern bezeichnet wird.

Rauh und Schmidt (1965) beschrieben 9 Fälle, die 1963 in Cincinnati
während einer Masern-Epidemie auftraten. Die Autoren beobachteten 386
Kinder, die 1961 drei Dosen eines Impfstoffs mit toten Masernviren erhalten
hatten. Von diesen 386 waren 125 mit Masern angesteckt worden und 54
hatten die Krankheit bekommen. *„Es liegt auf der Hand, dass drei Injektionen mit totem Impfstoff eine große Prozentzahl von Kindern nicht*

*gegen Masern geschützt hatten, als diese Kinder in einem Zeitraum von 2 ½ Jahren nach der Immunisierung mit Masern angesteckt wurden…"*, schrieben die Autoren. Viele dieser Kinder waren dermaßen krank, mit hohem Fieber und Lungenentzündung, dass sie ins Krankenhaus gebracht werden mussten.

Fulginiti u. a. (1967) beschrieben das Auftreten atypischer Masern bei 10 Kindern, die fünf bis sechs Jahre früher mit dem inaktivierten (toten) Masernvirus-Impfstoff geimpft worden waren. Sie bekamen petechialen Hautausschlag, zuerst an Füßen und Handflächen, dann am ganzen Körper. Bei neun Kindern entwickelte sich eine Lungenentzündung, die hartnäckig jeder Behandlung trotzte. Schwere Reaktionen traten auch bei Kindern auf, die ursprünglich mit dem toten Masernvirus geimpft und dann mit dem lebenden Masernvirus wiedergeimpft worden waren [Scott und Bonanno (1967)]. Andere Autoren schilderten nicht nur weitere Fälle atypischer Masern bei geimpften Kindern, sondern auch Masern-Ausbrüche bei voll durchgeimpften Populationen.

Trotz dieser besorgniserregenden Vorgänge veröffentlichten andere Autoren Artikel über den Masern-Impfungen zu verdankende Erfolge [Axnick u. a. (1968)]. Gegen alle Erfahrung behaupteten einige von ihnen weiterhin, Masern-Impfungen seien effektiv und sicher. Doch zur gleichen Zeit häuften sich in der medizinischen Literatur Berichte über die Unwirksamkeit von Masern-Impfungen und schwere lokale und systemische Reaktionen darauf [Buser (1967), Lennon (1967), Nader u. a. (1968)].

Baratta u. a. (1970) untersuchten einen Ausbruch von Masern in Florida von Dezember 1968 bis Februar 1969 und stellten fest, es gebe nur einen geringfügigen Unterschied in der Masernhäufigkeit bei geimpften und nicht geimpften Kindern. Doch obwohl 43 % der ungeimpften Kinder Hautausschlag entwickelten, war das nur bei 12 % der geimpften der Fall.

1971 publizierten Conrad u. a. einen Artikel im „American Journal of Public Health", in dem sie die tatsächlichen Entwicklungen der vergangenen vier Jahre analysierten. Sie gaben zu, Masern seien auf dem Vormarsch und *„eine Ausrottung der Krankheit, wenn sie überhaupt möglich sein sollte, liegt noch in weiter Zukunft"*. Trotz ihrer eigenen Daten waren sie noch davon überzeugt, dass die Ursache dafür nicht ein Versagen der Impfungen war, sondern der Umstand, dass nicht mehr als nur 72 % aller Kinder geimpft worden waren. Sie empfahlen eine Intensivierung der Impfprogramme.

Immer wieder gab es Berichte über die Unwirksamkeit von Impfungen und über atypische Masern bei geimpften Kindern. Unangemessene Lagerung der Impfstoffe und zu frühes Impfalter wurden als Gründe dafür angegeben [Plotkin (1973): Editorial].

Cherry u. a. (1972) beschrieben eine Masern-Epidemie in St. Louis City und County zwischen 1970 und 1971, bei der 130 Kinder ins Krankenhaus mussten und 6 starben. Die Krankheitsrate war bei geimpften Kindern weit höher als bei ungeimpften. Eine Anzahl geimpfter Kinder entwickelte atypische Masern. In diesem Fall wurde eingeräumt, dass die Hauptursache für diese Epidemie ein Versagen der Impfungen gewesen sei. Cherry u. a. (1973) untersuchten 103 Kinder mit Masern, bei denen die Impfungen versagt hatten. 76 von ihnen hatten klinisch typische Masern, 15 leicht modifizierte Masern und 12 eine Krankheit, die dem atypischen Masern-Syndrom ähnelte.

Linnemann u. a. (1973) zeigten, dass Masern-Impfungen keine angemessene immunologische Reaktion bei geimpften Kindern hervorriefen. Masern-IgM-Antikörper wurden in den Seren von fünf von sieben Kindern gefunden, die sich nach einer primären Maserninfektion im Stadium der Rekonvaleszenz befanden, doch nur bei einem von sieben vorher geimpften Kindern mit klinischen Masern, und in keinem von sieben früher geimpften Kindern, denen ein abgeschwächtes Masernvirus geimpft worden war.

Auch wurden immer wieder Berichte über Impfschäden veröffentlicht. Landrigan und Witte (1973) beschrieben an die 80 Fälle neurologischer Störungen, die innerhalb 30 Tagen nach Masern-Impfungen auftraten. Da sich diese neurologischen Störungen bei 45 Kindern zwischen 6 und 15 Tagen nach der Masern-Impfung zeigten, äußerten die Autoren die Vermutung, diese Häufung weise auf eine Kausalbeziehung zwischen den Impfungen und den beobachteten negativen Auswirkungen hin. In der Tat zeigt ihre Tabelle 1 eine charakteristische Häufung negativer Reaktionen um die kritischen Tage herum, und zwar nach dem gleichen Muster wie die Aufzeichnungen mit dem Mikroprozessor-Atemmonitor bei Babys nach DPT- und Polio-Impfungen [Karlsson und Scheibnerova (1991)]. Landrigan und Witte (1973) und Cheng (1973) berichteten auch über Fälle subakuter sklerosierender Panenzephalitis (SSPE) nach Impfungen mit dem Masernvirus.

Roden (1974) gab die Häufigkeit von Krämpfen nach Masern-Impfungen mit 19 auf 10 000 Fälle an, wies aber darauf hin, dass Schätzungen der Häufigkeit von mit Impfungen verbundenen Krämpfen je nach Informationsquelle variieren.

In der Zwischenzeit ruhte aber die Propaganda für Masern-Impfungen nicht; die betreffenden Autoren waren meist blind gegenüber den klinischen Fakten der Unwirksamkeit und Gefährlichkeit der Masern-Impfungen. Witte und Axnick (1975) behaupteten, die vermeintliche Prävention von ansteckenden Krankheiten durch Impfung bringe individuelle und ökonomische Vorteile. Sie führten den Anstieg der Masernerkrankungen in den 70er

Jahren auf die zurückgegangene Zahl von Impfungen zurück. Nach ihrer Schätzung würden durch Impfungen 1,3 Milliarden $ eingespart, außerdem sprachen sie von den eindrucksvollen individuellen Vorteilen der Immunisierung. Trotzdem erklärten sie nicht, warum immer noch Masern-Epidemien bei voll geimpften Kindern auftreten.

Seit Einführung der Masern-Impfungen sind Berichte von Masern-Ausbrüchen bei Erwachsenen in medizinischen Zeitschriften erschienen. Rand u. a. (1975) schrieben, nicht nur sei die Zahl gemeldeter Masernfälle in der ersten Hälfte 1975 sechsmal so hoch gewesen wie im selben Zeitraum 1974, sondern es bekämen auch immer mehr Erwachsene Masern. Wieder ist es also so, dass, während die einen von großen Siegen sprechen, die anderen Beweise für das Gegenteil liefern.

Nicht einmal Auffrischimpfungen früher schon geimpfter Kinder änderten hier etwas, obwohl einige Autoren trotz aller Beweise des Gegenteils immer noch behaupteten, die Impfungen hätten beim Kampf gegen die Masern Erfolge erzielt. Masern-Impfungen waren zwar insofern wirksam, als sie bei einer Anzahl von Kindern die Häufigkeit der Masern-neutralisierenden Antikörper erhöhten (wenn auch nicht bei allen), doch war schon gezeigt worden, dass das für die Prävention der Krankheit bedeutungslos war [Bellanti u. a. (1971)]. Ohne jeden Beleg für seine Behauptung stellte Cherry (1980) fest, nach mehr als 16 Jahren regelmäßiger Masern-Impfungen *„haben wir die Masern … gut in den Griff bekommen"*.

Oktober 1978 kündete der Gesundheitsminister, Joseph A. Califano Jr., an: *„Wir starten eine Initiative, um bis zum 1. Oktober 1981 die Vereinigten Staaten masernfrei zu machen"* [Hinman (1978)].

Reuman (1979) wies warnend darauf hin, dass eine wachsende Anzahl Jugendlicher Masern bekäme. Während in der Zeit vor den Allgemeinimpfungen 90 % aller Masernpatienten zwischen 5 und 9 Jahre alt waren, wiesen in der Ära nach Einführung der Impfungen zwischen 55 und 64 % ein Alter von mehr als 10 Jahren auf. Das Durchschnittsalter der Patienten während des Masern-Ausbruchs an der Universität Los Angeles war 20–24 Jahre, und bei 91 % der Studenten fand man masernspezifische Antikörper. Nach Reuman (1979) gab es nur eine sehr schwache Korrelation zwischen früheren natürlichen Masernerkrankungen bzw. Masern-Impfungen und dem, was man im Allgemeinen als serologischen Immunitätsnachweis betrachtet. Eine nochmalige Impfung dieser jungen Erwachsenen erbrachte nur hohe Raten größerer Nebenwirkungen, wobei bei 17 % erhebliches Fieber und Augenschmerzen beobachtet wurden und diese Patienten das Bett hüten mussten. Auch für diesen Misserfolg wurde eine ungeeignete Lagerung des Masern-Impfstoffs und eine nur etwa 67 %ige Impfbereitschaft verantwortlich gemacht, statt dass man den viel plausibleren und wirklichen Grund akzeptiert hätte: die Unfähigkeit der Masern-Impfungen, gegen Masern zu schützen.

Wie man hätte voraussagen können, war die Initiative zur Ausrottung der Masern in den USA bis zum 1. Oktober 1981 ein kompletter Fehlschlag. Statt dass die Masern ausgerottet worden wären, traten nach 1981 wiederholt schwere Masern-Epidemien in den USA auf, meist in voll geimpften Gemeinden. Und auch atypische Masern blieben weiterhin ein *„ungelöstes Problem"* [Nichols (1979)]. Das Alter der Masern-Patienten stieg weiter bis auf über 10 Jahre, und die Erkrankungen wurden immer schwerer. Jetzt bekamen auch Erwachsene und Babys unter 2 Jahren, oft nur ein paar Monate alt, die Masern.

Einer der für diese Epidemien angegebenen Gründe war die Verwendung des *„unwirksamen Formalin-inaktivierten (,toten') Masern-Impfstoffs, der von 1963–1967 600 000 bis 900 000 Individuen geimpft worden war"* [Morbidity Mortality Weekly Reports (MMWR) 4. Oktober 1984].

Ein anderer MMWR-Bericht (Juni 1984) behandelte eine Masern-Epidemie bei High-School-Schülern, die alle, entsprechend den in Illinois geltenden Gesetzen, mit einem oder nach einem Jahr geimpft worden waren. Der Ausbruch ließ dann von selbst wieder nach. Ein anderer Masern-Ausbruch trat bei den unteren Jahrgängen der High-School-Schüler in Hobbs, New Mexico, auf, wo 98 % der Schüler kurz vor dem Ausbruch gegen Masern geimpft worden waren (MMWR, 1. Februar 1985).

Bei der Masern-Epidemie von 1984–85 in Auckland in Neuseeland [Hardy u. a. (1986)] waren 34 % der Masern-Patienten geimpft, bei 9 % war es unsicher, 67 % waren ungeimpft. Doch die meisten Fälle traten bei Kindern im Alter von einem oder unter einem Jahr auf, d. h. unter dem Alter, in dem sie geimpft worden wären. Bei den übrigen Fällen war die Häufigkeit bei geimpften und ungeimpften Kindern dieselbe.

Gustafson u. a. (1987) beschrieben einen Masernausbruch bei Schülern von Sekundarschulen, bei denen mehr als 99 % mit lebendem Masern-Impfstoff geimpft worden waren. MMWR (2. September 1988) befasste sich mit 76 Masern-Ausbrüchen in den Vereinigten Staaten. In den meisten Fällen hatten die Primärimpfungen versagt.

All diese Beispiele demonstrieren, dass sich die Masern-Impfstoffe bei obligatorischen Impfungen während Masernausbrüchen stets als unwirksam erwiesen haben.

Während mancher Ausbrüche wurde eine nochmalige Impfung mit denselben Impfstoffen empfohlen und oft mit allen Mitteln durchgesetzt, obwohl immer wieder Artikel erschienen und belegten, dass auch Wiederimpfungen unwirksam sind. Noch schlimmer: Trotz der publizierten Fakten über das offensichtliche Scheitern von Impfkampagnen veröffentlichten Frank u. a. (1985) einen Artikel, in dem sie behaupteten: *„In den USA wurden große Erfolge beim Kampf gegen die Masern erzielt. Die Häufigkeitsrate wurde im Vergleich zur Vorimpf-Ära um mehr als 90 % reduziert."* Sie gaben eine Häufigkeit von 1500 bis 3000 gemeldeten Fällen pro Jahr an und stellten fest: *„Der Hauptgrund, warum die Krankheit immer noch nicht eliminiert ist, scheint der Umstand zu sein, dass einige Personen, bei denen Impfungen angezeigt wären, nicht geimpft waren ... Während fehlgeschlagene Impfungen und eingeschleppte Erreger eine Rolle bei der Übertragung spielen, konnte nicht festgestellt werden, dass bei einer total geimpften Bevölkerung weiterhin eine Übertragung stattgefunden hätte."*

Black u. a. (1984) gaben einen Überblick über die Daten zum Problem der Unwirksamkeit von Nochmals-Impfungen, wie sie von mehreren Autoren veröffentlicht worden waren. Diese hatten demonstriert, dass der Antikörpertiter bei nochmals geimpften Kindern nach einigen Monaten auf ein sehr niedriges Niveau fällt und dass zweimal geimpfte Kinder immer noch klinisch erkennbare Masern bekommen können, obzwar in weit milderer Form. Black u. a. (1984) kamen zu dem Ergebnis: *„Diesen Status, bei dem ein Kind immunologisch sensibilisiert, doch nicht immun gegenüber Ansteckung ist, wollen wir ‚inadäquate Immunität' nennen."*

Diese Beobachtung warf ein Licht auf ein weiteres bedrohliches Phänomen, dass nämlich Generationen von Mädchen mit dieser „inadäquaten Immunität" zu Erwachsenen ohne Plazenta-Immunität heranwachsen werden, die sie ihren Kindern weitergeben könnten. Die Kinder werden daher Masern in einem Alter bekommen, in dem Babys normalerweise durch die Antikörper ihrer Mütter geschützt sind.

Dieser Sachverhalt wurde tatsächlich durch eine andere Untersuchung [Lennon und Black (1986)] bestätigt. Sie zeigten, dass *„die Antikörpertiter, die Hämagglutinin verhindern und neutralisieren, bei Frauen, die so jung sind, dass sie schon geimpft werden konnten, niedriger als bei älteren Frauen sind"*.

Der traurigste Aspekt der Manie, ansteckende Krankheiten durch Impfung ausrotten zu müssen, ist vielleicht, dass tatsächlich gar keine Notwendigkeit dafür besteht. Die Gruppe Schweizer Ärzte, die sich gegen die aus den USA importierte Politik der Massenimpfungen gegen Masern, Mumps und Röteln in der Schweiz zur Wehr setzte, wies darauf hin: *„Wir haben den gesunden Menschenverstand verloren, der früher bei der Einstellung zu Kinderkrankheiten vorherrschte. Nur allzu häufig werden Fieber und Symptome erbarmungslos unterdrückt, wo es viel besser wäre, die*

116

*Selbstverteidigungskräfte des Körpers zu stärken. Ein solches Verhalten kann nicht folgenlos bleiben…"*

Die Ärzte zitierten Masern als Beispiel für eine Kinderkrankheit mit Fieber und den Organismus als Ganzes erfassenden Störungen. Wenn der Prozess der allgemeinen Entzündung nicht richtig behandelt wird, kann die Krankheit in der Folge auch die Ohren (Otitis), die Lungen (Pneumonie) oder das Zentralnervensystem befallen, um dann auch die so gefürchtete Komplikation der Enzephalitis hervorzurufen. Sie wiesen auch auf den Nutzen und das Heilpotential ansteckender Kinderkrankheiten hin.

Eine wichtige Botschaft aus der Geschichte, die leider auf Grund der ärztlichen Praxis ihre Aktualität immer noch nicht verloren hat, doch immer noch nicht gehört wird, wurde von Hillary Koprowski (1962) veröffentlicht. Diese Autorin schrieb, 1712 sei ganz klar festgestellt worden, wie man Masern nicht behandeln dürfe.

In einem Brief an die Herzogin Sofie, Mutter des künftigen George I. von England, schrieb Prinzessin Elisabeth Charlotte (Liselotte) von der Pfalz, Herzogin von Orleans und Witwe des jüngeren Bruders von Ludwig XIV:

„…wie das Unglück hier continuirt. Die Doktoren haben wieder denselben Fehler begangen wie an Mme la Dauphine, denn wie der kleine Dauphin schon ganz rot von den Röteln war und schwitzte, haben sie ihn zur Ader gelassen, hernach l'émétique (Brechmittel) geben, und in der operation ist das arme Kind verschieden. Und was wohl weist, dass die Doktoren diesen Dauphin auch ums Leben gebracht haben, ist, dass sein Brüderchen eben dieselbe Krankheit hat, und weilen die neun Doktoren mit dem Ältesten occupirt waren, haben sich des Jüngsten Mägd mit ihrem Prinzen eingesperrt und haben ihm ein wenig Wein mit biscuit geben; gestern, weilen das Kind das Fieber stark hatte, haben sie ihn auch zur Ader lassen wollen, aber Mme de Ventadour und des Prinzen sous-gouvernante, Mme de Villefort, haben sich den Doktoren stark widersetzt und es durchaus nicht leiden wollen, haben ihn nur hübsch warm [gehalten]. Dieser ist gottlob durch der Doktoren Schand salvirt; wäre gewiss auch gestorben, wenn man die Doktoren hätte gewähren lassen …

Ich kann nicht gedenken, wie sich die Doktoren nicht selber corrigirt haben, wie sie gesehen, dass ihr Aderläss und émétique so übel bei Mme la Dauphine abgeloffen war, wie sie das Herz gehabt haben, dies arme Kind ebenso umzubringen."

Koprowski fasste diese Botschaft aus der Geschichte zusammen: *„Meide die Ärzte und du wirst gesund!"* Trotzdem liegt auf der Hand, dass sich diese Botschaft aus der Geschichte, was die Behandlung von Masern und die Praxis der Impfungen betrifft, bei den Menschen nicht durchgesetzt hat.

117

Immer noch wird Fieber bei Kindern mit Masern weitgehend erbarmungslos unterdrückt.

Nach der Einführung der Massenimpfungs-Programme gegen Masern widmete man der wirksamen Masernbehandlung nur noch wenig Aufmerksamkeit. Doch wurde 1987 ein wichtiger Artikel von Barclay u. a. publiziert, der sich mit Vitamin-A-Gaben und Sterblichkeit bei Masern befasste. Im Mvumi-Hospital in Zentraltansania wurden 180 Kinder-Patienten mit Masern nach dem Zufallsprinzip gesondert gelegt und nur auf die normale Art oder mit zusätzlichen großen Dosen Vitamin A behandelt (200 000 internationale Einheiten unmittelbar nach der Einlieferung oral eingenommen und dann wieder am nächsten Tag). Von den 88 Kindern, die Vitamin A erhalten hatten, starben 6. Von den 92 Kontrollpatienten (Kinder, die kein zusätzliches Vitamin A erhalten hatten) starben 12. Dieser Unterschied in der Sterblichkeitsquote trat besonders deutlich bei Kindern unter zwei Jahren zutage. In dieser Altersgruppe starb nur 1 Kind von 46, die Vitamin A erhalten hatten, während in der Kontrollgruppe 7 von 42 starben. Die Autoren stellten die Hypothese auf, Vitamin A sei für die richtige Funktion des Epithelgewebes entscheidend.

Bei Mangel an Vitamin A wird das Epithel der Schleimhäute schuppig und die Ersetzung von Zellen verlangsamt. Das Masernvirus infiziert und greift das Epithelgewebe im ganzen Körper an und zerstört es. Serumkonzentrationen von Vitamin A können sogar bei wohlgenährten Kindern unter das bei schlecht genährten Kindern beobachtete Niveau absinken. So können bei Masern Kinder mit marginalen Lebervorräten an Vitamin A akuten Vitamin-A-Mangel entwickeln, was u. U. zu Augenschäden und größerer Todeshäufigkeit durch Atemerkrankungen und Diarrhöe führt.

Sommer u. a. (1983) stellten erhöhte Sterblichkeit bei Kindern mit leichtem Vitamin-A-Mangel fest. Sommer u. a. (1984) dokumentierten erhöhtes Risiko für Atemerkrankungen und Diarrhöe bei Kindern, die schon einen leichten Vitamin-A-Mangel mitbrachten. Mit akutem Vitamin-A-Mangel gekoppelte Masern stellen in vielen Entwicklungsländern ein großes Risiko für Xerophthalmie dar.

Frieden u. a. (1992) maßen in New York City, NY, das Vitamin-A-Niveau bei 89 Kindern unter zwei Jahren mit Masern, und in einer Bezugsgruppe. Der Vitamin-A-Spiegel bei Kindern mit Masern reichte von 0,42 bis zu 3,0 Micromol/l; 22 % waren niedrig. Kinder mit niedrigem Spiegel bekamen wahrscheinlicher Fieber mit bis zu 40 °C oder noch höher, hatten 7 Tage oder länger Fieber oder mussten ins Krankenhaus gebracht werden. Sie verfügten auch über niedrigere Masern-spezifische Antikörpertiter. Die Autoren empfahlen den Ärzten, an schweren Masern erkrankte

Kindern unter zwei Jahren mit einer Vitamin-A-Therapie zu behandeln. Sie waren auch der Meinung, man sollte die auf Vitamin A bezüglichen Verhältnisse bei Masern und anderen ansteckenden Krankheiten sowie bei Untersuchungen über die Effizienz von Impfungen besser erforschen.

Weiss (1992) berichtete über die Absetzung eines experimentellen Masernimpfstoffs mit hohem Edmondson-Zagreb-Titer durch die Weltgesundheitsorganisation. Kinder in einigen Ländern der Dritten Welt genossen offenbar guten Schutz vor Masern, liefen aber in den Jahren nach Verabreichung dieses Impfstoffes ein erhöhtes Risiko, an einer Anzahl anderer Krankheiten zu sterben.

Die Forscher waren verblüfft, doch ist ja klar, dass eine Masernerkrankung und ihre Überwindung das Immunsystem kräftigt und reifer macht und Immunität gegenüber einer Reihe anderer Krankheiten begünstigt.

Kinder in Ländern der Dritten Welt brauchen mehr Vitamin A und ganz im Allgemeinen bessere Ernährung, keine Impfstoffe.

Diese Veröffentlichungen fordern eindeutig einen Weg, der aus der betrüblichen, ja bestürzenden Situation herausführt, wie sie durch das Versagen der Masern-Impfungen auf der ganzen Linie entstanden ist. Trotz seiner Überzeugung, er habe neue Kleider an, ist der Kaiser in Wirklichkeit nackt. Die Zeit ist gekommen, endlich das Offensichtliche zu sehen, dass nämlich, ganz wie andere Impfungen, auch die Masern-Impfungen einfach nicht wirksam sind. Die Zeit für die Schulmedizin ist gekommen, endlich die Grundtatsachen über ansteckende Kinderkrankheiten zur Kenntnis zu nehmen und wie die Schweizer Ärzte einen Anfang damit zu machen, die Natur zu respektieren und den Wert ansteckender Krankheiten für Kinder einzusehen.

## 3.4 Quellennachweis

1. Langmuir, A. D., 1962.
   Medizinische Bedeutung der Masern.
   Internationale Konferenz über Masern-Impfungen, 7.–9. Nov., Bethesda.
   Am J Dis Child; 103: 54–56.
2. Albonico, H., Klein, P., Grob, C. und Pewsner, D., 1990.
   Impfkampagne gegen Masern, Mumps und Röteln. Ein zwingend notwendiges Projekt für eine zweifelhafte Zukunft? Ärztliche Arbeitsgruppe für selektive MMR-Impfung.
   18 Seiten, unveröffentlicht.

3. Ronne, T., 1985.
Masernvirus-Infektion ohne Hautausschlag in der Kindheit und Er-
krankungen im Erwachsenenalter.
Lancet; 5. Jan: 1–5.
4. Miller, D. L., 1964.
Häufigkeit von Komplikationen bei Masern, 1963. Bericht über eine
staatliche Untersuchung, durchgeführt vom Public Health Laboratory
Service in Zusammenarbeit mit der Society of Medical Officers of
Health.
Br Med J; 2: 75–78.
5. Rauh, L.W. und Schmidt, R., 1965.
Masern-Impfungen mit totem Virusimpfstoff.
Am J Dis Child; 109: 232–237.
6. Fulginiti, V. A., Eller, J. J., Downie, A. W. und Kempe, C. H., 1967.
Veränderte Reaktionen auf das Masernvirus. Atypische Masern bei mit
inaktiviertem Masernvirus-Impfstoff geimpften Kindern.
J Am Med Ass; 202 (12): 1075–1080.
7. Scott, T. F., Bonanno, D. E., 1967.
Reaktionen auf Impfstoff mit lebendem Masernvirus bei zuvor mit dem
toten Virus geimpften Kindern.
N Engl J Med; 277 (5): 248–251.
8. Buser, F., 1967.
Nebenreaktion auf Masern-Impfung: vermutetes Arthus-Phänomen.
N Engl J Med; 277 (5): 250–251.
9. Lennon, R. G. und Isaacson, P., 1967.
Verzögerte dermale Hypersensitivität nach Impfung mit totem Ma-
sernvirus.
J Pediatrics; 71 (4): 525–529.
10. Nader, P. R., Horwitz, M. S. und Rousseau, J., 1968.
Atypisches Exanthem nach Ansteckung mit natürlichen Masern.
11 Fälle von zuvor mit totem Impfstoff geimpften Kindern.
J Pediatrics; 72 (1): 22–28.
11. Barratta, R. O., Ginter, M. C., Price, M. A., Walker, J. W., Skinner,
R. G., Prather, E. C. und David, J. K., 1970.
Masern (Röteln) bei zuvor geimpften Kindern.
Pediatrics; 46 (3): 397–402.
12. Conrad, J. L., Wallace, R. und Witte, J. J., 1971.
Die epidemiologischen Ursachen, weshalb die Masern in den Ver-
einigten Staaten noch nicht ausgerottet sind.
Am J Public Health; 61 (11): 2304–2310.

13. Plotkin, S. A., 1973.
    Versagen des Masern-Impfschutzes.
    J Pediatrics, 82: 908–911.
14. Cherry, J. D., Feigin, R. D., Lobes, L. A. Jr., Hinthorn, D. R., Schackelford, P. G., Shirley, R. H., Lins, R. D. und Choi, S. C., 1972.
    Masern in städtischen Gebieten seit Einführung der Impfungen: eine klinische, epidemiologische und serologische Studie.
    J Pediatrics; 81: 217–230.
15. Cherry, J. D., Feigin, R. D., Schackelford, P. G., Hinthorn, D. R. und Schmidt, R., 1973.
    Klinische und serologische Untersuchung von 103 Kindern mit unwirksamer Masern-Impfung.
    J Pediatrics; 82: 802–808.
16. Linnemann, C. C., Hegg, M. E., Rotte, T. C. u.a. 1973.
    Masern IgM-Antwort während einer Re-Infektion früher geimpfter Kinder.
    J Pediatrics; 82: 798–801.
17. Landrigan, P. J. und Witte, J. J., 1973.
    Neurologische Störungen nach Impfung mit lebendem Masernvirus.
    J Am Med Ass; 223 (13): 1459–1462.
18. Karlsson, L. und Scheibnerova, V., 1991.
    Zusammenhang zwischen Unspezifischem Stresssyndrom, DPT-Impfungen und Tod im Kinderbett. Vorabdruck eines bei der 2. Impfkonferenz, 27.–29. Mai 1991, in Canberra gehaltenen Referates.
19. Roden, A. T., 1974.
    Anfälle nach Impfungen.
    Proc. Roy Soc Med; 67: 24.
20. Witte, J. J. und Axnick, N. W., 1975.
    Positive Ergebnisse nach 10 Jahren Masern-Impfung in den Vereinigten Staaten.
    Public Health Report, 90 (3): 205–207.
21. Rand, K. H., Emmons, R. W. und Merigan, T. C., 1976.
    Masern bei Erwachsenen: eine unvorhergesehene Impffolge?
    J Am Med Ass; 235: 1028–1031.
22. Bellanti, J. A., 1971.
    Biologische Bedeutung der sekretorischen Gamma-A-Immunglobuline.
    E. Mead Johnson Award Address.
    Pediatrics; 48 (5): 715–729.
23. Cherry, J. D., 1980.

Die „neue" Epidemiologie bei Masern und Röteln.
Hospital Practice; Juli 1980: 49–57.

24. Reuman, P. D., 1979.
Masern: kurz vor der Ausrottung?
Ann Int Med; 90 (6): 978–980.

25. Himman, A. R., 1979.
Möglichkeit und Verpflichtung zur Ausrottung von Masern in den Vereinigten Staaten.
J Am Med Ass; 242 (11): 1157–1162.

26. Nichols, E. M., 1979.
Atypische Masern: Das Problem besteht weiter.
Am J Public Health; 69 (2): 160–162.

27. Hardy, I. R. B., Lennon, D. R. und Mitchell, E. A., 1987.
Masern-Epidemie in Auckland 1984–85.
NZ Med J; 13. Mai: 273–275.

28. Gustafson, T. L., Lievens, A. W., Brunell, P. A., Moellenberg, R. G., Christopher, B. S., Buttery, M. G. und Sehulster, L. M., 1987.
Masernausbruch bei einer voll geimpften Population der Sekundarschule.
N Engl J Med; 316 (13): 771–774.

29. Frank, J. A., Orenstein, W. A., Bart, K. J., Bart, S. W., El-Tantawy, N., Davis, R. M., Hinman, A. R., 1985.
Haupthindernisse für die Elimination von Masern.
Am J Dis Child; 139: 881–888.

30. Black, F. L., Berman, L. L., Reichelt, C. A., de Pinheiro, P., Da Rosa, A. T., Figueira, F., Gonzales, E. S., 1984.
Unzureichende Masern-Immunität bei frühzeitig geimpften Kindern: Auswirkung von Nochmals-Impfungen.
Bull WHO; 62 (92): 315–319.

31. Lennon, J. L. und Black, F. L., 1986.
Maternal übertragene Masern-Immunität seit Bestehen des Impfschutzes für Mütter.
J Pediatrics; 108 (1): 671–676.

32. Koprowski, H., 1962.
Die Rolle der Hyperergie bei Masern-bedingter Enzephalitis.
Am J Dis Child; 103: 103–108.

33. Barclay, A. J. G., Foster, A. und Sommer, A., 1987.
Vitamin-A-Zuführung und Sterblichkeit bei Masern: Eine klinische Untersuchung mit Zufallsauswahl.
Br Med J; 294: 294–296.

34. Sommer, A., Tarwotjo, E., Djunaedi, F., 1986.
    Auswirkungen der Zuführung von Vitamin A auf Kindersterblichkeit:
    Kontrollierte Gemeindeuntersuchung mit Zufallsauswahl.
    Lancet; 1: 1169–1173.
35. Sommer, A., Katz, J. und Tarwotjo, E., 1984.
    Erhöhtes Risiko für Atemerkrankungen und Diarrhöe bei Kindern mit
    leichtem Vitamin-A-Mangel.
    Am J Clin Nutr; 40: 1090–1095.
36. Frieden, T. R., Sowell, A. L., Hening, K. J., Huff, D. L und Gunn, R. A.,
    1992.
    Vitamin-A-Spiegel und Schwere von Masern-Erkrankungen, New York
    City.
    Am J Dis Child; 146: 182–186.
37. Anonymus, 1992.
    Zwei MMR-Impfstoffe zurückgezogen.
    Lancet; 340: 722.
38. Weiss, R., 1992.
    Der Kampf gegen die Masern verliert eine starke Waffe.
    Science; 258 (23. Oktober): 546–547.

# 4. Mumps: Ist Prävention wirklich notwendig?

Mumps ist eine weit verbreitete Kinderkrankheit mit in den allermeisten Fällen mildem Verlauf. Es ist wünschenswert, dass Mumps in der frühen Kindheit durchgemacht wird, da die Krankheit bei Erwachsenen Meningitis und/oder Schäden an den Hoden, den Eierstöcken, den Gehörnerven oder an der Bauchspeicheldrüse verursachen kann. Und was genauso wichtig ist: Frauen bekommen weniger wahrscheinlich Eierstock-Krebs, wenn sie als Kinder Mumps gehabt haben (West 1966).

## 4.1 Impfstoffe sind unwirksam und gefährlich

Die Propaganda für Allgemeinimpfungen (die ohnehin von zweifelhaftem Wert für die Empfänger sind) hat die Einsicht in den enormen Wert der Kinderinfektionskrankheiten stets überschattet und unterdrückt. In ihrem Memorandum erklärt die Gruppe Schweizer Ärzte, die gegen Masern-, Mumps- und Röteln-Massenimpfungen Stellung nehmen:
„Wir haben den gesunden Menschenverstand verloren, der früher bei der Einstellung zu Kinderkrankheiten vorherrschte. Nur allzu häufig werden Fieber und Symptome erbarmungslos unterdrückt, wo es viel besser wäre, die Selbstverteidigungskräfte des Körpers zu stärken. Ein solches Verhalten kann nicht folgenlos bleiben …" [Albonico u. a. (1990)].
Die Geschichte der Mumps-Impfung ist eine Wiederholung der Geschichte der Impfungen gegen andere Kinderkrankheiten wie Masern, Röteln oder Keuchhusten. Jahrzehnt um Jahrzehnt haben medizinische Zeitschriften über Nebenwirkungen und Unwirksamkeit von Impfstoffen bei diesen Krankheiten berichtet, Seite an Seite mit Artikeln, die einen illusorischen Sieg im Kampf gegen diese Krankheiten behaupteten.
Über Mumps-Meningitis oder -Meningoenzephalitis schreibende Autoren stimmen darin überein, dass diese Erkrankungen im Allgemeinen bemerkenswert gutartig verlaufen. Ihr Auftreten ist gewöhnlich mit einer ein paar Tage anhaltenden Vergrößerung der Ohrspeicheldrüse verbunden, aber die Genesung folgt ohne Komplikationen in drei bis vier Tagen. In einigen Fällen gehen der Parotitis meningeale Symptome bis zu 10 Tage voraus.
Größere neurologische Komplikationen sind weit weniger verbreitet,

auch kann es beträchtliche Verzögerungen ihres Auftretens (bis zu 23 Tagen nach der Infektion) geben. Klinische Merkmale der Enzephalitis sind u. a. Schlafsucht, Reizbarkeit, Schwindel, Krämpfe, Kopfschmerz, Psychosen, Ataxie und Hemiplegie (Russel und Donald, 1958 u. a.). Das verbreitetste klinische Mumpssymptom ist indessen Parotitis (Vergrößerung der Ohrspeicheldrüse, gelegentlich auch der Hoden).

Wie bei anderen ansteckenden Kinderkrankheiten war die Versuchung, Mumps durch Impfungen zu verhindern, offenbar unwiderstehlich. Die ersten Impfstoffe wurden in den 50er Jahren entwickelt und getestet. Henle u. a. (1959) berichteten über Tests mit kommerziell produzierten Mumps-Impfstoffen, die man aus infizierten Hühnerembryos gewonnen hatte. Das Mumpsvirus wurde mit Formalin inaktiviert. Die Autoren kamen zu dem Schluss: *„Eine einzelne Dosis dürfte nicht ausreichen, bei einem signifikanten Prozentsatz anfälliger Individuen längerfristige Immunität zu erzielen."*

Die Untersuchung versuchte die Auswirkung wiederholter Dosen auf Krankheitshäufigkeit und Zahl der neutralisierenden Antikörper einzuschätzen und den optimalen Zeitraum zwischen den Injektionen festzustellen. Da die Autoren den Impfungen nur vorübergehenden Immunitätsschutz zutrauten, suchten sie sich kleine Kinder aus, die *„... noch ausreichend Gelegenheit haben würden, dauernde, auf einer natürlichen Infektion in der Kindheit beruhende Immunität zu erwerben".*

Der von der amerikanischen Cyanamid Company produzierte Impfstoff wurde in drei Heimen für Waisen und geistig behinderte Kinder getestet. In zwei Heimen betrug das Alter der Kinder 1–5 Jahre, im dritten 5–8 Jahre.

Interessant ist, dass in einem Heim in den drei Jahren vor dem Test kein Fall von Mumps registriert worden war, dass aber der erste Mumpsfall drei Monate nach Beginn des Experiments auftrat. Mehrere Monate während der Experimentierphase traten weitere Fälle auf. Kinder, die nur eine Injektion erhielten, bekamen Mumps mit einer etwas höheren Rate als ungeimpfte (31,8 % bzw. 30,2 %), während die Häufigkeit von klinischem Mumps 4,2 – 7,7 % bei Kindern betrug, die zwei oder mehr Dosen des Impfstoffs erhalten hatten. Mehrfach-Dosen verhinderten für eine Zeitdauer von mindestens sechs Monaten, dass 5 von 6 Kindern klinisch erkrankten.

Andererseits war die Rate der gesamten Infektionen (klinisch und subklinisch) hoch und von ähnlicher Größenordnung – 86–91 % – in allen Gruppen. Man muss sich daher fragen, ob es wirklich sinnvoll ist, die klinischen Symptome von Mumps durch Impfungen zu unterdrücken. Die negativen und unerwünschten langfristigen Folgen dieses Phänomens wurden von Ronne (1985) bei Masern dokumentiert. Ronne zeigte, dass Individuen, die keine richtigen klinischen Masern mit Hautausschlag entwickelt hatten, mit größerer Wahrscheinlichkeit Krebs und degenerative Erkrankungen der Knorpel und Knochen bekamen als Menschen, die richtigen Masern-Hautausschlag gezeigt hatten.

Weibel u. a. (1967) testeten einen Impfstoff mit lebendem, abgeschwächtem Mumpsvirus bei einer Gruppe von Kindern mit hohem sozioökonomischem Status. Ein Teil der gegen Mumps geimpften Kinder sowie Kontrollgruppen erhielten zusätzlich einen der respiratorischen Impfstoffe (Formalin-abgetöteten Respiratory-Syncytial-Virus, Parainfluenza-1-, -2- und -3-Viren und M. pneumoniae). Wieder gab es, wie in der vorhergehenden Untersuchung, einen Ausbruch von Mumps während des Experiments. Eine Anzahl von Kindern bekam Mumps innerhalb 16 Tagen nach den Impfungen. Diese Fälle wurden aber nicht mit ausgewertet, weil man annahm, dass sich *„bei solchen Kindern Mumps normalerweise infolge einer natürlichen Ansteckung entwickelte ... und das Auftreten von Mumps als Folge einer Impfung ausgeschlossen werden konnte"*. Doch bestand in Anbetracht des ähnlichen Phänomens bei dem vorhergehenden Experiment eine große Wahrscheinlichkeit, dass auch dieser Mumps-Ausbruch von den Impfungen verursacht war.

In einem darauf folgenden Artikel listeten Hilleman u. a. (1967) die Fälle von klinischem Mumps bei diesem Ausbruch auf (Figur 1). Es ist von größtem Interesse, dass mehrere Mumpsfälle (die Autoren spezifizierten nicht genau, wie viele) innerhalb 16 Tagen nach Beginn der Untersuchung auftraten und dass der Ausbruch mehrere Monate anhielt, wobei eine Kumulation bei 4 $\frac{1}{2}$ Monaten zu verzeichnen war. Der Umstand, dass die Autoren die Bedingungen dieses Ausbruchs manipulierten, indem sie die ersten Fälle aus ihren Berechnungen „ausschlossen", lässt ihre Auswertung des Experiments fragwürdig erscheinen. In ihrer Zusammenfassung schrieben sie, dass im Gegensatz zur Masern-Impfung, die Fieber und Hautausschlag bei einer Anzahl von Geimpften verursachen kann, der Mumps-Impfstoff keine klinisch nachweisbare Infektion zur Folge hat. Doch wird diese Feststellung durch das Auftreten mehrerer Fälle von klinischem Mumps innerhalb 16 Tagen nach den Impfungen widerlegt.

Eine ähnliche Manipulierung der Daten bei einer Untersuchung der Wirksamkeit von Mumps-Impfstoffen geschah während einer anderen Felduntersuchung eines Mumps-Impfstoffs mit dem Jeryl-Lynn-Level-B-Stamm des lebenden Mumpsvirus, wie sie von Sugg u. a. (1968) beschrieben wurde. 36 klinische Mumpsfälle traten bei geimpften Kindern auf, davon 28 zwischen 1 und 14 Tagen nach den Injektionen. Nur 3 Fälle traten zwischen 15 und 30 Tagen auf und 5 Fälle zwischen 31 und 180 Tagen. Im Gegensatz dazu traten von den 20 klinischen Mumpsfällen bei den ungeimpften (Placebogruppe) Kindern nur 4 zwischen 1 und 14, 3 zwischen 15 und 30 und 13 zwischen 31 und 180 Tagen auf.

Es ist sicher mehr als Zufall, dass bei beiden Untersuchungen eine große Anzahl von Kindern Mumps innerhalb 14 Tagen nach den Injektionen bekam, angeblich ganz unabhängig von den Impfstoffen. Nach meiner Meinung zeigen diese dokumentierten Fälle aber, dass eine Injektion des lebenden Impfvirus die Inkubationszeit abkürzt (wie für andere virale Impfstoffe belegt ist), und dass diese Fälle in Wirklichkeit impfbedingt sind. Diese Erklärung wird noch plausibler, wenn man bedenkt, dass in der Placebogruppe die gleiche niedrige Fallanzahl zwischen 1 und 14 Tagen und 15–30 Tagen auftrat. Zwischen 31 und 180 Tagen nach der Placebo-Injektion traten 3–4-mal so viele Fälle auf, was auf eine normale Inkubationszeit im Zusammenhang mit natürlicher Infektion hinweist.

Wenn, wie die oben erwähnten Autoren vermuten, alle 28 Mumpsfälle zwischen dem 1. und 14. Tag Fälle waren, bei denen Kinder nach Impfung mit dem Mumpsvirus nur zufällig Mumps bekamen, dann hätten auch bei der Placebogruppe höhere Zahlen mit klinischem Mumps auftreten müssen. Das war aber nicht der Fall.

Ein anderer interessanter Befund war, dass 65 % der vor den Impfungen auf Antikörper-Spiegel untersuchten Personen Immunität gegenüber Mumps aufwiesen.

Gunby (1980) berichtete über das Auftreten von atypischem Mumps bei vorher geimpften Kindern während eines Mumpsausbruchs. Unter den Symptomen waren Fieber, Appetitlosigkeit, Übelkeit, Abgeschlagenheit und ein 24-stündiger erythematöser, papulöser Hautausschlag, der überall außer am Kopf, am Hals, den Handflächen und Fußsohlen auftrat.

Ein Kinderarzt an der Medizinischen Fakultät der University of Arkansas, Dr. Yamauchi, untersuchte fünf Fälle dieser merkwürdigen Krankheit und kam zu dem Schluss, es handle sich um atypischen Mumps. Alle fünf Kinder waren lange, bevor sich ihre Symptome entwickelt hatten, gegen Mumps geimpft worden. Sein Fazit ergab folgende Fakten:

1. Obwohl bei keinem der fünf Patienten ein Mumpsvirus gefunden wurde, wiesen alle einen um das Vierfache oder noch mehr veränderten Antikörper-Spiegel in Bezug auf das Mumpsvirus auf (vom akuten Stadium der Krankheit bis zur Rekonvaleszenz).

2. Trotz intensiver serologischer Untersuchungen wurde bei den Patienten kein anderes potentiell ursächliches Virus gefunden.

3. Die Krankheit trat auf, während „ein wildes, natürliches Mumpsvirus bei nicht geimpften Schulkameraden der fünf Patienten zirkulierte".

4. Die erkrankten Kinder waren fünf bis sieben Jahre zuvor gegen Mumps geimpft worden, doch zu verschiedenen Zeiten, an verschiedenen Orten und mit Impfstoffen verschiedener Herkunft.
5. Ein Versagen der Impfstoffe scheint unwahrscheinlich, da alle fünf Kinder über Antikörperspiegel verfügten, die eine vorhergehende Ansteckung durch das Mumpsvirus-Antigen nahelegten und keine der Impfstoffmengen, aus denen sie ihre Injektionen erhalten hatten, als fehlerhaft eingestuft worden war.

Alle fünf Patienten erhielten Impfstoff mit Jeryl Lynn lebendem, abgeschwächtem Mumpsvirus, von dem man annimmt, dass es bei 95–98 % der Rezipienten protektive Antikörper-Spiegel erzeugt. Trotzdem hatte ein von der FDA eingesetzter Expertenausschuss die Sicherheit und Wirksamkeit des Impfstoffes noch bestätigt und seine entschiedene Anwendung bei Kinder-Impfprogrammen in den Vereinigten Staaten empfohlen. Dr. Yamauchi kam zu dem Schluss, die zuvor geimpften Kinder hätten ihre Anworten auf das wilde Mumpsvirus geändert und es habe sich ein neues Spektrum klinischer Symptome bei diesen Kindern entwickelt.

Fiumara und Etkind (1982) beschrieben einen Mumpsausbruch in Westwood, Massachusetts, 1981. Insgesamt gab es 33 Fälle, von denen 29 geimpft waren. 2 waren ungeimpft, und bei einem wusste man es nicht.

Die Autoren behaupteten, die Wirksamkeit des monovalenten Impfstoffs habe 100 % betragen. Doch zeigt ein Blick auf ihre Tabellen ein ganz anderes Bild. Die Gesamtzahl der Schüler in den betroffenen Klassen (9–12) war 1043. Von diesen waren 455 mit monovalentem Impfstoff und 438 mit MMR-Impfstoff geimpft. 130 waren nicht geimpft. Die Wahrscheinlichkeit, Mumps zu bekommen, war bei diesen beiden Gruppen dieselbe – 2,6 % (2 von 130 ungeimpften und 29 von 893 geimpften Kindern). Die Impfung stellte nicht den geringsten Schutz dar, auch wenn 97,41 % der geimpften Kinder die Krankheit nicht bekamen. Denn auch 97,4 % der nicht geimpften Kinder bekamen bei diesem Ausbruch keinen Mumps.

Dieser Ausbruch beweist sehr klar, dass es andere Faktoren als die Anwesenheit von Antikörpern gibt, die einen Menschen jederzeit vor Mumps bewahren.

MMWR (27. Juli 1983) berichtete von einem Ausbruch mit 63 Mumpsfällen in sechs Schulen (Atlantic County, New Jersey). Diese 63 Fälle bedeuteten einen 40 %igen Anstieg im Vergleich zu den Mumpsfällen des vorgehenden Jahres. Vor dem Jahr 1978 war Mumps-Impfung beim Schuleintritt in New Jersey noch nicht erforderlich gewesen. Doch seit 1978 wurde Mumps-Impfung beim Schuleintritt von siebenjährigen oder jüngeren Kindern verlangt. Die Untersuchung ergab, dass die Bereitschaft zu

Impfungen 95% betragen hatte und dass geringe Bereitschaft nicht der Grund für diesen Ausbruch gewesen sein konnte.

Ebenso wie Mumps selbst mit Meningitis in Zusammenhang gebracht werden kann, gilt das auch für den Mumps-Impfstoff. Natürliche und Impfstämme von Mumps-Viren sind neurotropisch und meningotropisch.

Gray und Burns (1989) bestätigten, dass nicht das wilde Virus, sondern der Impfstoff-Stamm impfbedingte Mumps-Meningitis erzeugt. Das aus dem Liquor 21 Tage nach der Impfung isolierte Virus war identisch mit dem Impfstoff-Stamm (Urabe Am 9).

Bottiger (1987) berichtete über 19 Fälle mit schweren neurologischen Folgen in Schweden (1982–1984), wahrscheinlich oder möglicherweise assoziiert mit dem Jeryl-Lynn-Mumps-Stamm. 18 Patienten wurden wieder vollständig gesund.

Ehrengut (1989) beschrieb 27 Fälle impfbedingter neurologischer Komplikationen in Deutschland mit Jerryl-Lynn- und Urabe-Am-9-Stämmen.

Von Muhlendahl (1989) schrieb über 8 Fälle von durch Urabe-Am-9-Impfstoff bedingter Meningitis in Kanada und einen Fall in Deutschland und wies darauf hin, dass die Inkubationszeit dieser impfbedingten Meningitis 21 Tage betragen habe. Bei einem der Patienten waren Echoviren von den Lymphknoten kultiviert worden, und das Kind starb am 10. Tag nach der Impfung. Von Muhlendahl ist der Ansicht, man müsse Eltern vor einer Impfentscheidung nicht über das Risiko informieren.

Forsey u. a. (1992) fanden Mumps-Viren bei Fällen von Parotitis und Meningitis nach MMR-Impfungen. Sie bestätigten, dass Mumps-Impfviren (Urabe und Jerryl Lynn) bei Meningitis-Fällen nach Impfungen isoliert worden seien.

Arday u. a. (1989) analysierten die Verhältnisse in der US-Army in Bezug auf Mumps-Krankenhausaufenthalte für die Jahre 1980 bis 1986. Die Mumpsraten sanken von 3,85 pro 100 000 aktive Soldaten im Jahr 1980 auf 1,28 im Jahr 1985. Doch betrug die Mumpsrate 1986 6,65 pro 100 000. Drei viertel der Fälle traten bei Soldaten mit drei oder weniger Dienstjahren auf. Die berichteten Komplikationen waren mild.

Eine Kosten-Nutzen-Rechnung für Impfungen aller Soldaten zeigte, dass die Krankenhauskosten für Mumpsfälle (61 525 $) um den Faktor 4,7 niedriger waren als die Kosten einer jährlichen Impfung (286 789 $). Die Häufigkeit der Mumps-Erkrankungen müsste 15 pro 100 000 erreichen, bevor die Ersparnisse aufgrund entfallener Krankenhausaufenthalte den Kosten jährlicher Impfungen gleichkämen. Nur die Impfung anfälliger Individuen würde Nutzen bringen.

Champagne und Thomas (1988) berichteten von einem Fall von Mumps-

Meningitis bei einem 14-jährigen Mädchen ohne vorhergehende MMR-Impfung nach einer Injektion des Trivirix-Impfstoffs.

Es wurde ein Mumpsvirus identifiziert, doch war es angeblich nicht möglich, zu entscheiden, ob es sich um einen wilden Mumpsvirusstamm oder um einen Impfvirusstamm handelte.

Falk u. a. (1989) untersuchten die Mumps-Epidemiologie in Südalberta (Kanada) in den Jahren 1980 bis 1982. Das Ergebnis war, dass Mumps in Kanada eine im Allgemeinen mild verlaufende Krankheit ist, meist in sehr jungen Jahren auftritt, keine belegte Sterblichkeit aufweist und nur wenige Krankenhausaufenthalte verursacht. Weniger als 20% der Bevölkerung sind, bevor sie erwachsen werden, anfällig dafür. Eine sehr hohe Mumpsrate ist klinisch inapparent, und bei vielen Infektionen mit lediglich Atemsymptomen entwickelte sich Mumpsimmunität. (Hippokrates führte Atemsymptome auf mumpsartige Krankheiten zurück). Eine Notwendigkeit, gegen Mumps zu impfen, schien nicht gegeben. Doch hielt man trotz des milden Verlaufs der Krankheit ein Impfprogramm für alle Kinder mit Masern-, Mumps- und Röteln-Impfstoff für kosteneffektiv.

Gray und Burns (1989) beschrieben einen Fall von Mumps-Meningitis bei einem dreijährigen Mädchen. Das Kind erhielt eine volle Diphtherie-, Tetanus- und Keuchhusten-Impfung sowie Poliomyelitis-Schluckimpfung und hatte 21 Tage vor Ausbruch seiner Krankheit den MMR- (Pluserix-)-Impfstoff erhalten. Seine Temperatur stieg auf 38°C, es war schläfrig, reizbar und zeigte milde meningeale Irritation. Es wurde mit Paracetamol (?!?) behandelt und gesundete nach acht Tagen. Die Autoren empfahlen den Allgemein- und Kinderärzten, besonders auf die (seltene) Mumps-(Impf-)-Meningitis zu achten.

Nalin (1992) schrieb, dass

*„keine Steigerung der Immunogenität oder des Schutzes durch eine erhöhte Reaktogenität auf den Impfstoff des Urabe-Stamms belegt werden konnte … tatsächlich weisen mehrere Untersuchungen darauf hin, dass Urabe-Meningitis ein Zeichen für eine allgemein erhöhte Reaktogenität auf den Urabe-Impfstoff sein kann, mit u. a. einer hohen Rate von impfbedingtem Mumps, Lymphadenopathie, Fieber, Unruhe und Erbrechen. "*

Die Ursache dafür könnte sein, dass der Urabe-Stamm zu wenig abgeschwächt ist, doch ist es vielleicht von einiger Bedeutung, dass Nalin (a. a.O.) eine Arzneimittelfirma angab, die einen bestimmten Mumps-Impfstoff produziert, während der Urabe-Stamm von einer anderen Firma auf den Markt gebracht wurde.

1988 wurde ein interessanter Artikel von Cochi u. a. über die Möglichkeit des relativen Wiederauflebens von Mumps in den Vereinigten Staaten ver-

öffentlicht. Die Autoren schrieben, der Impfstoff mit dem lebenden Mumpsvirus sei 1967 lizensiert worden, doch habe es ein ganzes Jahrzehnt gedauert, bis regelmäßige Impfungen damit durchgeführt wurden, und die
Akzeptanz sei nur allmählich gestiegen. Trotz der niedrigen Akzeptanz sank
aber die Mumpshäufigkeit. Doch seit 1986 war in den USA ein Wiederaufleben von Mumps zu verzeichnen, charakterisiert durch eine steigende Anzahl von Schülern der Realschulen und High-Schools, die die Krankheit
bekamen.

Trotz der gegenteiligen Behauptungen von Cochi u. a. ist belegt, dass
Mumps sowohl bei geimpften als auch bei ungeimpften Personen auftrat.
Nach ihrer Auffassung muss das relative Wiederaufleben von Mumps in den
Vereinigten Staaten darauf zurückgeführt werden, dass nicht alle anfälligen
Personen geimpft waren.

Doch wird diese Ansicht durch die publizierten Informationen über
Mumpshäufigkeit und Impfraten nicht gestützt. Diese waren in der beschriebenen Periode sehr hoch [auch laut Cochi u. a. (1988) waren 80 Millionen Dosen verabreicht worden].

Chaiken u. a. (1987) zeigten ganz unabhängig davon denselben Sachverhalt auf, dass nämlich, solange die Impfbereitschaft niedrig war, auch
Mumps seltener vorkam. Sobald die Bereitschaft stieg, vor allem aufgrund
forcierter Impfungen, traten sehr auffällige Mumpsausbrüche auf. 1983
brach im Egg-Harbor-Township-Schuldistrikt in Atlantic City eine Mumps-
Epidemie aus, mit 40 % mehr Erkrankungen, als die Gesamtzahl der
Mumpsfälle bei Schulkindern im ganzen Staat im Jahr zuvor betragen
hatte.

Trotz der Tatsache, dass viele Fälle bei geimpften Kindern auftraten (in
der 6. Klasse waren 12 von 13 Kindern geimpft), und trotz der Schlussfolgerung, dass dieser Ausbruch nicht durch die geringe Bereitschaft zur Schul-
impfung bedingt war, wurde noch während des Ausbruchs eine massive
Impfkampagne gestartet.

Nur eins der 11 nicht geimpften Kinder bekam keinen klinischen Mumps.
Die Krankheitsrate bei geimpften und ungeimpften Kindern betrug 7 bzw.
9 %.

Sullivan u. a. (1985) erbrachten unfreiwillig den Beweis für dasselbe
Phänomen: den Anstieg von Mumps-Erkrankungen, nachdem Mumps-Imp-
fungen für Schulkinder Pflicht geworden waren. Solange die Häufigkeit der
Mumps-Erkrankungen niedrig war, verlangten 1976 nur zwei Staaten
Mumps-Impfungen, während 1983 schon 30 Staaten auf Mumps-Impfungen
als Voraussetzung für den Schuleintritt bestanden.

Ein anderes interessantes Beispiel für die irrigen Vorstellungen über

Wirkung und Wirksamkeit von Mumps- (Masern-, Mumps- und Röteln-)-Impfungen ist die von Peltola u. a. (1986) veröffentlichte Arbeit. Die Autoren behaupteten, die Durchführung eines Impfprogramms zur Ausrottung von Masern, Mumps und Röteln in Finnland, das im November 1982 startete, habe unmittelbar zu einem drastischen Rückgang der Häufigkeit von Mumps geführt.

Ihre Figur 1 zeigt die Häufigkeit von Masern, Mumps und Röteln, soweit sie zwischen Januar 1980 und April 1985 den staatlichen Gesundheitsbehörden gemeldet wurden. Die Tabelle zeigt, dass die Häufigkeit von Mumps von 1980 an drei Jahre lang vor dem Beginn der Impfungen stetig sank und dass sich diese Tendenz im gleichen Tempo auch nach den Allgemeinimpfungen fortsetzte. Es gibt in dieser Graphik nichts, was die Annahme der Autoren, die Mumps-Impfungen seien wirksam gewesen, unterstützen würde. Dasselbe gilt für Masern und Röteln. Was Röteln betrifft, so gab es Anfang 1985 einen plötzlichen Anstieg, was die kurz zuvor in ganz Skandinavien ausgebrochene Röteln-Epidemie widerspiegelt. Das liefert weiteres Beweismaterial für den Schluss, dass die Impfungen die Häufigkeit und den allgemeinen Abwärtstrend bei der Häufigkeit der Röteln-Erkrankungen nicht beeinflussten. Ganz im Gegenteil, es lässt sich behaupten, dass die intensivierten Impfungen die Häufigkeit gegen den natürlichen Abwärtstrend, der sich seit mindestens 1980 abzeichnete, in die Höhe trieben.

Von Januar bis Juli 1987 brach eine Mumps-Epidemie in Chicago aus. Insgesamt 106 Fälle traten bei Personen älter als 20 Jahre auf. Diese Epidemie kulminierte mit einem größeren Mumpsausbruch (119 Fälle) an der Chicagoer Aktienbörse [Kaplan u. a. (1988)]. Drei dieser Erwachsenen hatten den Nachweis einer Immunisierung erbracht. Das Alter reichte von 17 bis 70 Jahren. Interessant ist diese Epidemie auch insofern, als sie nach intensiver Propaganda für Mumps-Impfungen auftrat.

Es ist charakteristisch, dass das Jahrzehnt von 1967 bis 1977 mit sehr wenig Mumps-Impfungsaktivität auch ein Jahrzehnt sehr geringer Mumpshäufigkeit war. Damit ist klar erwiesen, dass der dokumentierte Anstieg der Mumpshäufigkeit in den Vereinigten Staaten in den 80er Jahren auf die weit verbreiteten Impfungen zurückgeht.

Wie versessen aber die Impfpraktiker trotz aller Nebenwirkungen auf ihre Impfungen sind, belegt sehr gut eine kleine Notiz im „Lancet" (2. Januar 1993). Aufgrund von Meningitis im Zusammenhang mit Masern-, Mumps-, Röteln-Impfungen wurden im Vereinigten Königreich zwei kombinierte Masern-, Mumps-, Röteln-Impfstoffe, die den Urabe-Mumpsvirusstamm enthielten, zurückgezogen. Trotzdem kündigte die Herstellerfirma dieser Impfstoffe an, sie werde weiterhin Impfstoffe mit dem Urabe-Mumpsstamm produzieren und zur Verfügung stellen, damit laufende Impfprogramme in Gebieten, wo kein alternativer Mumps-Impfstoff verfügbar sei, nicht unterbrochen werden müssten.

## 4.2 Quellennachweis

1. West, R. O., 1966.
   Epidemiologische Untersuchungen von Erkrankungen der Eierstöcke.
   Cancer; Juli: 1001–1007.
2. Russel, R. R. und Donald, J. C., 1958.
   Die neurologischen Komplikationen von Mumps.
   Br Med J; 5. Juli: 27–30.
3. Albonico, H., Klein, O., Grob, C. und Pewsner, D., 1990.
   Impfkampagne gegen Masern, Mumps und Röteln.
   Ein zwingend notwendiges Projekt für eine zweifelhafte Zukunft?
   Proklamation der Ärztearbeitsgruppe für selektive MMR-Impfungen.
   Unpubliziert.
4. Henle, W., Crawford, M. N., Henle, G., Faz Tabio, H., Deinhardt, F., Chabau, A. G. und Olshin, I. J., 1959.
   Untersuchungen über Mumps-Prävention. VII. Bewertung des Dosiszeitplans für inaktivierten Mumps-Impfstoff.
   J Immunolgy; 83: 17–28.
5. Ronne, T., 1985.
   Masernvirus-Infektion ohne Hautausschlag in der Kindheit und Erkrankungen im Erwachsenenalter.
   Lancet; 5. Januar: 1–5.
6. Weibel, R. E., Stokes, J., Buynak, E. B., Whitman, J. E. und Hilleman, M. R., 1967.
   Impfstoff mit lebendem, abgeschwächtem Mumpsvirus.
   N Engl J Med; 276 (5): 245–251.
7. Sugg, W. C., Finger, J. A., Levine, R. H., und Pagano, J. S., 1968.
   Auswertung von Feldforschungen über den lebenden Mumpsvirus-Impfstoff.
   J Pediatr; 72 (4): 461–466.
8. Hilleman, M. R., Weibel, R. E., Buynak, E. B., Stokes, J. und Whitman, J. E., 1967
   Impfstoff mit lebendem, abgeschwächtem Mumpsvirus.
   4. Wirksamkeit des Impfschutzes – Auswertung einer Feldstudie.
   N Engl J Med; 276 (5): 252–258.

9. Gunby, P., 1980.
   „Atypischer" Mumps kann nach Impfungen auftreten.
   J Am med Ass; 243 (23): 2374–2375.
10. Fiumara, N. J. und Etkind, P. H., 1982.
    Mumps-Ausbruch in Westwood, Massachusetts – 1981.
    Epidemiologische Bemerkungen und Berichte.
    MMWR; 33 (29): 421–430.
11. Fiumara, N. J. und Etkind, P. H., 1982.
    Mumps-Ausbruch – New Jersey.
    MMWR; 33 (29); 421–430.
12. Gray J. A. und Burns, S. M., 1989.
    Mumps-Meningitis nach Masern-, Mumps- und Röteln-Impfung.
    Lancet; 2: 98.
13. Gray J. A. und Burns, S. M., 1989.
    Mumps-Meningitis nach Mumps-Impfungen.
    Lancet; 2: 927.
14. Bottiger, M., Christenson, B., Romanus, V., Taranger, J. und Strandell, A., 1987.
    Schwedische Erfahrungen mit einem Zwei-Dosen-Impfprogramm zur Eliminierung von Masern, Mumps und Röteln.
    Br med J; 295: 264–267.
15. Ehrengut, W., 1989.
    Mumps-Impfstoff und Meningitis.
    Lancet; 2: 751.
16. Von Muhlendahl, K. E., 1989.
    Mumps-Meningitis nach Masern-, Mumps- und Röteln-Impfungen.
    Lancet; 12. August: 394.
17. Anonymus, 1989.
    Mumps-Meningitis und MMR-Impfungen.
    Lancet; 28. Oktober: 1015–1020.
18. Thomas, E., 1988.
    Ein Fall von Mumps-Meningitis: eine impfbedingte Komplikation?
    Can Med Assoc J; 138 (15. Jan.): 135.
19. Forsey, T., Bentley M. K. und Minor, P. D., 1992.
    Mumps-Impfungen und Meningitis.
    Lancet; 340: 980.
20. Arday, D. R., Kanjarpane, D. D. und Kelley, P. W., 1989.
    Mumps in der US Army 1980–86: Sollten Rekruten geimpft werden?
    Am J Dis Child; 79 (4): 471–474.

21. Champagne, S. und Thomas, E., 1988.
    Ein Fall von Mumps-Meningitis: eine impfbedingte Komplikation?
    Can Dis Weekly Rep; 13–35: 155–156.
22. Falk, W. A., Buchan, K., Dow, M., Garson, J. Z., Hill, E., Nosal, M.,
    Tarrant, M., Westbury, R. C. und White, F. M. N., 1989.
    Mumps-Epidemiologie in Südalberta.
    Am J Epidemiol; 130 (4): 736–749.
23. Nalin, D. R., 1992.
    Bewertung von Mumps-Impfstoffen.
    Lancet; 1. Febr.: 305.
24. Cochi, S. L., Preblud, S. R., Orenstein, W. A., 1988.
    Möglichkeit eines relativen Wiederauflebens von Mumps in den Ver-
    einigten Staaten.
    Am J Dis Child; 142, Mai: 499–507.
25. Chaiken, B. P., Williams, N. M., Preblud, S. R., Parkin, W. und Altman,
    R., 1987.
    J Am Med Ass; 257 (18): 2455–2458.
26. Sullivan, K. M., Halpin, T. J., Kim-Farley, R. und Marks, J. S., 1985.
    Mumps-Erkrankungen und ihre gesundheitlichen Auswirkungen: Be-
    richt über einen Mumps-Ausbruch.
    Pediatrics; 76 (4): 533–536.
27. Peltola, H., Kurki, T., Virtanen, M., Nissinen, M., Karanko, V., Hukka-
    nen, V., Penttinen, K. und Heinonen, O. P., 1986.
    Sofortige Auswirkung des landesweiten Impfprogramms in Finnland
    auf endemische Masern, Mumps und Röteln.
28. Kaplan, K. M., Marder, D. C., Cochi, S. L. und Preblud, S. R., 1988.
    Mumps am Arbeitsplatz. Weitere Belege für Veränderungen der Epi-
    demiologie einer durch Impfungen zu verhindernden Kinderkrankheit.
    J Am Med Assoc; 260 (10): 1434–1438.
29. Anonymus, 1993.
    Urabe bleibt.
    Lancet; 341: 46.

# 5. Röteln: ein weiteres nutzloses, gefährliches Experiment

Röteln sind eine ungefährliche Infektionskrankheit. Die große Mehrzahl der Bevölkerung bekommt Röteln und entwickelt lebenslange wirksame Immunität dagegen. Nebeneffekte sind äußerst selten. Die schwersten Nebenwirkungen treten auf, wenn eine Frau im ersten Drittel der Schwangerschaft Röteln bekommt, weil das Rötelnvirus Deformationen am Fötus verursachen kann.

In den USA wurde 1969 ein Röteln-Impfstoff lizensiert. Doch sind seine Wirksamkeit und Sicherheit weiterhin sehr fragwürdig.

Wie Cherry (1980) schrieb, gab es trotz einer Verteilung von über 83 Millionen Dosen Röteln-Impfstoff seit 1969 einen periodischen Anstieg der Krankheitshäufigkeit. Auch zeigte sich eine Verschiebung bei den für Röteln anfälligen Altersgruppen. *„Im Wesentlichen haben wir die Krankheit bei Personen mit 14 Jahren und jünger im Griff, lassen ihr aber bei 15-jährigen und älteren freien Spielraum. Natürlich ist der Zweck der Röteln-Impfung nicht Prävention der Röteln selbst, sondern Prävention des angeborenen Röteln-Syndroms. Seit 1969 und 1970 , als das National Congenital Rubella Register des CDC 78 bzw. 90 Fälle verzeichnete, ist die Zahl der Fälle gesunken und blieb relativ stabil auf einem Niveau von 30 bis 40 Fällen pro Jahr (die Daten für etwa die letzten drei Jahre müssen als unvollständig betrachtet werden, da man das Syndrom im Allgemeinen nicht immer erkannte).*

*Dieser Rückgang bei angeborenen Röteln ist seltsam, da die Anzahl der Infektionen bei Frauen im gebärfähigen Alter gleich geblieben ist. Er ist vielleicht künstlich bedingt und lässt sich durch den Rückgang der Fruchtbarkeitsrate in den Vereinigten Staaten sowie häufigerer therapeutischer Schwangerschaftsabbrüche erklären. Jedenfalls ist deutlich, dass die anscheinend stabile Kontrolle angeborener Röteln noch trügerisch ist."*

Cherry (1980) schnitt also mehrere wichtige Themen an:
- Röteln-Impfungen waren unwirksam in Bezug auf die geplante Ausrottung der Röteln (auf S. 56 sagt Cherry, Reinfektionen seien bei Patienten mit impfstoffbedingten oder natürlichen Antikörpern beobachtet worden),
- Impfungen treiben das Alter der an Röteln Erkrankten hinauf. Die Patienten befinden sich jetzt in Altersgruppen, wo Röteln unerwünscht sind, und

137

- obwohl der Zweck der Röteln-Impfung die Prävention des angeborenen Röteln-Syndroms ist, war für den Rückgang dieses Syndroms in Wirklichkeit ein anderer Faktor verantwortlich – nämlich freiwilliger Schwangerschaftsabbruch.

Warum sollte man also die Impfungen gegen diese normalerweise unschädliche Krankheit fortsetzen, besonders wenn man die gut dokumentierten Nebenwirkungen der Impfungen mit den verfügbaren Impfstoffen berücksichtigt?

Bei Kindern wurden nach Röteln-Impfungen Hautausschlag und Lymphadenopathie beschrieben, ebenso vorübergehende Arthritis [Cooper u. a. (1969)] und Schmerzen in Handgelenken, Händen und Knien, einhergehend mit Verkrümmungen [Kilroy u. a. (1970)].

Gilmartin u. a. (1972) beschrieben 36 Kinder mit Myeloradikuloneuritis-Syndrom nach einem Massenimpfprogramm gegen Röteln. Mit ähnlicher Häufigkeit trat diese Reaktion bei Kindern auf, denen man den HPV-77-DK12-, HPV-77-DE5- und Cendehill-Impfstoff verabreicht hatte. Die höchste Reaktionshäufigkeit wurde bei Vorschulkindern beobachtet und trat bis zu sechs Wochen nach den Impfungen auf. Bei vielen Kindern meldeten sich die Gelenkschmerzen über eine lange Zeitperiode immer wieder. Anormale Nervenleitungsgeschwindigkeit war ebenfalls ein durchgängiger Laborbefund.

Spruance u. a. (1972) beschrieben regelmäßig wiederkehrende Gelenkschmerzen bei sechs bis acht Monate alten Kindern, nachdem sie mit dem HPV-77-Hundenieren-Röteln-Impfstoff geimpft worden waren. Die Symptome traten zwei bis sieben Wochen nach der Impfung auf, und es gab regelmäßige, ein bis sieben Tage dauernde Schmerzattacken in Ein- bis Dreimonats-Intervallen.

Die Frage der Wirksamkeit des Röteln-Impfstoffs wurde schnell zu einem heißen Thema, genau wie bei den anderen Impfstoffen: Bei Röteln-Epidemien war ein großer Prozentanteil der Opfer geimpft [Rauh u. a. (1972)]. Trotzdem empfahlen auch diese Verfasser wie andere mit dem Impfproblem befasste Autoren intensivierte Röteln-Impfungen.

Klock und Rachelefsky (1973) beschrieben eine Röteln-Epidemie (über 1000 Fälle) zwischen Januar und Mai 1971 in Casper, Wyoming. Sie trat neun Monate nach einem Röteln-Impfprogramm auf, bei dem 83 % der Grundschul- und 52 % der Vorschulkinder geimpft worden waren. Die Hypothese, dass eine Anzahl Kinder im vorpubertären Alter mit hoher Immunität die Ausbreitung der Röteln in der übrigen Bevölkerung verhindern würde, erwies sich angesichts dieser Epidemie als falsch.

138

Rachelefsky und Herrmann (1974) berichteten über ein Syndrom angeborener Röteln nach der oben erwähnten Rötelnepidemie in einer teilweise geimpften Bevölkerungsgruppe. 24 Frauen bekamen serologisch nachgewiesene pränatale Röteln-Infektion – sieben klinisch, 17 klinisch nicht sichtbar. Kein Kind mit angeborenen Defekten wurde geboren. Es gab keinen Anstieg bei Totgeburten oder Abgängen. Die Autoren kamen zu dem Ergebnis, dass durch Röteln-Impfung bedingte Immunität, wenngleich nicht ausreichend zur Prävention, wahrscheinlich doch das Auftreten fötaler Infektionen und angeborener Deformationen reduziere.

Dieser Schluss ist jedoch höchst hypothetisch, da er die veröffentlichten Beobachtungen nicht berücksichtigt, dass das angeborene Röteln-Syndrom bei schwangeren Frauen nach Ansteckung mit dem Rötelnvirus nicht immer auftritt. Auch zogen die Autoren die geringe Anzahl der von ihnen untersuchten Fälle nicht in Betracht.

Modlin u. a. (1975) überprüften fünfjährige Erfahrungen mit Röteln-Impfungen in den Vereinigten Staaten. Einerseits behaupteten sie einen Rückgang bei gemeldeten Röteln und angeborenem Röteln-Syndrom seit 1969, was mit den allgemeinen Röteln-Impfungen Hand in Hand gehe, und behaupteten auch, die Impfungen gewährten dauerhaften Schutz. Andererseits räumten sie ein, es habe auch Reinfektionen nach Röteln-Impfungen gegeben. Sie schrieben außerdem, es gebe eine geringe, doch signifikante Häufigkeit negativer Reaktionen und ein gewisses Risiko für während der Schwangerschaft geimpfte Frauen. Auch behaupteten sie, Röteln-Impfungen, wie sie „gegenwärtig durchgeführt werden", seien sicher und wirksam.

Das Wort „gemeldet" ist natürlich bei der Interpretation von Berichten wie diesem sehr bedeutsam. Die allgemeine, chronisch unzureichende Meldepraxis bei Infektionskrankheiten nach der Einführung von Impfungen jeder Art in den Vereinigten Staaten ist wohl bekannt und oft kritisiert worden [New York Times, The Doctor's World, 7. 10. 90)].

In dieser Hinsicht befinden sich Modlin u. a. (1975) ganz in Übereinstimmung mit den Tatsachen. Doch ist die durch mangelhafte Meldepraxis bedingte kleine Anzahl der Fälle keinesfalls eine Widerspiegelung der Realität und kann es auch nicht sein. Auch traten Rötelnausbrüche nicht nur bei ungeimpften Populationen auf, wie Modlin u. a. (1970) behaupten. Horstman u. a. (1970), Abrutyn u. a. (1970), Chang u. a. (1970) und viele andere berichteten über Röteln-Ausbrüche bei stark geimpften Populationen.

In Australien wurde eine sehr wichtige Untersuchung über Röteln-Impfungen von Dr. Beverly Allan durchgeführt und veröffentlicht. 1973 veröffentlichte sie ihren Bericht über zwei Experimente mit dem Cendevax-Röteln-Impfstoff bei Armeerekruten, die man wegen ihrer in Bluttests ermittelten fehlenden Immunität ausgesucht hatte.

Die Männer produzierten Antikörper gegen Röteln, nachdem ihnen Cendevax (ein abgeschwächtes Rötelnvirus) verabreicht worden war. Sie wurden dann in ein Lager geschickt, in dem es alljährlich einen Röteln-Ausbruch gab. Drei bis vier Monate nach der Impfung bekamen 80% der Männer die Röteln. Ein weiteres, kurz nach dem Armee-Experiment mit geistig Behinderten in Heimen durchgeführtes Experiment erbrachte auch hier, dass der Impfstoff keinen Schutz gegen Röteln gewährt.

Wie Kalokerinos und Dettman (1978) berichten, ließ Sir Henry Yellowlees eine Erklärung im „London Daily Telegraph" (26. Februar 1976) erscheinen und schickte einen Brief an alle Ärzte, des Inhalts, dass trotz hoher Impfzahlen kein sichtbarer Rückgang der Anzahl von Babys mit angeborenem Röteln-Defekt zu erkennen sei.

Forrest und Menser (1977) berichteten über einen Fall, wo Röteln-Impfungen keinen Schutz gegen das angeborene Röteln-Syndrom gewährt hatten. Sie wiesen auch darauf hin, dass etwa 5% der geimpften Personen nicht serokonvertieren. Die Dauer der impfbedingten Immunität ist nicht bekannt. Auch können klinische Reinfektionen bei geimpften Personen auftreten. Ein zweiter Stamm des Rubella-Impfstoffs – RA 27/3 – scheint beim Schutz gegen Reinfektionen wirksamer zu sein.

In den 80er Jahren erschien eine Anzahl von Artikeln, in denen über hartnäckig andauernde Röteln-Infektionen, mit Röteln assoziierte Arthritis und andere Nebenwirkungen berichtet wurde. Chantler und Ford (1982) schrieben, akute Polyarthritis sei eine häufige Erscheinung sowohl bei natürlicher Infektion mit dem Rötelnvirus als auch bei Impfungen mit dem abgeschwächten Rötelnvirus.

Sie erwähnten einen Arthritisfall nach einer natürlichen Infektion und sechs Erkrankungen nach Impfung mit HPV-77-DE5-Impfstoff, die bis zu sechs Jahren anhielten.

Herrmann u.a. (1982) untersuchten die Anzahl von Antikörpern zehn Jahre nach Röteln-Impfungen mit drei unterschiedlichen Impfstoffen bei 5153 Kindern auf den Inseln Kauai und Hawaii. Ihre Tabelle zeigt, dass innerhalb von vier Jahren der Antikörper-Spiegel sich halbiert hatte, verglichen mit dem Niveau kurz nach den Injektionen. Zwischen vier und sieben Jahren kam es zu einem leichteren Rückgang, wonach bei allen drei Gruppen wieder ein plötzlicher Anstieg auftrat. Dieser deutliche Anstieg bei den Antikörpern entsprach zeitlich einem dokumentierten Röteln-Ausbruch auf der Insel Oahu im Juni/August 1977.

140

Herrmann u. a. (1982) behaupteten allerdings, der Ausbruch auf Oahu habe sich auf den Inseln Kauai und Hawaii nicht ausgewirkt. Doch zeigt ihre Tabelle 5, dass unter 110 Geimpften mit keiner HI (Hämagglutinationshemmungs-Spiegel)-Reaktion auf Röteln-Impfung 48 Fälle mit Röteln-Erkrankungen waren, bei denen man ein Versagen der Impfungen annehmen musste. Die Autoren betrachteten diesen Versuch als Erfolg, obwohl nach 10 Jahren nur 741 der ursprünglich 5153 Geimpften in die Untersuchung einbezogen wurden. Der Rest konnte nicht folgeuntersucht werden.

1969 wurde der Impfstoff mit dem lebenden abgeschwächten Rötelnvirus in Kanada zum ersten Mal lizensiert. Gerechtfertigt wurde die Röteln-Impfung mit dem Argument der Prävention gegen das angeborene Röteln-Syndrom (CRS). Spika und Clogg (1983) erörterten mehrere Aspekte der Röteln-Häufigkeit und Röteln-Impfung, wobei der interessanteste wohl die Frage war, wie man die Impfbereitschaft am besten sicherstellte.

Interessanterweise war also anscheinend das größte Problem die fehlende Impfbereitschaft und die mangelnde Mitarbeit der Ärzte. Orenstein u. a. (1981) schrieben, es seien mehrere Gründe für die Weigerung, sich impfen zu lassen, angegeben worden. Der häufigste von den Klinikärzten angegebene Grund war die Furcht vor unvorhergesehenen Reaktionen auf die Impfungen, die durch das bei Grippe-Impfungen beobachtete Guillain-Barré-Syndrom ausgelöst worden war. Zwang durch Drohung mit Entlassung erschien als nicht praktikabel und möglicherweise auch ungesetzlich, also blieb als einzige Alternative die Pflichtimpfung. Diese ist aber höchst problematisch, besonders wenn man bedenkt, wie viele unbeantwortete Fragen es in Bezug auf die Dauer der impfbedingten Immunität gibt (wenn überhaupt eine solche vorliegt) und in Bezug auf die Fähigkeit des Virus, sich in einer als relativ immun geltenden Gemeinschaft (wie die militärischen Trainingslager) auszubreiten.

Joncas (1983) legte Wert auf die Feststellung, dass das Ziel der Röteln-Impfung Prävention des angeborenen Röteln-Syndroms sei, weil Röteln sonst eine gutartige Krankheit darstellten, die Impfungen nicht rechtfertigten. Der Autor verglich zwei Impfstrategien: die britische Strategie (nur eine Risikogruppe wird geimpft: präpubertäre Mädchen und Frauen im gebärfähigen Alter) und die Strategie der Vereinigten Staaten, bei der vorzugsweise, doch nicht ausschließlich, alle Mädchen im Alter von einem Jahr geimpft werden.

Zwar wurde behauptet, diese Kampagne sei erfolgreich gewesen, trotzdem gab es in Kalifornien bei jungen Erwachsenen einen Röteln-Ausbruch, gerade bei der Gruppe mit dem größten Risiko der Übertragung von Röteln auf ungeborene Kinder. Aus Kalifornien wurden 13 bestätigte oder wahrscheinliche Fälle und 4 mögliche Fälle des CRS gemeldet, außerdem 6 Fälle angeborener Röteln nach einem 1979 erfolgten Ausbruch.

Sehr bedeutsam ist, dass der Autor feststellte: *„Wenn für die Jahre 1981 und 1982 tatsächlich ein landesweiter Anstieg der Häufigkeit von CRS und Röteln in der Hochrisiko-Gruppe bestätigt wird, dann müssen die in den Vereinigten Staaten von 1979 bis 1982 unternommenen größeren Anstrengungen zur Immunisierung von Frauen im gebärfähigen Alter weitgehend dazu beigetragen haben."* Auch schrieb er: *„Da eine Infektion mit natürlichen Röteln fast immer gutartig verläuft und bessere Immunität als die Impfungen gewährleistet, zudem ohne zusätzliches Risiko, ist Impfung von Kleinkindern gegen Röteln nicht gerechtfertigt."*

In den Vereinigten Staaten gibt es aber bei Jugendlichen und jungen Erwachsenen trotz der Zwangsimpfung kleiner Kinder immer noch Röteln-Ausbrüche. *„Andere Faktoren, die bei der Bewertung eines Rückgangs der Häufigkeit von CRS häufig nicht berücksichtigt werden, sind die Zahl der therapeutischen Abtreibungen, die vorgenommen werden, wenn Röteln bei schwangeren Frauen konstatiert werden ... In einem Fall, wo therapeutische Schwangerschaftsabbrüche mitberücksichtigt wurden, war das Resultat ein 10%iger Anstieg der Häufigkeit von CRS. Die wirkliche Rate war wahrscheinlich noch viel höher."*

Von großer Wichtigkeit sind auch die weiteren Ausführungen von Joncas (1983), der schrieb: *„Mitglieder staatlicher Ausschüsse für Impfpraktiken in den Vereinigten Staaten (wo schon Zwangsmaßnahmen durchgeführt werden) und in Kanada (wo man solche in Erwägung zieht) sollten dessen eingedenk sein, dass auch das wünschenswerteste Ziel niemals Mittel, die wesentliche Rechte verletzen, rechtfertigt, besonders wenn auch noch Impfkomplikationen auftreten können. In den Vereinigten Staaten sollten Zwangsmaßnahmen umso weniger akzeptiert werden, als, im Gegensatz zu Schweden, keine Entschädigungen für die seltenen Impfkomplikationen vorgesehen sind. Erziehung, nicht Zwang ist der Schlüssel für erfolgreiche Impfprogramme."*

Hierauf wies der Autor warnend auf die Komplikationsrisiken bei Röteln-Impfungen, zum Beispiel Arthritis, hin, die zwar im Allgemeinen rasch und mild verläuft, doch ist auch dauernde und rekurrierende Arthritis mit dem Nachweis des Virus in den Gelenken nach Röteln-Impfungen dokumentiert worden.

Das Rötelnvirus ist sogar zwei Jahre nach Impfungen bei peripheren Blutleukozyten noch gefunden worden. Das Risiko degenerativer oder langfristiger immunopathologischer Komplikationen wie rheumatoider Arthritis war ebenfalls ein Grund zur Sorge, da abgeschwächte Impfstämme (normalerweise Mutanten) leichter überleben.

Höchst bedeutsam ist außerdem die Feststellung des Autors, dass zwar die durch den RA-27/3-Impfstoff vermittelte Immunität besser ist als die der früheren Impfstoffe, jedoch höchstwahrscheinlich einer durch natürliche Infektion erworbenen Immunität trotzdem unterlegen ist. Er empfahl, sich auf die Risiko-Gruppe – Frauen im gebärfähigen Alter – zu konzentrieren.

Der staatliche beratende Impfausschuss in Kanada gab folgende Empfehlungen (1983): *„Röteln-Impfstoff sollte routinemäßig allen Kindern beiderlei Geschlechts mit 12 Monaten oder sobald wie möglich nach diesem Alter verabreicht werden, vorzugsweise in Kombination mit Masern- und Mumps-Impfstoffen ... Eine Erkrankung an klinischen Röteln ist kein verlässlicher Indikator für Immunität."*

Und weiter: *„Röteln-Impfstoff sollte allen weiblichen Jugendlichen und Frauen im gebärfähigen Alter verabreicht werden, außer sie verfügen über Laborbefunde erkennbarer Antikörper oder über einen Impfnachweis ... Tests müssen nicht durchgeführt werden, wenn sie mit Akzeptanz oder Durchführung von Impfungen interferieren würden. Es sind keine Nebenwirkungen nach Impfungen von Frauen bekannt."*

Doch wurde der Röteln-Impfstoff bei schwangeren Frauen kontraindiziert.

Man greift sich hier unwillkürlich an den Kopf und denkt: Diese Empfehlungen klingen genau wie die politischen Proklamationen in Ländern mit totalitären Regimes. Das System der Schulmedizin in den Vereinigten Staaten und anderen „freien westlichen" Ländern zwingt seine Verfahren (bei denen es sich übrigens im Prinzip um gewinnbringende Maßnahmen handelt) Millionen und Abermillionen Menschen und ihren Babys auf. Es ist kaum zu glauben, dass die große Mehrzahl der Menschen offensichtlich und ohne Protest bereit ist, ihre Kinder den Impfprozeduren zu unterwerfen, trotz der Tatsache, dass die Impfverfahren, besonders die langfristigen Folgen, nicht einmal entsprechend nachbeobachtet werden.

Die Phrase „Es sind keine Negativwirkungen nach Impfungen von Frauen bekannt" beweist nur Ignoranz. Es könnte durchaus unbekannte, negative langfristige Auswirkungen geben, wie die bei kontaminierten Polio-Impfstoffen. Doch die Leute nehmen diese leeren, gefährlichen Worthülsen offensichtlich als bare Münze und Sicherheitsgarantie.

Über die australische Politik bei Röteln-Impfungen wurde zusammenfassend von Burgess (1990) berichtet. Ende der 60er Jahre wurde der Röteln-Impfstoff lizensiert. Schwangerschaft wurde meist als Kontraindikation betrachtet. Doch stellte die Autorin fest: *„Bis heute gibt es keinen Beweis dafür, dass während der Schwangerschaft verabreichter Röteln-Impfstoff (beliebiger Stämme) Defekte verursacht, die auf das angeborene Röteln-Syndrom bei lebend geborenen Kindern schließen lassen."* Sie versuchte diese Aussage mit mehreren Beispielen aus publizierten Artikeln zu erhärten. Enders (1985) untersuchte 365 Frauen (unter Einschluss von 95 als anfällig bekannten Frauen), die während der Schwangerschaft mit Cendehill-Impfstoff geimpft worden waren und ihre Babys ganz austrugen. IgM-Antikörper wurden bei zwei Kindern, und bei einem von 34 *„Empfängnisprodukten"* wurde das Virus entdeckt.

In einer britischen Untersuchung [Sheppard u. a. (1986)] wurden in einer Gruppe von 54 Frauen 21 lebende Babys geboren: Bei einem gab es Herzgeräusche. Nach Burgess (1990) war das theoretische Risiko bei dem in Australien gebräuchlichen Impfstoff 4,9 %. Da also das Risiko für den Fötus nicht vollkommen ausgeschlossen werden konnte, *„sollte Schwangerschaft kontraindikativ gegen Impfung sein. Man sollte schwangere Frauen nicht impfen."*

Menser u. a. (1984) berichteten über die Auswirkungen der Röteln-Impfung in Australien. Nach 13 Jahren Röteln-Impfung war ein merklicher Anstieg des Anteils Röteln-seropositiver schwangerer Frauen zu beobachten. Es ist aber ebenso richtig, dass 86 % der Patientinnen einer Entbindungsklinik in Melbourne sero-positiv waren – ohne jede Röteln-Impfung. Mit der Röteln-Impfung 12–14-jähriger Mädchen begann man 1971. Die Untersuchung zeigte auch, dass 61 % der Mädchen vor jeder Impfung immun gegen Röteln und 76 % der Männer zwischen 18 und 23 Jahren immun sind.

Eine Untersuchung von 144 2–8-jährigen Kindern ergab, dass 30 % immun waren. 247 Geimpfte waren 5–8 Jahre nach der Impfung sero-positiv, während 24 % der ungeimpften männlichen Personen im gleichen Alter noch sero-negativ waren. Doch sind diese Zahlen ohne vorhergehende Untersuchungen und Tests und ohne dass man die Daten zu Ausbrüchen natürlicher Röteln in Beziehung setzt, im Grund bedeutungslos. Das ist besonders wichtig, weil kongenitale Röteln bis 1983 nicht meldepflichtig waren. Die einzigen Meldungen von Bedeutung beziehen sich auf Taubheit durch Röteln. Seit 1977 ergab sich ein auffälliger Rückgang bei der Häufigkeit von durch kongenitale Röteln verursachter Taubheit. Natürlich könnte dieser Rückgang dem Abbruch gefährdeter Schwangerschaften zugeschrieben werden. Trotz dieser Unsicherheiten kamen die Autoren zum Ergebnis, das Impfprogramm habe eine wichtige Rolle bei diesem Rückgang gespielt, da es Infektionen während der Schwangerschaft verhindert habe.

Sehr interessant ist auch der Bericht über Röntgenprogramme bei Angestellten in Krankenhäusern Arizonas durch Sacks u. a. (1983). Es ergab sich, dass auf Seiten der Angestellten nur begrenztes Interesse oder Bereitschaft vorhanden waren und dass es an Personal zur Durchführung des Röntgen- und Impfprogramms und zur Beobachtung der Impfreaktionen mangelte. Die Mehrzahl der Krankenhausleitungen hatte keine Meinung zu eventuellen Maßnahmen bei für die Krankheit anfälligen Ärzten. Große Besorgnis erregten die niedrigen Immunisierungsraten: 53 % bei allen anfälligen Personen, 22 % bei Ärzten und 9 % bei Geburtshelfern, und das trotz der Gefahr, sich bei schwangeren Patientinnen anzustecken. Ärzte, die häufig kein Honorar erhielten, verfügten, wenn sie anfällig blieben, über keine Schutzvorrichtungen am Arbeitsplatz oder an den Kontaktstellen zum Krankenhaus. Die Mehrzahl der Röntgenuntersuchungen durchführenden Krankenhäuser ergriff keine Maßnahmen, Immunisierung (oder besser Immunität) zur Pflicht zu machen, ohne Rücksicht auf den Status ihrer Angestellten. 63 % der Krankenhäuser führten einfach Listen ihrer anfälligen Personen.

Badenoch (1984) erörterte die amerikanischen Verfahren zur Unterbrechung der Übertragung des Rötelnvirus unter Kleinkindern, wodurch die Ansteckungsgefahr für anfällige schwangere Frauen reduziert werden könnte.

Doch da in den 70er Jahren die Häufigkeit von Röteln während der Schwangerschaft nicht zurückging und auch kein signifikanter Rückgang angeborener Röteln zu verzeichnen war, war klar, dass diese Maßnahmen nicht ausreichten.

Im Gegensatz dazu wurde im Vereinigten Königreich selektive Impfung von Schulmädchen und anfälligen Frauen eingeführt. Einer der Gründe dafür war die Unsicherheit über die Dauer impfbedingter Immunität. Die Zirkulation des wilden Virus bei ungeimpften Kleinkindern würde durch Säuglingsimpfungen aufgehoben werden. Auch wäre ein Aufwand an Zwangsmaßnahmen erforderlich, der in Großbritannien nicht akzeptiert werden würde.

Tingle u. a. (1985) untersuchten die Mechanismen fehlgeschlagener Impfungen bei 13 Erwachsenen in Kanada. 7 hatten eine Injektion und 6 mehrere Injektionen gegen Röteln erhalten und waren zwischen 6 Monate und 8 Jahre lang beobachtet worden. Es gab auffällige Anamnesen bei ihnen: chronisches Gelenkentzündungssyndrom (3 Personen); wiederholt auftretende Vergrößerung der Ohrspeicheldrüse (1); gewöhnliche variable Hypogammaglobulinämie (1); chronische Hashimoto-Thyroiditis (1). Bei einer Person begann ein Syndrom polyartikulärer Arthritis 2–3 Wochen nach Verabreichung des RA-27/3-Impfstoffs und dauerte mit wiederholten Ausbrüchen während der ganzen dreijährigen Nachbeobachtung an.

Über eine auffällige Krankengeschichte (Psoriasis) wurde bei einer Person von insgesamt 20 mit Infektionen des wilden Rötelnvirus berichtet, und bei einer Person (Lympdrüsenentzündung) von 37 erfolgreich gegen Röteln geimpften Personen. Fortgesetzte Anwesenheit des Rötelnvirus in peripheren mononukleären Blutzellen wurde bei 3 Personen 21, 31 und 24 Monate nach der Impfung entdeckt. Antigene zum Rötelnvirus wurden in mononukleären Zellkulturen bei einem anderen Individuum aufgefunden.

Diese Befunde liefern den Beweis veränderter oder anormaler immunologischer Reaktionen auf das injizierte Rötelnvirus als hauptsächliche Auswirkungen fehlgeschlagener Impfungen in dieser Gruppe. Die meisten untersuchten Personen mit fehlgeschlagener Impfung hatten hohe Antikörperspiegel in Bezug auf das Rötelnvirus. Die anhaltende Röteln-Infektion in peripheren mononukleären Blutzellen lieferte zusätzliche Belege für diese Schlussfolgerung. Die Autoren kamen zu dem Ergebnis, dass diese Befunde zeigten, wie mangelhaft unsere Kenntnisse der Natur und Bedeutsamkeit veränderter immunologischer Reaktionen seien, die von den laufenden Röteln-Impfprogrammen verursacht werden.

Das u. a. (1990) beschrieben zwei Fälle angeborener Röteln bei, wie angenommen wurde, gegebener maternaler Immunität. Der eine trat bei einer geimpften Mutter auf. Die Autoren waren der Auffassung, die Qualität der von Frauen, bei denen nach der Impfung Sero-Konversion auftrat, produzierten Antikörper reiche für einen totalen Schutz, im Vergleich zu dem durch eine natürliche Infektion gewährten Schutz, nicht aus. Sie zitierten Harcourt u. a. (1980). Diese Autoren hatten signifikante Unterschiede bei Röteln-spezifischen IgG-, IgA- und IgM-Reaktionen auf mehrere Röteln-Impfungen zwischen geimpften Freiwilligen und Personen, die natürliche Immunität erworben hatten, festgestellt.

Liebermann (1991) stellte fest, das Rötelnvirus, sowohl das natürliche als auch das im Impfstoff enthaltene, spiele eine wesentliche Rolle beim chronischen Erschöpfungssyndrom.

Im August 1991 veröffentlichte das Institut für Medizin einen Bericht über negative Auswirkungen von Keuchhusten- und Röteln-Impfungen. Die Daten lieferten den Beweis für eine Kausalbeziehung zwischen dem RA-27/3-Röteln-Impfstoff und akuter Arthritis bei 13–15 % erwachsener Frauen. Doch „die Daten ermöglichen keine zuverlässigen Schätzungen in Bezug auf ein hohes Risiko für ‚chronische Arthritis' nach RA-27/3-Impfungen".

Trotz dieser und vieler anderer Berichte über schwere, durch Röteln-Impfungen verursachte Probleme wird die Propaganda für Röteln-Impfungen fortgesetzt. NHMRC (Dr. Weekly 1991) berichtete über das Auftreten des angeborenen Röteln-Syndroms bei Babys zweier Mütter, die als Teenager geimpft worden waren. Trotz dieser Beweise für einen Fehlschlag der Impfungen werden weitere Impfungen empfohlen, statt dass man endlich zur Kenntnis nimmt, dass die MMR-Impfung einfach nicht funktioniert.

# 5.1 Quellennachweis

1. Cherry, J. D., 1980.
   Die „neue" Epidemiologie von Masern und Röteln.
   Hospital Pracitice; Juli 1989: 49–57.
2. Cooper, L. Z., Ziring, P. R., Weiss, H. J. u. a. 1969.
   Vorübergehende Arthritis nach Röteln-Impfungen.
   Am J Dis Child; 118: 218–225.
3. Kilroy, A. W., Schaffner, W., Fleet, W. F., Lebkowitz, Jr., L. B., Karzon, D. T. und Fenichel, G. M., 1970.
   Zwei Syndrome nach Röteln-Impfungen.
   J Am med Ass; 214 (13): 2287–2292.
4. Gilmartin, R. C., Jabbour, J. T. und Duemas, D. A., 1972.
   Durch Röteln-Impfung bedingte Myeloradikuloneuritis.
   J Pediatrics; 80 (3): 406–412.
5. Spruance, S. L., Klock, L. E., Bailey, J. R. und Smith, C. B., 1972.
   Rekurrierende Gelenksymptome bei mit HPV-77DK12-Röteln-Impfstoff geimpften Kindern.
   J Pediatrics; 80 (3): 413–417.
6. Rauh, J. L., Schiff, G. M. und Johnson, L. B., 1972.
   Rötelnüberwachung und -Impfung bei Jugendlichen.
   Am J Dis Child; 124: 27–28.
7. Klock, L. E. und Rachelefsky, G. S., 1973.
   Versagen der allgemeinen Röteln-Immunität während einer Epidemie.
   N Engl J Med; 288 (2): 69–72.
8. Rachelefsky, G. S. und Herrmann, K. L., 1974.
   Überwachung angeborener Röteln nach einer Röteln-Epidemie in einer teilweise geimpften Bevölkerung.
   J Pediatrics; 84 (4): 474–478.
9. Modlin, J. F., Brandling-Bennett, D. A., Witte, J. J., Campbell, C. C. und Meyers, J. D., 1975.
   Überblick über fünfjährige Erfahrungen mit Röteln-Impfungen in den Vereinigten Staaten.
   Pediatrics; 55 (1): 20–29.

10. Horstmann, D. M., Liebhaber, H., LeBovier, G. L. u. a., 1970.
Röteln: Reinfektion von in einer Epidemie angesteckten geimpften und natürlich immunisierten Personen.
N Engl J Med; 283: 771.

11. Abrutyn, E., Herrmann, K. L. K., Karchmer, A. W. u. a. 1970.
Komparative Untersuchung der Röteln-Impfungen: neunmonatige Nachbeobachtung und serologische Antwort auf natürliche Ansteckung.
Am J Dis Child; 120: 129.

12. Chang, T., DesRosiers, S. und Weinstein, L., 1970.
Klinische und serologische Untersuchungen eines Rötelnausbruchs in einer geimpften Population.
N Engl J Med; 283: 246.

13. Allan, B., 1973.
Röteln-Impfungen.
Aust J Med Tech; 4: 26–27.

14. Kalokerinos, A. und Dettman, G., 1978
Gewähren Röteln-Impfungen Schutz?
Australasian Nurses J; Mai 1978: 1–4.

15. Forrest, J. M. und Menser, M. A., 1977.
Das Scheitern von Röteln-Impfungen bei der Prävention angeborener Röteln.
Med J Aust; 1: 77.

16. Preblud, S. R., Herrmann, K. L., Orenstein, W. A. und Hinman, A. R., 1981.
Erkrankung eines Säuglings an angeborenen Röteln, dessen Mutter vor der Empfängnis über Röteln-Antikörper verfügte.
Br Med J; 282: 1235.

17. Chantler J. K. und Ford, D. K., 1982.
Anhaltende Röteln-Infektion und Röteln-assoziierte Arthritis.
Lancet; 12. Juni: 1323–1325.

18. Herrmann, K. L., Halstead, S. B. und Wiebenga, N. H., 1982.
Anwesenheit von Röteln-Antikörpern nach Impfungen.
J Am Med Ass; 247 (2): 193–196.

19. Spika, J. S. und Clogg, D. K., 1983.
Röteln-Impfung: Eine Richtung zeichnet sich ab.
Can Med Ass J; 129 (15. Juli): 106–110.

20. Orenstein, W. A., Heseltine, P. N. R., LeGagnoux, S. J. und Portnoy, B., 1981.
Röteln-Impfung und anfällige Krankenhausangestellte. Schlechte Ärzte-Beteiligung.
J Am Med Ass; 245 (7): 711–713.

21. Joncas, J., 1983.
Prävention des angeborenen Röteln-Syndroms durch Impfung gefähr-
deter Frauen.
Can med Ass J; 129 (15. Juli): 110–112.
22. Editorial, 1983.
Röteln-Impfstoff: Empfehlungen zur Anwendung.
Can Med Ass J; 129 (15. Juli): 105–106.
23. Burgess, M. A., 1990.
Röteln-Impfungen kurz vor oder während der Schwangerschaft.
Med J Aust; 152 (21. Mai): 507–508.
24. Enders, G., 1985.
Röteln-Antikörper-Spiegel bei geimpften und nicht geimpften Frauen
und Ergebnisse von Impfungen während der Schwangerschaft.
Rev Inf Dis; 7 (suppl. 1): S 103–S 207.
25. Sheppard, S., Smithells, R.W., Dickson, A., Holzel, Hl., 1986.
Röteln-Impfung und Schwangerschaft: Einleitende Darstellung eines
Überblicks auf Landesebene.
Br Med J; 292: 727.
26. Menser, M. A., Hudson, J. R. Murphy, A. M. und Cossart, Y. E.,
1984.
Auswirkungen der Röteln-Impfungen in Australien.
Lancet; 12. Mai: 1059–1061.
27. Sacks, J. J., Olson, B., Soter, J. und Clark, S., 1983.
Röteln-Röntgenprogramm bei Angestellten.
J Am Med Ass; 249: 2675–2678.
28. Badenoch, J., 1984.
Röteln-Impfungen: wessen Baby?
Br Med J; 288: 564–565.
29. Tingle, A. J., Chantler, J. K., Kettyls, G. D., Bryce Larke, R. P und
Schulzer, M., 1985.
Fehlgeschlagene Röteln-Impfung bei Erwachsenen: Zusammenhang
mit immunologischen und virologischen Anormalitäten.
J Infect Dis; 151 (2): 330–36.
30. Das, B. D., Lakhani, P., Kurtz, J. B., Hunter, N., Watson, B. E., Cart-
wright, K. A. V., Caul, E. O. und Rome, A. P. C. H., 1990.
Angeborene Röteln bei gegebener maternaler Immunität.
Arch Dis Child; 65: 545–546.
31. Liebermann, A. D., 1991.
Die Rolle des Rötelnvirus beim chronischen Erschöpfungssyndrom.
Clinical Ecology; 7 (3): 51–54.

32. Anonymus, 1991.
    Erwägungen des NHMRC über Änderungen des Röteln-Programms.
    The Australian Dr Weekly, 25. 10. 1992.
33. Howson, C. P. und Fineberg, H. V., 1992.
    Negative Wirkungen nach Keuchhusten- und Röteln-Impfungen.
    Zusammenfassung eines Berichts des medizinischen Instituts.
    J Am med Ass; 267 (3): 392–396.

# 6. Tatsachen über Impfstoffe des Haemophilus influenzae B (Influenzabazillus)

**Was alle Ärzte und Eltern über den Impfstoff gegen ein im Allgemeinen harmloses Bakterium wissen sollten, das normalerweise friedlich mit gesunden Menschen zusammenlebt**

Invasive Infektionen in Verbindung mit dem Haemophilus-influenzae-B-Bakterium (Hib) sind schwere systemische Kleinkinder-Krankheiten, die zunehmend in einer Anzahl entwickelter Länder wie den Vereinigten Staaten, Finnland, Norwegen, England und Australien auftreten. Hib ist bei den meisten Fällen von Meningitis, Epiglottitis, Zellulitis, septischer Arthritis, Osteomyelitis, Perikarditis und Pneumonie nachzuweisen. Die Häufigkeit von Meningitis ist im Alter zwischen 6 und 11 Monaten am größten, die von Epiglottitis mit $2\frac{1}{2}$ Jahren. Etwa 75 % aller Formen von Hib treten bei Kindern mit weniger als 18 Monaten auf, und etwa 25 % bei mehr als 24 Monate alten Kindern. Die Sterlichkeitsquote beträgt ungefähr 5 %, und neurologische Folgen treten bei 25–35 % der überlebenden Kinder auf.

Ein Impfstoff (Haemophilus B Polysaccharid, Polyribosylribitol-Phosphat oder „PRP") wurde im April 1985 in den USA lizensiert. Interessant bei dieser Lizenz ist, dass sie nicht aufgrund klinischer Untersuchungen in den Vereinigten Staaten, sondern aufgrund des „finnischen Experiments" erteilt wurde. Was die Wirksamkeit des Impfstoffs betrifft, so stammten die entsprechenden amerikanischen Daten vor der Lizenzerteilung aus einer klinischen Untersuchung mit Zufallsauswahl in Mecklenburg County, NC [Parke u. a. (1977)], an der 16 000 Kinder zwischen 2 Monaten und 5 Jahren beteiligt waren.

Diese Untersuchung ergab jedoch, dass der Impfstoff keinen signifikanten Schutz (nur 69 %) gewährt. Ebenso ein Impfstoff der Gruppe C Neisseria meningitidis.

Bei dem finnischen Experiment mit PRP, beschrieben von Peltola u. a. (1977), waren 48 977 Kinder zwischen 3 Monaten und 5 Jahren mit dem Impfstoff geimpft worden, während man einer gleichen Anzahl Kinder, die als Kontrollpersonen dienten, einen Gruppe-A-Meningokokken-Impfstoff verabreicht hatte. Es ergab sich, dass der Impfstoff zu 90 % wirksam war, nicht jedoch bei 3–17 Monate alten Kindern.

Was noch wichtiger ist: 1000 Kinder von fast 100 000 wurden auf Reaktionen nachfolge-untersucht und 499 auf Serum-Antikörper-Spiegel. Die
Autoren behaupteten, es habe keine ernstlichen Nebenwirkungen gegeben;
doch ein Kind hatte eine anaphylaktische Reaktion, ihm wurde Adrenalin
verabreicht. Wenn man berücksichtigt, dass nur 1000 Kinder nachfolge-
untersucht wurden, ist das keine niedrige Häufigkeit.

Es ist nicht überraschend, dass Milstien u. a. (1987) in einer Folgeunter-
suchung, ein Jahr nachdem die FDA den Impfstoff lizensiert hatte, eine weit
höhere Rate negativer Reaktionen, verglichen mit der finnischen Studie,
nachwiesen. Sie untersuchten 152 protokollierte Fälle, schlossen dabei aber
Impffehlschläge und was sie „konkurrierende Infektion" nannten, aus [für
Einzelheiten siehe Daum u. a. (1989)] und fanden mehrere negative Reaktionen, die früher nicht aufgefallen waren, u. a. Krämpfe, allergische Reaktionen wie Anaphylaxie, serumkrankheitsartige Reaktionen und Erbrechen.

Aufgrund mangelnder Wirksamkeit und mangelnder Immunreaktion auf
den PRP-Impfstoff wurde im Dezember 1987 ein neuer, „verbesserter"
Impfstoff (PRP-D Konjugat) von der FDA lizensiert. Dieser Entschluss
beruhte wieder auf einer weiteren finnischen Untersuchung [Eskola u. a.
(1987)], bei der 30 000 Kindern der PRP-D-Impfstoff verabreicht wurde.
Wieder wurde die Nachuntersuchung auf Antikörper-Reaktion bei nur
99 Kindern durchgeführt, was bei 30 000 Kindern nicht als repräsentatives
Sample betrachtet werden kann. In einer Kontrollgruppe erhielten an die
30 000 Kinder 3 DPT- und eine Polio-Impfung, im Gegensatz zu der Fall-
gruppe, die 3 DPT-, Polio- und PRP-D-Impfstoffe erhielt.

Die Wirksamkeit des PRP-D-Impfstoffs wurde mit 83% angegeben. Es
traten 20 potentiell schwere negative Reaktionen auf, u. a. hatte ein 3 Monate altes Baby 12 Stunden nach der Injektion Krämpfe, und ein Baby
reagierte 3 Stunden nach der Injektion überhaupt nicht mehr.

In einer Gruppe von 99 Babys wurde über erhöhte Reizbarkeit bei 41%
der DPT- und PRP-D-Gruppe und bei 23% nach der DPT-Polio-Injektion
berichtet.

Das stellt eine sehr hohe Häufigkeit negativer Reaktionen dar. Nach neun
Monaten traten 3 Fälle invasiver Hib-Infektion bei den Kindern auf, die
3 Dosen PRP-D erhalten hatten, im Vergleich zu 20 Fällen bei den Kontrollgruppen (3 Dosen DPT und Polio).

Es ist sehr wahrscheinlich, dass, hätte es eine wirkliche Kontrollgruppe
mit ungeimpften Kindern gegeben, keine Fälle invasiver Hib-Infektionen
bei ungeimpften Babys aufgetreten wären.

Die amerikanischen Studien nach Lizenzerteilung [Black u. a. (1988),

Shapiro u. a. (1988), Harrison u. a. (1988)] ergaben eine Wirksamkeit des PRP-D-Impfstoffs nur zwischen 45 und 88%. Black u. a. (1988) schätzten die Wirksamkeit in einer „abgeglichenen Fall-Kontroll"-Analyse auf 69%. 35 Fälle der Hib-Erkrankung traten (4 innerhalb einer Woche) nach der Injektion auf. Tatsächlich belegten andere Untersuchungen nicht nur ein totales Fehlen jeder Wirksamkeit [Osterholm u. a. (1988), Ward u. a. (1990)], sondern auch die Existenz eines „Fensters" von ein bis zwei Wochen nach Verabreichung des Impfstoffs. In dieser Zeit waren Babys und Ratten anfälliger für invasive Hib-Infektionen [Sood u. a.(1988), Daum u. a. (1989), Hiner und Frasch (1988)].

Granoff u. a. (1986) analysierten 228 Meldungen invasiver Hib-bedingter Erkrankungen bei von der FDA-Verwaltung beobachteten geimpften Kindern zwischen Mai 1985 und September 1987. Über 90% dieser Kinder waren mehr als 24 Monate alt, also in einem Alter, wo die Impfungen einigermaßen wirksam sein sollten. Ein hoher Anteil der Fälle wurde innerhalb der ersten beiden Monate nach der Impfung gemeldet, wobei 10 Fälle innerhalb 72 Stunden nach den Injektionen auftraten. Die Impfung ergab keine Änderungen in der erwarteten Häufigkeit der verschiedenen Hib-Erkrankungen.

Anfälligkeit für invasive Hib-Erkrankung nach Impfungen wurde von Sood u. a. (1988) auch bei Ratten bestätigt. Die Autoren immunisierten Rattenbabys passiv mit einem Immunglobulin-Präparat, impften sie mit zahlreichen Dosen des H. influenzae-Typ B kapsulären Polysaccharid-Impfstoffs und stimulierten sie dann intraperitoneal mit H. influenzae Typ B. Bei 89% der Rattenbabys trat Bakteriämie auf, verglichen mit einer Häufigkeit von 17% bei geschützten, nicht geimpften Jungen. Bei geschützten geimpften Jungen war die Häufigkeit von Bakteriämie in etwa so groß wie bei ungeschützten, ungeimpften Kontrolljungen und variierte nicht mit der Dosis des verabreichten Impfstoffs.

Die Autoren bestätigten die Befunde von Wright (1901), der die Existenz einer „negativen" Phase nachwies, die von einigen Wochen bis zu mehreren Monaten nach einer Impfung mit Typhus-Impfstoffen dauerte.

Daum u. a. (1989) bestätigten, dass ein Rückgang der Serum-Antikörper in den drei Wochen nach Verabreichung des Impfstoffs bei den meisten Kindern und Erwachsenen auftrat, denen einer der beiden Impfstoffe verabreicht wurde. Das niedrigste Niveau wurde an den Tagen 1 bis 3 erreicht.

Eine andere Untersuchung [Granoff u. a. (1986)] befasste sich mit 55 Fällen bei Kindern auftretender invasiver Hib-Erkrankungen, die spätestens drei Wochen nach Impfungen ausbrachen. Meningitis entwickelte sich bei 39 Kindern, von denen 3 starben, 6 zeigten neurologische Folgewirkungen.

Der Antikörper-Spiegel in Bezug auf Hib im Serum der Rekonvaleszenz-phase war bei 31 der geimpften Kinder mit Hib-Erkrankung signifikant niedriger als der im Serum von 25 Patienten ähnlichen Alters (zwischen 17 und 47 Monaten), denen der Hib-Impfstoff nicht injiziert worden war.

In allen Untersuchungen der Wirksamkeit von Hib-Impfstoffen wird ein-geräumt, dass der Impfstoff bei Kindern jünger als 18 Monate unwirksam ist.

In Norwegen wurde zugegeben, dass der Schutzeffekt eines anderen Impfstoffes (Außenmembran-Meningokokken B) nicht ausreiche, um ein öffentliches Impfprogramm zu rechtfertigen [Bjune u. a. (1991)].

Ward u. a. (1990) experimentierten mit PRP-D-Impfstoff bei 2102 Kin-dern der Natives in Alaska und stellten fest, es gebe keine „signifikante" Schutzwirksamkeit des Impfstoffs. Babys, die nicht an der Untersuchung teilnahmen, und die „Impf"-Gruppe hatten weniger häufig Hib-Infektionen. Die Rate war ganz ähnlich in der „Placebo"-Gruppe. Es gab mehr Fälle aseptischer Meningitis und des Plötzlichen Kindstods bei der Impfgruppe als bei der Kontrollgruppe (die Autoren erstellten keine Tabellen und nann-ten keine exakten Zahlen).

Diese Ergebnisse werfen zwangsläufig Fragen zur Relevanz der ur-sprünglichen finnischen Studien auf, besonders da dieselben (negativen) Resultate beobachtet wurden, als man diesen Impfstoff finnischen Babys und Kleinkindern in Albany, New York, verabreichte [Ward u. a. (1988)].

Decker u. a. (1992) führten ein Doppelblind-Experiment mit Zufallsaus-wahl durch, um die Immunogenität und Reaktogenität von vier Hib-Kon-jugat-Impfstoffen miteinander zu vergleichen. Sie injizierten die Impfstoffe 2, 4 und 6 Monate alten Kleinkindern. Die vier Impfstoffe unterschieden sich markant in ihrer Fähigkeit, die Produktion von Antikörpern zu stimu-lieren [PRP, PRP-D, RRP-CRM (PRP konjugiert mit kreuzreagierendem mutierten Diphtherie-Eiweiß) und PRP-OMP].

Von diesen Impfstoffen löste nur PRP-OMP (Polyribosylribitol-Phosphat konjugiert mit dem Außenmembran-Protein des Neisseria meningitidis) nach einer oder zwei Injektionen bei 75 % der Kinder eine Antikörper-spiegel-Erhöhung aus, die die Autoren als klinisch relevant erachteten. Doch selbst bei diesem Impfstoff löste die dritte Injektion keine weitere signifi-kante Erhöhung des Antikörper-Spiegels aus.

Trotzdem wurde der PRP-OMP-Impfstoff zur regelmäßigen Verabrei-chung im Alter von 2, 4 und 12 Monaten lizensiert.

Die von diesen Autoren berichteten Antikörper-Spiegel waren niedriger als die bei anderen Untersuchungen beobachteten. Decker u. a. (1992) be-zeichneten das als beunruhigend, konnten aber keine Erklärung dafür lie-fern.

154

Das vielleicht zerstörerischste Experiment mit Haemophilus-influenzae-B-Impfstoff wurde an etwa 5000 Kindern der Navajo-Indianer von Juli 1988 bis August 1990 durchgeführt. Beschrieben wird es in einem Artikel von Santosham u. a. (1991). 2588 Navajo-Kindern wurde der Hib-Impfstoff zusammen mit DPT und OPV (oralem Polio-Impfstoff) verabreicht. 2602 Navajo-Babys erhielten DPT und OPV mit Placebo (2 mg Laktose)-Injektion. Die erste Dosis wurde zwischen 42 und 90 Tagen Lebensalter, die zweite zwischen 70 und 146 Lebenstagen verabreicht. Die durchschnittliche Dauer der Nachbeobachtung betrug 269 Tage bei der „Impfgruppe" und 267 bei der „Placebogruppe".

Es wurde ein unabhängiger Beobachtungsausschuss ernannt, der die Forscher beraten sollte, falls die Studie abgebrochen werden musste, sei es aus Gründen der Sicherheit, sei es, weil die Wirksamkeit des Impfstoffs nachgewiesen worden war. Der Ausschuss trat am 2. August 1990 zusammen, nachdem 23 definitive Fälle mit H.-influenzae-Infektion aufgetreten waren. Er empfahl, das Experiment wegen der Differenz in der Verteilung der Fälle von H.-influenzae-Erkrankungen zwischen der „Impf"- und der „Placebo"-Gruppe zu beenden. Schon bei zwei früheren Gelegenheiten hatte der Ausschuss die Untersuchungscodes, die gestorbenen Teilnehmern zugeordnet waren, aufgebrochen.

Das Experiment wurde beendet, nachdem 4161 (80 %) der Teilnehmer ihre 2. Dosis des „Impfstoffs" (2056) oder des „Placebos" (2105) erhalten hatten. 249 Kinder der „Impf"- und 250 der „Placebo"-Gruppe hatten ihre 1. Dosis erhalten und warteten noch auf ihre 2. Dosis, als das Experiment beendet wurde.

# 6.1 Häufigkeit invasiver Erkrankungen:

„Impf"-Gruppe (2056 Babys)

1 Fall mit Hib-Erkrankung
15 Fälle aseptischer Meningitis
19 Fälle invasiver Pneumokokken-krankheit

Gesamtzahl: 35
Rate auf 1000: 17

9 Fälle mit Anfällen (4,38/1000)

„Placebo"-Gruppe (2105 Babys)

22 Fälle mit Hib-Erkrankung
13 Fälle aseptischer Meningitis
13 Fälle invasiver Pneumo-kokkenkrankheit

Gesamtzahl: 48
Rate auf 1000: 22,8

7 Fälle mit Anfällen (3,33/1000)

155

8 Todesfälle (3,89/1000)                8 Todesfälle (3,80/1000)
104 Krankenhausaufenthalte              106 Krankenhausaufenthalte
8 virale Infektionen                    28 virale Infektionen
34 Fälle von Konjunktivitis             54 Fälle von Konjunktivitis


## 6.2 Lokale Reaktionen

|                              | „Impf"-Gruppe | „Placebo"-Gruppe |
|------------------------------|---------------|------------------|
| Rötungen weniger als 2,54 cm | 48 Babys      | 18 Babys         |
| Rötungen mehr als 2,54 cm    | 91 Babys      | 10 Babys         |

Insgesamt also gab es bei Babys, die DPT plus oralen Polio-Impfstoff sowie HIB-Impfstoff erhalten hatten (die „Impf"-Gruppe), 35 Fälle mit invasiven Infektionen (Rate 17/1000), während Babys, die DPT plus oralen Polio-Impfstoff mit Placebo (die „Placebo"-Gruppe) erhalten hatten, 48 Fälle auftraten (22,8/1000).

Ob diese invasiven Infektionen mit Haemophilus influenzae B oder einem anderen Bakterium assoziiert waren, ist tatsächlich irrelevant. Die klinischen Auswirkungen waren dieselben. Ich verwende das Wort „assoziiert", nicht verursacht, denn es liegt auf der Hand: Die Ursache dafür, dass diese Babys die invasive Krankheit bekamen, ist, dass ihr Immunsystem durch die Impfungen unterdrückt worden war, wodurch eine Anzahl dieser allgegenwärtigen Schmarotzerbakterien virulent werden konnte.

Die „Impf"-Gruppe wies außerdem eine praktisch identische Rate von Todesfällen und Krämpfen wie die „Placebo"-Gruppe auf und eine etwas höhere Anzahl von Anfällen als die „Placebo"-Gruppe. Die Autoren berücksichtigten diese Fälle in ihrer Auswertung einfach nicht, obwohl die Sterblichkeitsquote zweimal so hoch war wie die offizielle Quote des Todes im Kinderbett in den USA. Beide Gruppen wiesen dieselbe Rate stationärer Behandlungen, bedingt durch virale und/oder andere Infektionen, auf. Die „Impf"-Gruppe zeigte deutlich mehr lokale Reaktionen.

Hier liegt eins der besten Beispiele dafür vor, wie man Impfexperimente auf nicht akzeptierbare Weise durchführt. Der schlimmste Aspekt ist vielleicht die Analyse der 16 Todesfälle: Der Ausschuss war der Ansicht, es gebe keine Beziehung zwischen ihnen und den Injektionen. Die Autoren erstellten nicht einmal Zeittabellen für die Todesfälle, wodurch die Zeitintervalle zwischen den Injektionen und dem Tod erfasst worden wären.

156

Warum haben entwickelte Länder in den letzten 40 Jahren einen solchen Anstieg invasiver Infektionen erlebt? Nach Smith und Haynes (1972) wurde von 1942–50 über 1951–59 bis 1960–68 ein 399%iger Anstieg in der Häufigkeit invasiver Hib-Infektionen verzeichnet. Ähnliche Trends wurden von Bjune u. a. (1991) angegeben. Der am besten nachweisbare allgemein wirksame Faktor in dieser Periode ist aber die dokumentierte Propaganda für Massenimpfungen. Diese Erklärung ist besonders plausibel, da die Anzahl der Fälle bei Babys unter drei Monaten seit 1942 nicht angestiegen ist! [Bjune u. a. (1991) und Smith und Haynes (1972)]. Das spricht eindeutig für eine Verursacherrolle der DPT-Injektionen beim Anstieg der Hib-Erkrankungen.

Bedeutsame Erkenntnisse in Bezug auf diese Frage lassen sich zweifellos aus dem sogenannten schwedischen Experiment mit zwei japanischen azellulären Keuchhusten- (Pertussis-)Impfstoffen gewinnen [Storsaeter u. a. (1988)]. Schweden hatte 1979 die Keuchhusten-Impfungen aufgrund von Berichten unterbrochen, die belegten, dass die Impfstoffe weder wirksam noch sicher waren.

Laut Strom (1960, 1967) übertraf die Rate der Nebenwirkungen des Impfstoffs die Rate der Nebenwirkungen der Krankheit bei weitem. Wie Strom betonte, lag das nicht daran, dass in Schweden mehr Nebenwirkungen auftraten, sondern dass Schweden über ein besseres Meldesystem verfügte.

Trotzdem stellte 1986/87 Schweden einen Versuch mit zwei japanischen azellulären Impfstoffen an (im Vergleich mit dem sog. zellulären Keuchhusten-Impfstoff soll die azelluläre Variante weniger Fieberreaktionen verursachen) [Storsaeter u. a. (1988) und eine Arbeitsgruppe zur Untersuchung von Keuchhusten-Impfstoffen (1988)].

Das Experiment wurde abgebrochen, ohne dass eine Empfehlung zur Wiederaufnahme der Keuchhusten-Impfung in Schweden ausgesprochen worden wäre. Es hatte sich eine ungenügende Wirksamkeit der beiden Impfstoffe zur Prävention von Keuchhusten herausgestellt, auch hatte man Bedenken wegen einer nicht akzeptierbaren hohen Häufigkeit invasiver Infektionen bei den Geimpften [Hinman und Orenstein (1990)]. Von 2800 Kleinkindern bekamen 11 invasive Krankheiten und 4 starben anstelle des theoretisch vorausgesagten einen Kindes. In der Kontrollgruppe – über 900 Babys, denen ein Placebo injiziert worden war – starb kein Kind an invasiver Infektion.

Schweden zog den Lizenzantrag für den azellulären Impfstoff zurück [Anonymus (1989)]:

*„Das Staatliche Bakteriologische Labor zieht nach Konsultationen mit der Arzneimittelabteilung der Gesundheitsbehörde den Antrag auf Lizen-*

*zierung eines japanischen Impfstoffs zurück. Der Impfstoff wurde in einer umfangreichen klinischen Untersuchung azellulärer Keuchhusten-Impfstoffe getestet. Die Untersuchung war im Herbst 1987 beendet. Die Arzneimittel-abteilung kam zu dem Urteil, dass die Wirksamkeit des Impfstoffs u. U. geringer ist als die der ganzzelligen Impfstoffe. Die Ungewissheit, ob nicht vielleicht auch ein Zusammenhang mit Todesfällen, bedingt durch schwere bakterielle Infektionen besteht, die bei geimpften Kindern auftraten, hat zu dieser Empfehlung der Arzneimittelabteilung auf Grund einer vergleichenden Untersuchung azellulärer Keuchhusten-Impfstoffe und der schon gut bekannten ganzzelligen Impfstoffe beigetragen, die für komparative Untersuchungen zwischen azellulären Impfstoffen und den gut bekannten ganzzelligen Impfstoffen zuständig ist."*

Der Häufigkeitsgipfel invasiver Erkrankungen bei Kindern zwischen 6 und 11 Monaten, der sich nach 2 oder 3 DPT-Impfungen ergibt, ist normal. Alle Impfstoffe einschließlich DPT verursachen Infektionen von zunehmender Schwere. Schon 1901 beschrieb Wright das Auftreten einer „negativen" Phase nach Injektion von Typhus-Impfstoffen, die von drei bis fünf Wochen bis zu mehreren Monaten andauerte. Während dieser „negativen" Phase war die bakterizide Kraft des Blutes deutlich herabgesetzt. Craighead (1975) berichtete über eine Verschlimmerung von Krankheiten nach Impfungen mit inaktivierten viralen oder bakteriellen Impfstoffen.

Die japanischen Autoren Kimura und Kuno-Sakai (1988) verteidigten die japanischen azellulären Keuchhusten-Impfstoffe. In ihrer einzigen Graphik stellten sie die Häufigkeit invasiver Infektionen bei verschiedenen Altersgruppen dar (1975 wurde das Impfalter in Japan auf zwei Jahre angehoben). Der untere Teil ihrer Graphik zeigt einen deutlichen Rückgang der Meningitis-Häufigkeit bei den 0–1-Jährigen nach 1975, während die Häufigkeitskurve dieser Krankheit bei den 2- und 3-Jährigen in die Höhe schnellte. Das spiegelt sehr deutlich die Folgen der Heraufsetzung des Impfalters auf 2 Jahre wider, gekoppelt mit einer erhöhten Impfbereitschaft. Es ist eine wohl bekannte Tatsache, dass das Interesse der japanischen Eltern an einer Impfung ihrer Kinder (in Verbindung mit einem Boykott des Keuchhusten-Impfstoffs durch japanische Ärzte) nach einer Welle impfbedingter Todesfälle in den 70er und Anfang der 80er Jahre drastisch zurückging [Kanai (1980)].

Kürzlich versuchte ein Artikel von Griffin, Tayler, Dougherty und Ray (1992) zu demonstrieren, dass nach Diphtherie-Tetanus-Keuchhusten-Impfungen kein erhöhtes Risiko für invasive bakterielle Infektionen gegeben ist. Sie erkannten jedoch nicht, dass die von ihnen erhobenen Daten in Wirklichkeit den kausalen Zusammenhang zwischen den beiden Faktoren bestätigen:

158

Es trat ein deutliche Häufung invasiver bakterieller Infektionen (einschließlich der mit Haemophilus influenzae B assoziierten) innerhalb der ersten
7 Tage, zwischen 8 und 14 Tagen und 15 bis 28 Tagen auf, also eindeutig
analog den kritischen Tagen, die bei allen Untersuchungen von Impfreaktionen so auffällig in Erscheinung treten. Die Häufigkeit erreichte bei der
Altersgruppe zwischen 6 bis 11 Monaten ihren Höhepunkt und spiegelte auf
diese Weise deutlich die in allen Ländern, die Massen-DPT-Impfungen
durchführen, beobachtete Häufigkeit wider.

Trotzdem zogen die Autoren wie so viele andere den Schluss, ihre Daten
gäben die Gewissheit, dass eine Anwendung des DPT-Impfstoffs kein erhöhtes Risiko für schwere bakterielle Infektionen bedeute. Von 64 591
nachbeobachteten Kindern hatten 158 invasive bakterielle Infektionen.
Nach Angabe der Autoren war das eine Rate von 394 Infektionen auf
100 000 Personen pro Jahr. Diese Rate ist nur bei Babys australischer
Aborigines höher – 991 auf 100 000 Fälle.

Jüngst tauchten Berichte in der Literatur auf, in denen behauptet wurde,
dass Massenimpfungen mit Hib-Impfstoffen zu einem rapiden Rückgang, ja
sogar zum Verschwinden der Hib-Meningitis in Finnland [Jonsdottir u. a.
(1992)], in Island [Booy u. a. (1992)], in England [Poolman u. a. (1986)] und
in den Vereinigten Staaten [Peltola (1993)] geführt hätten. In Finnland
bestanden 1986/87 die Erstimpfungen aus drei Dosen PRP-D mit 3, 4 und
6 Monaten, doch wurden nur 50 % der Säuglinge geimpft. 1988/89 wurden
allen Säuglingen mit 4 und 6 Monaten 2 Dosen mit PRP-D oder HbOC
verabreicht. Seit 1990 wurde nur noch PRP-T allein, und zwar im Alter von
4 und 6 Monaten, geimpft. Ab 1986 folgte den Erstimpfungen eine Zusatzimpfung zwischen 14–18 Monaten. Die Hib-Impfstoffe wurden immer zur
selben Zeit wie die Routine-Impfungen, aber an anderen Stellen, verabreicht: DPT-Impfstoff mit 3 oder 4 Monaten, inaktivierter Polio-Impfstoff
(IPV) mit 6 Monaten und Masern-, Mumps-, Röteln-Impfstoff mit 14–18
Monaten. Über 90 % der Babys wurden geimpft.

Zwischen 1950–54 und 1980–84 stieg der Zahl der Hib-Meningitis-Fälle
bei Kindern zwischen 0–4 Jahren um 130 % (die Gesamtzahl der Kinder
stieg zwischen 1950–1980 nur um 24 %). Zwischen 1946–50 und 1976–80
stieg die Häufigkeit von Hib-Meningitis bei 0–4jährigen Kindern um 270 %.
Nach den Gipfeljahren 1985 und 1986 (27 bzw. 30 Fälle) ging die Anzahl
der Fälle stetig zurück: 22 Fälle in 1987, 9 in 1988, 4 in 1989 und 3 in 1990.

1991 wurde in keinem der drei Krankenhäuser Hib-Meningitis diagnostiziert. Die Autoren berichten von keinen Meningitis-Fällen, die mit anderen
Bakterien außer Hib (Neisseria meningitidis, Pneumokokkus usw.) assoziiert waren, oder über andere klinische Formen invasiver Infektionen.

Im Gegensatz zur finnischen Untersuchung stellte eine ähnliche Studie in Island fest, dass zwar seit 1989 in Island kein Fall von Hib-Meningitis bestätigt wurde, doch 2 Kinder Hib-Bakteriämie bekamen (neben zwei neugeborenen Babys): ein 4-jähriges im Januar 1990 (ungeimpft, also ohne 3 DPT- und Polio- sowie Hib-Impfstoffe) und eins im Dezember 1991 (ein 9 Monate altes Kind, das 3 Dosen mit DPT und Polio und PRP-D erhalten hatte). Halsabstriche von 178 Kindern in Tagesheimen wurden im Februar und Mai 1992 untersucht: Keines trug Hib.

In England (Region Oxford) waren mindestens 90 % der 29 600 Kinder, denen Hib-Impfstoff angeboten worden war, in vier Distrikten immunisiert worden. In den Kontrolldistrikten (wo nur die regulären DPT- und Polio-Impfungen durchgeführt worden waren) hätte man aufgrund der Erfahrungen der Vergangenheit 11 Fälle invasiver Hib-Infektionen erwarten müssen. 12 wurden beobachtet, davon 8 Meningitisfälle. In den Distrikten, wo der Hib-Impfstoff verabreicht worden war, hätte man 11 Fälle bei den Ge-impften erwarten müssen, *doch trat keiner auf. Es gab nur zwei Fälle, beide bei Kindern, denen kein Hib-Impfstoff verabreicht worden war*". Doch erklären die Autoren nicht, warum der Rückgang der Häufigkeit auch nicht geimpfte Kinder betraf. Basierend auf den obigen Schätzwerten erwarteter 11 Fälle mit invasiven Hib-Infektionen, hatte man bei nicht geimpften Kindern eine größere Zahl von Fällen als die beiden tatsächlich auftretenden erwartet [Booy u. a. (1992)].

All diese Autoren schrieben das Verschwinden der Hib-Meningitis den Hib-Impfstoffen zu. Doch geben zwei Publikationen bedeutsame Hinweise auf die wirklichen Ursachen für dieses Phänomen. Die eine stammt von Santosham u. a. (1991), die die Ergebnisse eines Experiments mit Hib-OMP-Impfstoff bei Navajo-Indianern beschrieben, bei dem nur ein Fall von Hib-Meningitis in den „Impf"-Gruppen auftrat und 22 in der „Placebo"-Gruppe. Doch traten andere, mit anderen Bakterien assoziierte invasive Infektionen bei beiden Gruppen auf [35 in der „Impf"-Gruppe und 45 in der „Placebo"-Gruppe (nähere Einzelheiten siehe oben)].

Die zweite Publikation, die möglicherweise Licht auf das erwähnte Problem wirft, ist die von Poolman u. a. (1986). Sie beschreibt die Verschie-bung der Meningokokken-Serogruppen-B-Krankheit in Nordwesteuropa. Eine Überprüfung der Trends bei Meningokokken-Infektionen in Norwe-gen, den Niederlanden, Island, auf den Färöern, in Dänemark, England und Wales hat ergeben, dass Neisseria meningitidis des B:2b:P1.2w- und B:2a:P1.2-Phänotyps mit kulminierenden Infektionen in den Niederlanden 1966, in Island 1976–77 und in England und Wales 1973–75 assoziiert war.

Diese Stämme waren im Jahrzehnt zwischen 1970–80 in allen sechs Ländern präsent, doch sind sie heute praktisch zu vernachlässigen. Stattdessen ist der Typ B:15:P1.16 häufiger geworden. Auf den Färöern und in Norwegen hat dieses Vorkommen zum Anstieg der Häufigkeit der Meningokokken-Krankheit geführt. Dasselbe könnte in England und Wales und wahrscheinlich in Finnland, Island und in anderen Ländern der Fall sein und hat sehr wahrscheinlich gar nichts mit den Hib-Impfungen zu tun.

Haemophilus-influenzae-Typ-B-Stämme der Außenmembran-Subtypen 1 und 1c sind mit unterschiedlichen Typen invasiver Erkrankungen assoziiert. Takala u. a. (1987) fanden, dass von 275 bei Kindern mit invasiven Erkrankungen in Finnland 1985–86 isolierten, aufeinander folgenden Hib-Stämmen 74 % zu dem verbreiteten europäischen Außenmembran-Protein (OMP) Subtyp 1 und 22 % zu dem OMP-Subtyp 1c, der normalerweise selten ist, gehörten.

Stämme des Subtyps 1c wurden mit mehr Meningitis und weniger Epiglottitis assoziiert als Stämme des Subtyps 1. Auch waren Kinder mit Krankheiten, die mit Stämmen des Subtyps 1c assoziiert waren, jünger als die mit Krankheiten, die mit Stämmen des Subtyps 1 assoziiert waren.

Ist also das Problem invasiver Infektionen mit Haemophilus influenzae durch Massenimpfungen gelöst? Wie Peltola (1993) in ihrem im „Lancet" publizierten Artikel feststellt: keineswegs. Die Zahl der Fälle invasiver Infektionen (einschließlich Meningitis) hat sich nicht verringert, sondern ist jetzt, statt mit kapsulärem Hib verbunden zu sein, bei geimpften Kindern mit nicht kapsulärem Hib assoziiert.

Noch interessanter ist der von Michaels und Ali (1993) veröffentlichte Artikel, in dem sie nachweisen, dass ein auffälliger Rückgang der Häufigkeit der Haemophilus- Meningitis Typ b nicht ausschließlich den Impfungen zugeschrieben werden kann. Tatsächlich zeigt ihre Figur 1 einen Häufigkeitsgipfel in 1976–77, gefolgt von einem stetigen und schnellen Rückgang, bei dem die stationären Behandlungen bis auf weniger als die Hälfte des Gipfelniveaus *vor* der Lizensierung des Impfstoffs sanken. Dieser sturzartige Rückgang dauerte zwischen 1985 (dem Jahr der Lizensierung der Impfstoffe) und 1990 an, besonders in der Altersgruppe, die gar nicht geimpft worden war.

All diese Beobachtungen zeigen, dass es ganz vergeblich wäre, verschiedene Haemophilus-influenzae-Erkrankungen mit Impfstoffen, die auf verschiedenen Stämmen des Bakteriums beruhen, zu bekämpfen.

Die gut belegte Kontaminierung der Impfstoffe durch tierische Viren ist ein Kapitel für sich. Der kürzlich in der März-Ausgabe 1992 des „Lancet" erschienene Artikel warnt vor den kontaminierenden Komponenten im Polio-Impfstoff, die zu AIDS, Leukämie und Krebs führen können [Kyle (1992)].

Es ist sehr gut belegt, dass Injektionen fremder Proteine, einschließlich der in Impfstoffen enthaltenen, nicht immunisieren, sondern sensibilisieren. Statt Schutz gegen Infektionskrankheiten zu gewähren, steigern sie die Anfälligkeit der Empfänger für Infektionskrankheiten. Außerdem modifizieren Impfstoffe die immunologischen Reaktionen und erzeugen eine große Vielfalt autoimmuner Krankheiten. Dies zu erkennen ist umso wichtiger, als viele Forscher Infektionen, auch solche, die kurz nach Impfungen auftreten, für zufällig halten (d. h. völlig ohne Beziehung zur Injektion der fremden Antigene).

Die Zeit ist gekommen, die Öffentlichkeit über diese Tatsachen zu informieren, besonders die Eltern kleiner Kinder. Eltern sind immer bemüht, ihr absolut Bestes für ihre Kinder zu tun, weshalb sie emotionell verwundbar und leichtes Opfer der Verkäufer von Impfstoffen sind.

Eine extensive Untersuchung der medizinischen Literatur ergibt, dass kein Beweismaterial irgendwelcher Art für die Fähigkeit der Impfstoffe, gegen irgendwelche Krankheiten zu schützen, vorliegt. Im Gegenteil, es gibt eine Menge Beweise (direkt und indirekt), dass sie schwere Nebenwirkungen verursachen.

Die Zeit ist gekommen, für die Abschaffung von PRP- und PRP-D- (und anderen Hib-)Impfstoffen einzutreten. Alle sind nachweislich unwirksam bei der Prävention invasiver Infektionen. Australien sollte sich ernsthaft überlegen, dem schwedischen Beispiel zu folgen und mit den Impfungen gegen Keuchhusten aufzuhören. Der ganzzellige Impfstoff wurde 1979 in Schweden zurückgezogen, weil Bedenken wegen der Wirksamkeit in Bezug auf die Keuchhustenprävention aufgetreten waren und sich schwere Nebenwirkungen, einschließlich Gehirnerkrankungen, ergeben hatten [Storsaeter u. a. (1988) und Strom (1960)]. Aus ähnlichen Gründen wurde der azelluläre Keuchhusten-Impfstoff abgelehnt [Anonymus (1989)].

Einer der besorgniserregendsten Aspekte der Auswirkungen von Impfstoffen ist, dass sie die Anfälligkeit für verschiedene Infektionen, einschließlich der invasiven, erhöhen. Die unserem Gesundheitsministerium entsprechenden schwedischen Behörden haben dies sehr deutlich erkannt und darauf reagiert. Die angesichts all des Beweismaterials [Mortimer (1988)] höchst unvernünftige Einstellung der USA und ihre Fortsetzung der Pflichtimpfungen mit unwirksamen, gefährlichen Impfstoffen sollte andere Länder nicht von den richtigen Entscheidungen abhalten.

Es geht hier doch um Leben und Gesundheit unserer Kinder!

# 6.3 Quellennachweis

1. Parke, J. C., Schneerson, R., Robbins, J. B. u.a., 1977.
   Zwischenbericht über eine kontrollierte Felduntersuchung von Impfungen mit kapsulären Polysacchariden des Haemophilus Typ B und der Gruppe C Neisseria meningitidis in Mecklenburg County, North Carolina.
   J Infect Dis; 136: 51–56.
2. Peltola, H., Kayhty, H., Sivonen, A. und P. Helena Makela, 1977.
   Haemophilus influenzae Typ B kapsulärer Polysaccharid-Impfstoff bei Kindern: eine Doppelblind-Feldstudie mit 100 000 Geimpften im Alter von 3 Monaten und 5 Jahren in Finnland.
   Pediatrics; 60: 730–737.
3. Milstien, J. B., Gross, T. P. und Kuritsky, J. N., 1987.
   Gemeldete negative Reaktionen nach Haemophilus-influenzae-Typ-B-Impfungen: Analyse nach einjähriger Marktverfügbarkeit des Impfstoffs.
   Pediatrics; 80 (2): 270–274.
4. Eskola, J., Peltola, H., Takala, A. K. u.a., 1987.
   Wirksamkeit des Haemophilus-influenzae-Typ-B-Polysaccharid-Diphtherie-Toxoid-Konjugat-Impfstoffs bei Säuglingen.
   N Engl J Med; 317 (12): 717–722.
5. Black, S. B., Shinefield, H. R., Hiat, R. A., Fireman, B. H., 1988.
   Wirksamkeit des Haemophilus-influenzae-Typ-B-kapsulären Polysaccharid-Impfstoffs.
   Ped Inf Dis; 7: 149–156.
6. Shapiro, E. D., Murphy, T. V., Wald, E. R. u.a., 1988.
   Schutz durch Haemophilus-B-Polysaccharid-Impfstoff.
   J Am Med Ass; 260: 1419–1422.
7. Harrison, L. H., Broome, C. V., Hightower, A. W. u.a., 1988.
   Eine Untersuchung der Wirksamkeit des Haemophilus-B-Polysaccharid-Impfstoffs in Tagesheimen.
   J Am Med Ass; 260: 1413–1418.
8. Harrison, L. H., Broome, C. V., Hightower, A. W., 1989.
   Haemophilus-influenzae-Typ-B-Polysaccharid-Impfstoff: eine Untersuchung seiner Wirksamkeit.
   Pediatrics; 84 (2): 255–261.
9. Osterholm, M. T., Rambeck, J. H., White, K. E. u.a., 1988.
   Unzureichende Wirksamkeit des Haemophilus-B-Polysaccharid-Impfstoffs in Minnesota.
   J Am Med Ass; 260 (10): 1423–1428.

10. Ward, J., Brenneman, G., Letson, G. W. und Hayward, W. L., 1990.
Wirksamkeit eines Haemophilus-influenzae-Typ-B-Konjugat-Impfstoffs bei Kindern von Natives in Alaska.
N Engl J Med; 323 (2): 1393–1401.

11. Sood, S. K., Schreiber, J. R., Siber, G. R. u. a., 1988.
Postvakzinale Anfälligkeit für invasive Haemophilus-influenzae-Typ-B-Erkrankungen bei Rattenbabys.
J Pediatr.; 113: 814–819.

12. Daum, R. S., Sood, S. K., Osterholm, M. T. u. a., 1989.
Rückgang der Serumantikörper gegen die Kapsel des Haemophilus influenzae Typ B unmittelbar nach Impfungen.
J Pediatr.; 114: 742–747.

13. Hiner, E. E. und Frasch, C. E., 1988.
Durch Haemophilus influenzae Typ B bedingtes Krankheitsspektrum bei geimpften Kindern.
J Infect Dis; 158 (2): 343–348.

14. Granoff, D. M., Schadekford, P. G., Suarez, B. K. u. a., 1986.
Haemophilus-influenzae-Typ-B-Erkrankungen bei mit Typ-B-Polysac-charid-Impfstoff geimpften Kindern.
N Engl J Med; 315: 1584–1590.

15. Bjune, G., Holby, E. A., Gronnesby, J. K. u. a., 1991.
Wirkungen von Außenmembran-Bläschen-Impfstoff gegen Gruppe-B-Meningokokken-Erkrankungen in Norwegen.
Lancet; 338 (8775): 1093–1096.

16. Smith, E. W. S. und Haynes, R. E., 1972.
Änderung der Häufigkeit von Haemophilus-influenzae-Meningitis.
Pediatrics, 50 (5): 723–727.

17. Decker, M. D., Edwards, K. M., Bradley, R. und Palmer, P., 1992.
Komparative Untersuchung von vier Haemophilus-influenzae-B-Konjugat-Impfstoffen bei Kindern.
J Pediatrics, 120: 184–9

18. Ward, J. I., Brenneman, G., Lepow, M., Lum, M., Burkhart, K. und Chiu, C.Y., 1988.
Haemophilus influenzae Typ B antikapsuläre Antikörper-Reaktionen auf PRP-Keuchhusten und PRP-D-Impfstoffe bei Kindern von Natives in Alaska.
J Infect Dis; 158: 719–723.

19. Santosham, W., Wolfe, M., Reid, R. u. a., 1991.
Wirksamkeit bei Navajo-Indianern eines Konjugat-Impfstoffs aus Hae-

mophilus-influenzae-Typ-B-Polysaccharid und Neisseria-meningitidis-Außenmembran-Proteinkomplex.
N Engl J Med; 324 (25): 1767–1772.

20. Storsaeter, J., Olin, P., Renemar, B. u. a., 1988.
Sterblichkeits- und Krankheitshäufigkeit bei invasiven bakteriellen Infektionen während einer klinischen Untersuchung azellulärer Keuchhusten-Impfstoffe in Schweden.
Pediatr. Infect Dis J; 7 (9): 637–645.

21. Strom, J., 1960.
Ist Allgemeinimpfung gegen Keuchhusten immer gerechtfertigt?
Brit Med J; 22. Oktober: 1184–1186.

22. Strom, J., 1967.
Weitere Erfahrungen mit Reaktionen, besonders zerebraler Natur, in Verbindung mit Dreifachimpfungen: Untersuchung in Schweden von 1959–65.
Br Med J; 11. Nov.: 320–323.

23. Arbeitsgruppe zur Untersuchung von Keuchhusten-Impfstoffen 1988.
Placebo-kontrolliertes Experiment mit zwei azellulären Keuchhusten-Impfstoffen in Schweden – Schutzwirksamkeit und negative Wirkungen.
Lancet; 30. April: 955–960.

24. Hinman, A. R. und Orenstein, W. A., 1990.
Impfpraxis in entwickelten Ländern.
Lancet; 335: 707–710.

25. Anonymus, 1989.
Lizenzantrag auf Keuchhusten-Impfstoff in Schweden zurückgezogen.
Lancet; 14. Jan.: 114.

26. Wright, A. E., 1901.
Veränderungen der bakteriziden Kraft des Blutes durch Typhus-Impfungen, mit Bemerkungen über die wahrscheinliche Signifikanz dieser Veränderungen.
Lancet; 14. Sept.: 715–723.

27. Craighead, J. E., 1975.
Workshop-Bericht: Verschärfung der Krankheit nach Immunisierung mit inaktivierten Mikroben-Impfstoffen.
J Infect Dis; 1312 (6): 749–754.

28. Kimura, M. und Kuno-Sakai, J., 1988.
Azelluläre Keuchhusten-Impfstoffe und Ansteckung mit letalem Ausgang.
Lancet; 16. April: 881–882.

29. Kanai, K., 1980.
Japans Erfahrungen mit Keuchhusten-Epidemiologie und -Impfungen in den letzten 30 Jahren.
Japan J Med Sci Biol; 33: 107–143.
30. Griffin, M., Taylor, J. A., Daugherty, J. R. und Ray, W. A., 1992.
Kein erhöhtes Risiko für invasive bakterielle Infektionen nach Diphtherie-Tetanus-Keuchhusten-Immunisisierung.
Pediatrics; 89 (4): 640–642.
31. Hanna, J., 1990.
Epidemiologie und Prävention von Haemophilus-influenzae-Infektionen bei Kindern australischer Aborigines.
Med J Aust; 152: 234–240.
32. Kyle, W. S., 1992.
Affen-Retroviren, Polio-Impfstoff und Ursprung von AIDS.
Lancet; 339: 600–601.
33. Mortimer, E. A., 1988.
Wirksamkeit des Haemophilus-B-Polysaccharid-Impfstoffes: ein Rätsel.
J Am Med Ass; 260 (10): 1454–1455.
34. Peltola, H., Kilpi, T. und Anttila, M., 1992.
Schnelles Verschwinden der Haemophilus-influenzae-Typ-B-Meningitis nach regelmäßiger Kinderimpfung mit Konjugat-Impfstoffen.
Lancet; 340: 592–594.
35. Jonsdottir, K. E., Steingrimsson, O. und Olafsson, O., 1992.
Immunisierung von Säuglingen in Island gegen Haemophilus influenzae Typ B.
Lancet; 340: 252–253.
36. Booy, R., Moxon, E. R., MacFarlane, J. A., Mayon-White, R. T. und Slack, M. P. E., 1992.
Wirksamkeit des Haemophilus-influenzae-Typ-B-Konjugat-Impfstoffs in der Region Oxford.
Lancet; 340: 847.
37. Poolman, J. R. T., Jonsdottir, K., Jones, D. M., Lind, L., Froholm, L. O. und Zanen, H. C., 1986.
Meningokokken-Serotypen und Serogruppen-B-Krankheit in Nordwesteuropa.
Lancet; 6. Sept.: 555–557.
38. Takala, A. K., Eskola, J., Bol, P., Alphen, L., van Palmgren, J., und Makela, P. H., 1987.
Haemophilus-influenzae-Typ-B-Stämme der Außenmembran-Subty-

pen 1 und 1c verursachen unterschiedliche Typen invasiver Erkrankungen.

Lancet; 19. Sept.: 647–650.

39. Peltola, H., 1993.

Haemophilus influenzae in den Jahren nach Einstellung der Impfungen.

Lancet; 341: 864–865.

# 7. Polio-Impfstoffe: Leukämie, Krebs, Affen-Retroviren und AIDS

Jeder erinnert sich noch an die Polio-Epidemie von 1949–50 in Australien und vielen anderen Ländern oder hat davon gehört. Man erwähnt sie gern, um Eltern Schrecken einzujagen, damit sie dann ihre Kinder impfen lassen. Auch Eltern, die sich nicht entschließen können, ihre Kinder gegen Keuchhusten, Diphtherie, Tetanus und Masern impfen zu lassen, machen im Allgemeinen bei Kinderlähmung doch Zugeständnisse und impfen gegen Polio. Denn wer möchte schon sein Kind dem Risiko einer Lähmung aussetzen?

Doch nur sehr wenige Menschen wissen, dass diese berüchtigte Polio-Epidemie der 50er Jahre noch einen ganz anderen, weit dubioseren Hintergrund besitzt.

1950 veröffentlichte Dr. McCloskey im „Lancet" einen Artikel „Zusammenhang zwischen Impfung und Poliomyelitis".

In der Einführung schrieb er: *„Zu Beginn der Epidemie wurde man auf Patienten aufmerksam, denen kurz vor Ausbruch ihrer Symptome eine Injektion mit Keuchhusten-Impfstoff oder einer Mischung des Diphtherie-Toxoids mit Keuchhusten-Impfstoff verabreicht worden war.*

*Für die Eltern dieser Kinder lag es natürlich nahe, die Impfungen für diese Krankheit verantwortlich zu machen, wenngleich ihre Ärzte die Wahrscheinlichkeit eines Kausalzusammenhangs entweder kategorisch ausschlossen oder für das Phänomen eine impfbedingte Radikulitis verantwortlich machten ... Doch werde ich überzeugendes Beweismaterial vorlegen, dass bei dieser Epidemie ein Zusammenhang zwischen den Impfungen und dieser Krankheit bestand."*

1950 (1. Juli) veröffentlichte das „British Medical Journal" einen Artikel über Impfungen und Poliomyelitis, verfasst von Hill und Knowelden. Die Autoren schrieben u. a., dass im Verlauf der 1942 begonnenen Impfkampagne gegen Diphtherie nach der Injektion eines Antigens gelegentliche, sporadische Paralysefälle gemeldet worden seien: *„Diese Paralyse beschränkte sich manchmal auf das Glied, in das der Impfstoff injiziert worden war. Manchmal befiel sie aber auch andere Gliedmaßen. In den meisten Fällen wurde Poliomyelitis diagnostiziert."*

In derselben Ausgabe des „British Medical Journal" erschien ein anderer Artikel, verfasst von MacCallum, über klinische Poliomyelitis in Verbindung mit peripherer Injektion von Prophylaktika. Der Autor schrieb: *„We-*

169

*niger als 21 Tage nach Ausbruch der Krankheit wurde bei einer Anzahl Kindern, die Gegenstand der jüngsten Beobachtungen gewesen waren, der Stuhlgang untersucht. Bei jedem der fünf Kinder, deren Stuhlgang überprüft wurde, wurde mittels Impfungen von Affen das Poliomyelitis-Virus isoliert. Die dabei verwendeten Rhesusaffen entwickelten alle eine der experimentellen Poliomyelitis ähnliche Krankheit, und bei der Obduktion wurden der Krankheit entsprechende pathognomonische Verletzungen in Gehirn und Rückenmark gefunden.*"

Vor Ausbruch der Poliomyelitis waren die erkrankten Kinder gegen Pocken, Diphtherie, Keuchhusten und/oder Tetanus geimpft worden.

Dieselbe Zeitschrift (BMJ 29. Juli) publizierte einen Artikel von Banks und Beale (1950) mit dem Titel „Poliomyelitis und Immunisierung gegen Keuchhusten und Diphtherie". Darin wurde über eine Anzahl paralytischer Poliofälle, die 1947, 1948 und 1949 nach Keuchhusten- und Diphtherie-Impfungen auftraten, berichtet, wobei Paralysen im Oberarm vorherrschten (in London wird weniger am Bein als am Arm geimpft). Das Intervall zwischen der letzten Injektion und dem Ausbruch der Paralyse betrug in der Mehrzahl der Fälle 9–14 Tage.

Leake (1950) fasste in einem Brief an den Herausgeber des „Journal of the American Medical Association" die veröffentlichten Daten zusammen, die das Auftreten von Lähmungen nach einer Anzahl Impfungen, u. a. Keuchhusten-, Diphtherie- und Typhus-Paratyphus-Impfungen bestätigten.

Vielleicht überrascht es nicht, dass eine amerikanische Untersuchung ähnlicher Zusammenhänge zwischen Impfungen und paralytischer Polio, durchgeführt von Bell (1950) [zitiert bei Leake (1950)], jede Möglichkeit eines derartigen Zusammenhangs zwischen Polio und Diphtherie- und Keuchhusten-Impfungen ausschloss. Trotzdem mahnte der Autor zur Vorsicht bei Impfungen während Zeiten einer Polio-Epidemie, ebenso bei physischer Überanstrengung und zu großer Hitze und Kälte.

Schließlich kam eine amerikanische Studie von Anderson und Skaar (1950) zu dem Schluss: *„Bei Poliomyelitis-Patienten, die einen Monat vor Ausbruch der Krankheit ein Antigen verabreicht bekommen haben, besteht eine hohe Korrelation zwischen dem Bereich der Lähmung und dem Bereich der Injektion. Diese Fälle zeigen tendenziell eine andere Verteilung und schwerere Formen der Paralyse als vergleichbare Kinder, die zwei bis sechs Monate zuvor, in den vorhergehenden Jahren oder überhaupt nie immunisiert worden sind."*

Martin (1950) sammelte Daten über 17 Paralysefälle nach Injektionen mit Diphtherieimpfstoff, bei denen es innerhalb 28 Tagen nach der Injektion zu Lähmungen in einem Glied kam. In fast allen Fällen wurde Poliomyelitis diagnostiziert. Es ist sehr unwahrscheinlich, dass dieser Zusammenhang völlig zufällig sein sollte, besonders wenn man die große Zahl von Artikeln bedenkt, in denen über dieselben Beobachtungen berichtet wird.

Geffen (1950) berichtete über das Auftreten von Poliomyelitis bei kürzlich geimpften Kindern im Metropolitan Borough of St. Pancras und London. Die Lähmungen traten tendenziell in dem Glied auf, in das geimpft worden war.

Wyatt (1981) befasste sich mit wiederholten Beobachtungen von provozierter Poliomyelitis nach einer Anzahl von Vorgängen.

Er studierte die Daten aus der Literatur, wobei er mit dem 1914 veröffentlichten Bericht von Hans Kern über das Auftreten von Kinderlähmung bei Heimkindern in Deutschland begann. Von 22 an angeborener Syphilis leidenden Kindern entwickelten 5 Polio, nachdem sie mit Neosalvarsan, Salvarsan und anderen Medikamenten behandelt worden waren.

Der Zeitraum zwischen den Injektionen mit Neosalvarsan bis zum Ausbruch der Krankheit betrug zwischen 5 und 21 Tagen, zwischen 6 und 31, und zwischen 2 und 14 Tagen, nach einer Injektion von Hg-Salicyl-Kur bei einzelnen Paralysefällen.

Zwischen 1921 und 1926 wurden weitere sieben Fälle in Deutschland nach ähnlichen Behandlungen gemeldet. Einige Autoren berichteten über provozierte Polio nach Injektionen mit Alaun-präzipitiertem Diphtherie- und Keuchhusten-Impfstoff.

Über viele ähnliche Fälle wurde noch berichtet. Ebenso berichteten viele Autoren über Polio nach der Entfernung von Mandeln.

## 7.1 Erhöhtes Risiko für Polio nach Entfernung der Mandeln

Paffenbarger (1957) legte überzeugendes Beweismaterial für einen statistischen Zusammenhang zwischen Entfernung der Mandeln und erhöhtem Risiko für Poliomyelitis, besonders in der Bulbärform, vor. Zwar variiert die Zeit bis zum Ausbruch der Symptome, doch zeigt sich der Zusammenhang am deutlichsten innerhalb eines Monats nach dem Eingriff.

Die berichteten Beobachtungen beruhten auf: 1. einer Epidemie des Typ 1 Poliomyelitis in Olmsted County, Minnesota, 1952, als 215 Fälle unter 49 000 Einwohnern auftraten, was einer Krankheitsrate von 438 auf 100 000 entspricht; 2. dem gemeldeten Poliomyelitis-Ausbruch in der Hauptstadt Washington, DC, während des endemischen Jahres 1954, als 155 Paralysefälle, die Infektionen mit allen drei Virustypen darstellten, bei etwa

1 500 000 Einwohnern auftraten; 3. auf 113 Fällen bei der St. Louis Enze-phalitis-Epidemie in Hildago County, Texas, des Jahres 1954, als sich bei 160 000 Einwohnern über 500 Fälle zeigten, was einer Krankheitsrate von über 310 pro 100 000 Einwohnern entspricht.

Bei über der Hälfte dieser Poliomyelitis-Patienten, deren Krankheit mit Bulbärsymptomen begann, waren die Mandeln entfernt worden. Im Vergleich dazu entwickelte in bemerkenswerter Konstanz nur annähernd ein Viertel der Mitglieder der Kontrollgruppen, bei denen die Mandeln nicht herausgenommen waren, die Krankheit.

Lambert (1936) beschrieb eine Kampagne gegen Yaws in Samoa, wobei Neoarsphenamin in zwei oder mehr Injektionen verabreicht worden war. 1932 waren an die 36 000 Personen auf diese Art behandelt worden. Der erste Paralysefall trat eine Woche nach der zweiten Yaws-Injektion auf. Alle zuerst beobachteten Patienten hatten Lähmungen in den unteren Glied-maßen und waren in beide Gesäßbacken geimpft worden. Paralyse trat in allen 37 Dörfern auf, wo die Yaws-Kampagne durchgeführt worden war. Obwohl die von Lambert festgestellten Zahlen für provozierte Poliomyelitis sehr überzeugend waren, lehnte er es ab, eine Verbindungslinie zu den Impfungen zu ziehen. Doch alle Natives behaupteten eine solche Verbin-dung.

Wyatt (1981) äußerte sich über einen Zusammenhang zwischen Pocken-impfungen und Paralyse. Seine Beobachtungen wurden ignoriert, weil es keinen offensichtlichen Zusammenhang zwischen den Faktoren gebe, und weil *„die Erregung über solche Beobachtungen das Pockenimpf-Programm beeinträchtigt hätte"*. Derselbe Autor schrieb über die Brodie-Park- und Kolmer-Polio-Impfunfälle des Jahres 1935: *„Man hat immer angenommen, dass die mit den Kolmer- und Brodie-Park-Impfstoffen assoziierten Polio-myelitis-Fälle durch Virus-Impfungen verursacht waren, wie im Cutter-Un-fall des Jahres 1955."*

In einem anderen Artikel untersuchten Wyatt u. a. (1992) die Auswirkun-gen vorheriger Injektionen auf den Verlauf und die Schwere paralytischer Poliomyelitis mittels retrospektiver Analyse von Fällen, die in einer Poli-klinik in Südindien protokolliert worden waren. Von 262 Kindern mit akuter Polio hatten 176 unnötige Injektionen weniger als 48 Stunden vor den Lähmungserscheinungen bekommen und 12 hatten Diphtherie-Keuchhus-ten-Tetanus provozierende Injektionen erhalten. Es bestand ein deutlicher Zusammenhang zwischen dem geimpften Arm und der Lokalisierung der Lähmungen. Nach Injektionen bestand eine größere Wahrscheinlichkeit, dass die Kinder starben oder ihre frühere Muskelkraft nicht wiedergewan-nen.

In einem neueren Artikel sprach sich Wyatt (1993) für eine Kampagne gegen alle unnötigen Impfungen aus.

## 7.2 Kinderlähmung – die Krankheit und die Immunität ihr gegenüber

Die oben erwähnten Berichte über Polio, die zweifellos durch Injektionen einer Anzahl Antigene und anderer Fremdsubstanzen ausgelöst war, sind von großem Interesse, vor allem nach Jahren der Erfahrung mit Massenimpfungen. In erster Linie verleihen sie Ansichten, die schon vor mehreren Jahrzehnten von Autoren wie Jungeblut und Engle (1932) geäußert wurden, Glaubwürdigkeit. Die beiden waren davon überzeugt, dass Polio durchaus endogenen Ursprungs sein könnte.

Diese Autoren stellten fest, dass das Auftreten einer Infektion offensichtlich vom Gleichgewicht zwischen der Virulenz des eindringenden Mikroorganismus und der Empfänglichkeit des Wirtsorganismus abhänge. Sie schrieben: *„Bei hoher Virulenz des ätiologischen Erregers werden Unterschiede in der individuellen Prädisposition des Wirtsorganismus häufig verwischt. Eine niedrige angeborene Anfälligkeit gegenüber einer Krankheit kann andererseits die infektiöse Wirkung ihres Auslösers praktisch unwirksam machen. Eine vernünftige Analyse der Widerstandsfähigkeit oder Anfälligkeit muss daher in jedem Fall spezifischen immunologischen und unspezifischen physiologischen Faktoren, je nachdem, mehr oder weniger große Bedeutsamkeit zuschreiben.*

*Das Fehlen natürlicher Widerstandskraft geht häufig mit Schwankungen des regulatorischen Einflusses unspezifischer physiologischer Elemente einher, wie Alter, Geschlecht, Vererbung, Ernährung und endokrine Aktivitäten."*

Polio stellt ein extremes Beispiel für eine Infektionskrankheit dar, bei der Anfälligkeit für die Krankheit so häufig fehlt, dass sie nur unter besonderen Umweltverhältnissen epidemische Ausmaße annimmt. Wie die Autoren ausführen, werden ihre Ergebnisse durch unzählige Beispiele von Epidemien bestätigt, etwa die Epidemie in Brooklyn, bei der es in 469 von 500 Fällen unmöglich war, Kontakte mit früheren Fällen festzustellen (a.a.O.).

Jungeblut und Engle (1932) erkannten eine starke Saisonabhängigkeit der Polio-Häufigkeit. Sie hoben auch hervor, dass klinische Poliofälle viel zu selten seien, als dass sie für die universell verbreitete natürliche Immunität der erwachsenen Bevölkerung verantwortlich gemacht werden könnten.

Doch Paul u.a. (1932) legten Nachdruck auf die Bedeutung „kleinerer"

Krankheiten, die während einer Epidemie auftreten („Heine-Medin"-Krankheit mit nicht charakteristischen, sporadischen Erkältungen oder Durchfällen, wie sie im Sommer auftreten).

Die Bildung von Antikörpern gegen bestimmte Infektionskrankheiten und einige nicht infektiöse Erreger ist wesentlich Ausdruck eines endogenen, erblich fixierten Reifungsprozesses, der seinen Höhepunkt um die Pubertät herum erreicht, nicht Ergebnis exogener Einflüsse. Paul u. a. (1932) sprachen vom serologischen Reifungsprozess und einer altersabhängigen Entwicklung von Agglutininen. Sie argumentierten, eine allmählich ansteigende Zahl negativer Reaktionen auf die Schick- und Dick-Tests in der Jugend trete auch bei Dysenterie-Toxinen auf. Unter extremen klimatischen Verhältnissen, wie sie in den Tropen oder Subtropen und in arktischen Regionen gegeben sind, können sich negative Reaktionen auf die Schick- und Dick-Tests in der Pubertät entwickeln, während klinische Diphtherie und Scharlach-Fieber nur sehr sporadisch auftreten.

Die virizide Fähigkeit des Blutes entwickelt sich mit der Reifung sowohl beim Affen als auch beim Menschen, trotz einer niedrigen Häufigkeit klinischer Polio (das „100-Affen"-Syndrom?).

Jungeblut und Engle (1932) erörterten auch die unterschiedlich große Fähigkeit des Serums verschiedener Blutgruppen normaler menschlicher Erwachsener, Polioviren zu neutralisieren. Die Hälfte der Blutgruppe-A-Seren war zu einer solchen Neutralisation fähig (getestet in den üblichen Quantitäten), während bei den Blutgruppe-B-Seren 80 % diese Eigenschaft besaßen. Blutgruppe-0-Seren verhielten sich ähnlich wie die der Blutgruppe A: Die eine Hälfte zeigte neutralisierende Eigenschaften. Der genetische Faktor war also unendlich bedeutsamer für die Neutralisierungskapazität des Blutserums eines Menschen als irgendeine hypothetische Ansteckungsursache.

Eine ähnliche Beziehung wurde zwischen Blutgruppe und der neutralisierenden Fähigkeit im Serum rekonvaleszierender Patienten festgestellt. Seren der Blutgruppe B neutralisierten in vielmals höherer Verdünnung als Seren der Blutgruppe A.

Nowak (1931) [zitiert bei Jungeblut und Engle (1932)] beschrieb bei Personen mit Blutgruppe A eine konstitutionelle Unfähigkeit, nach überstandener Diphtherie Diphtherie-Antitoxine zu bilden.

Jungeblut und Engle (1932) zitierten auch die Arbeit Drapers (1932), der bei von Kinderlähmung befallenen Kindern methodisch endokrine Schwäche beobachtete. Es ist bekannt, dass nach der Pubertät die Polio-Häufigkeit bei Frauen früher und abrupter sinkt als bei Männern. Schwangere Frauen zeigen bemerkenswerte Resistenz gegen Polio. Babys erhalten mit dem

174

mütterlichen Blut bestimmte zirkulierende Hormone, die charakteristisch fürs Erwachsenenalter sind. Doch stellten Anderson u. a. (1952) fest, dass Poliomyelitis auch während der Schwangerschaft häufig gemeldet wurde, was auf eine gesteigerte Anfälligkeit für erkennbare Infektionen schließen lässt.

Ein vormenstrualer Rückgang der bakteriziden Fähigkeit des Blutes wurde von Geller (1930) beschrieben [zitiert bei Jungeblut und Engle (1932)].

Schon früher hatte Aycock (1926) eine deutliche Diskrepanz zwischen der Theorie, dass sich die Krankheit durch direkten Kontakt von Person zu Person ausbreite, und Beobachtungen, dass direkte Kontakte im normalen Umfeld und epidemiologisch selten seien, festgestellt. Es gibt eine große Anzahl verhältnismäßig milder Polioformen, die sich jeder Wahrnehmung entziehen, und einen relativ großen Anteil gesunder Virusträger. Zusammen sind aber diese beiden Gruppen weitgehend für die Ausbreitung des Virus verantwortlich.

Für den endogenen Ursprung der Polio sprechen auch Beispiele wie das Vorkommen von drei Paralysefällen in einem Lager mit 60 Jungen oder das gleichzeitige Auftreten von Fällen in denselben Familien.

Hudson u. a. (1936) erörterten ausführlich die Faktoren Resistenz und Immunität bei experimenteller Poliomyelitis. Sie schrieben, dass Bemühungen, Immunität beim Menschen zu erzeugen, auf *„klassischen Prinzipien, die sich bei anderen infektiösen Zuständen als gültig erwiesen haben, beruhen. Man hat aber den grundsätzlichen Schwierigkeiten und dem Faktor der Wirtsresistenz bei diesem besonderen Virus immer nur ungenügende Aufmerksamkeit geschenkt."*

Sie kamen zu dem Ergebnis, der obere Atemtrakt sei die Eingangspforte für das Poliovirus, zugleich aber zeige bis zu einem gewissen Grad die nasopharyngeale Schleimhaut Resistenz gegen das Virus. Die Darmschleimhaut stelle eine wirksame Barriere gegen Infektionen mit einem Virus dar, das direkt in isolierte Darmschleifen praktiziert wird.

Die Milz spielte eine entscheidende Rolle bei der Erzeugung von Resistenz gegenüber dem Virus. Neutralisierende Antikörper wurden bei mit bestimmten Präparaten „geimpften" Affen gebildet, doch war die Anwesenheit dieser Antikörper keine Indikation für wirksamen Schutz des Tieres vor dem intranasalen Virus. Natürliche oder künstlich herbeigeführte Menstruation und physiologische Reifung führten zu keiner nachweisbaren viriziden Eigenschaft des Blutes.

Die Autoren schrieben außerdem, das Virus wandere nach dem Eintritt in den Geruchs-Nasentrakt intrazellulär durchs Zentralnervensystem zu den „von ihm bevorzugten Stellen" im Rückenmark und sensibilisiere die Nervengewebe derart, dass sie, wenn sie erneut dem Virus ausgesetzt würden, resistent seien. Die neutralisierenden Antikörper unter natürlichen Bedingungen sind also eine Indikation für spezifische Sensibilisierung durch extraneurale Stimulierung nach der Nervenzellenwanderung des Virus. Künstlich erzeugte Antikörper sind nicht zwangsläufig ein Maß für die Widerstandskraft des Nervengewebes.

Die Autoren machten darauf aufmerksam, dass künstliche Immunisierung von Menschen, geschehe sie aktiv oder passiv, die große Bedeutung des Zustandes des Zentralnervensystems für die Pathogenese von Polio und auch die Bedeutung bestimmter Resistenzfaktoren berücksichtigen müsse, die als Barriere gegen das Virus zwischen dem vaskulären und dem Zentralnervensystem wirken.

Subletale Dosen wurden tödlich infektiv, wenn durch Stärkeinjektionen die Großhirnrinde beschädigt war. Dieses Phänomen könnte eine theoretische Erklärung für das Auftreten von Poliomyelitis nach Injektionen wie den oben erörterten liefern.

# 7.3 Epidemiologie der Poliomyelitis

Die Epidemiologie der Poliomyelitis ist ebenso interessant wie die Frage der Immunität ihr gegenüber. Nathanson und Martin (1979) nannten viele der ins Auge springenden epidemiologischen Merkmale der Polio rätselhaft. Klar ist, dass Polio als epidemische Krankheit vor an die 100 Jahren in Nordeuropa und den Vereinigten Staaten auftauchte. Es handelt sich grundsätzlich um eine Kinderkrankheit, und praktisch alle Individuen werden irgendwann während ihres Lebens mit ihr angesteckt. Es erfolgte dann in beiden Gebieten ein stetiger Rückgang der Poliohäufigkeit, während sich ihre Verteilung deutlich auf die höheren Altersgruppen verschob. Was das Alter der von ihr befallenen Gruppen betrifft, war also eine steigende Tendenz zu verzeichnen, was bei der Häufigkeit nicht der Fall war. Nach Jahrzehnten konstanter Häufigkeit war nur zwischen 1945 und 1954 ein drastischer Anstieg zu bemerken. Das mag teilweise darauf zurückgehen, dass auch nicht paralytische Fälle gemeldet wurden.

Doch gibt es noch eine plausiblere Erklärung, nämlich die intensivierten Impfungen mit einer Anzahl von Impfstoffen, die, wie oben erwähnt, zu provozierter Poliomyelitis führen.

Impfversuche mit Poliovirus-Impfstoff, gezüchtet auf Nervengewebe von Affen, wurden in den 30er Jahren durchgeführt. Man verurteilte diese Versuche, weil doch merkliche Nebenwirkungen und immer wieder auch Todesfälle damit verbunden waren. Trotzdem wurden an die 20 Jahre später erneut Initiativen ergriffen. Ergebnis war die Produktion des Salk-polyvalenten Impfstoffs. Vom Poliomyelitis-Impfstoff-Bewertungszentrum der University of Michigan, Ann Arbor, Michigan, wurde ein umfangreiches Experiment mit dem Salk-Impfstoff durchgeführt (Francis u. a. 1955).

Bei dem Experiment verwendete man eine Spritze für fünf Kinder. Bedenken wegen einer möglichen Übertragung von Infektionskrankheiten oder Serum-Hepatitis führten dazu, dass in mehreren Gebieten die lokalen Kliniken einzelne Spritzen für jedes Kind verwendeten. Einige Ärzte kritisierten, dass die Impfstoffe Nierengewebe toter Affen enthielten. Trotzdem unternahm niemand etwas.

Bei diesem Experiment wurden zwischen 1. Mai und 1. Dezember 1954 über 1 000 000 Kleinkinder mit drei Dosen des Salk-Impfstoffs geimpft. 129 Fälle „vermuteter" Poliomyelitis traten während der Zeit des Experiments auf, einschließlich dreier Wochen nach der dritten Injektion: 90 Fälle bei der geimpften Gruppe und 39 Fälle bei der Placebo-Kontrollgruppe. Trotzdem wurden die 90 Fälle, weil sie während der Impfperiode ab 1. Mai und zwei Wochen nach der dritten Injektion auftraten, nicht in die Berechnungen mit einbezogen.

Von 749 236 Placebo-Kontrollkindern entwickelten 428 Poliomyelitis; von 1 080 680 geimpften Kindern bekamen 585 Polio. Die korrigierten Zahlen sind 428 plus 39 (467) und 585 plus 90 (675).

Die Autoren des Berichts stellten fest, es habe 57 Poliofälle auf 100 000 geimpfte und 54 auf 100 000 nicht geimpfte Kinder gegeben. Also war die Rate der Polio-Erkrankungen bei den geimpften Kindern etwas höher als bei den ungeimpften. Wenn die vollständigen Zahlen berücksichtigt werden (also einschließlich der 90 nicht mit einbezogenen), ist die Rate der Poliofälle bei den geimpften Kindern sogar noch höher.

In Anbetracht der durch das Experiment ermittelten Zahlen zeigte sich ein totales Versagen des Polio-Impfstoffs beim Schutz gegen Poliomyelitis.

Trotzdem erhielten im April 1955 sechs pharmazeutische Firmen Lizenzen zur Produktion eines inaktivierten Poliovirus-Impfstoffs. Innerhalb 14 Tagen nach Verabreichung zeigte sich, dass eine große Anzahl Babys (94), deren Eltern (126) und andere Kontaktpersonen (40) aufgrund der Impfungen paralytische Polio bekommen hatten (der sog. „Cutter-Unfall"), und zwar in einem Zeitraum vom 25. April bis Ende Juni 1955. Der Vorgang wurde von Nathanson und Langmuir (1963 a, b, c) ausführlich beschrieben.

Man stellte die Impfungen für zwei Wochen ein, doch wurden sie im Mai wiederaufgenommen. Polio-Epidemien traten in den Vereinigten Staaten weiterhin auf, obwohl ein hoher Anteil der Bevölkerung geimpft worden war. Bei einer Epidemie in Massachusetts 1959 hatten 77,5 % der Paralyse-fälle drei oder mehr Dosen des inaktivierten Impfstoffs erhalten. Ähnlich enttäuschende Ergebnisse wurden aus vielen anderen Ländern berichtet, wo der Salk-Impfstoff auf breiter Basis angewendet wurde: Tschechoslowakei, Ungarn und Israel. Die Qualität der Impfstoffe war sehr ungleich und im Allgemeinen schlecht. Nicht nur waren die Impfstoffe unwirksam, sie verursachten paralytische Poliomyelitis auch zu einer Zeit, als es keine vom Wildtyp-Virus verursachten Epidemien gab.

## 7.4 Kontaminierung von Polio-Impfstoffen durch tierisches Gewebe

Eine neue Bedrohung erschien am Horizont, als sich herausstellte, dass Polio-Impfstoffe mit einer großen Anzahl tierischer (Simian-)Retroviren kontaminiert waren, genannt SV1 bis SV40. Von diesen Retroviren war SV40 der am besten erforschte. Rustigian u.a. (1955) stellten fest, dass Affen Träger einer großen Anzahl von Viren sind, wie B-Virus, „schaumiger" Erreger, masernartiges Virus, Hämadsorptions-Viren, LCM-Virus, Arboviren und eine Vielzahl sonstiger viraler Erreger.

Hull und Minner (1955) und Hull u.a. (1958) untersuchten extensiv in normalen Affennieren-Zellkulturen gefundene Viren und nannten sie Simian-Viren oder SV. Sie wurden in vier Gruppen klassifiziert, je nach Art der zytopathischen Veränderungen, die in mit diesen viralen Erregern infizierten Affennieren-Zellkulturen auftraten. 28 dieser Viren wurden in serologische Typen eingeteilt, und zusätzlich wurden 24 unidentifizierte Viren verzeichnet.

Malherbe und Harwin (1957) unterschieden sieben verschiedene Typen bei den Simian-Erregern oder SA-Viren, die man auf Meerkatzen-Nieren entdeckt hatte.

Nach Sweet und Hilleman (1960) traf man wiederholt auf ein neues Simian-Virus. Dieses Virus war einzigartig unter den Simian-Viren, weil es keine nachweisbaren zytopathischen Wirkungen auf die Rhesus- oder Javaneraffennieren-Zellkulturen hatte, aus denen es gewonnen war, sondern stattdessen in Zellkulturen anderer Arten wuchs und merkliche zytopathische Veränderungen darin verursachte. Das Virus wurde von McClelland bei Sicherheitstests mit Impfstoffen entdeckt und vakuoläres SV40-Virus genannt.

Etwa zur gleichen Zeit wurde ein anderes Virus bei Laborschimpansen mit Schnupfen isoliert und erhielt die Bezeichnung Respiratory Syncytial (RS)-Virus (Morris u. a. 1956). Bald wurde nachgewiesen, dass eine Anzahl dieser Viren erkältungsähnliche Symptome bei erwachsenen menschlichen Freiwilligen hervorrief. Unnötig zu sagen, dass diese Viren wesentliche Kontaminanten in Polio-Impfstoffen bildeten und bald auch bei Kindern entdeckt wurden. Sie verursachten bei mit Polio-Impfstoffen geimpften Babys und Kleinkindern Infektionen der Atemwege.

Parrot u. a. (1961) publizierten Ergebnisse einer 34-monatigen serologischen Untersuchung von Kindern mit Bronchiolitis, Pneumonie und kleineren Atemerkrankungen. Ihre Daten belegten eine ätiologische Beziehung zwischen dem RS-Virus und Erkrankungen der Atemwege, besonders „relativ schweren Erkrankungen des unteren Atemweges bei Kindern".

Chanock u. a. (1961) fanden das Respiratory-Syncytial-Virus während einer fünfmonatigen Periode bei 57 % kleiner Kinder mit Bronchiolitis oder Pneumonie. Das Virus wurde auch bei älteren Säuglingen mit Lungenentzündung oder Bronchiolitis aufgefunden und bei einem signifikanten Prozentsatz (12 %) junger Patienten mit milder fiebriger Atemerkrankung. Die Krankheit dauerte zwischen 3 und 5 Monate. Die Autoren stellten fest, dass das RS-Virus in den ersten Lebensjahren einen wesentlichen pathogenen Faktor darstellt. Bald breiteten sich diese tierischen Viren aus und wurden in Fällen normaler Erkältung auch bei menschlichen Erwachsenen aufgefunden [Hamparian u. a. (1961)].

Melnick und Stinebaugh (1962) und viele andere bestätigten, das SV40-vakuoläre Virus sei eine „gängige Kontaminante" bei auf Rhesusaffen- und Javaneraffen-Nierenkulturen gewachsenen toten und lebenden Virusimpfstoffen. Sie schrieben, offenbar ist „das Virus als lebende Kontaminante formalinisierter Polio-Impfstoffe und Adeno-Impfstoffe Hunderttausenden, wenn nicht Millionen Menschen, besonders Babys, injiziert worden. In aktiver Form ist es zusammen mit lebendem Polio-Impfstoff einer ebenso großen Gruppe eingegeben worden."

Trotzdem betonten die Autoren, dass ungeachtet der großen Anzahl von Personen, denen das Virus geimpft oder verabreicht worden sei, „keine menschliche Krankheit diesem Erreger zugeschrieben werden konnte".

Diese Überzeugung lässt sich nicht länger aufrechterhalten.

## 7.5 Mit dem Simian-Virus assoziierte menschliche Krankheit

ZuRhein und Chou (1965) fanden zahlreiche runde, zufällig verteilte Virus-partikel in mit Papova-Viren beliebiger Anzahl, einschließlich des SV40, infizierten Geweben (ausführlichere Details siehe unten), bei der Entmarkungskrankheit des menschlichen Gehirns. Die Entmarkung war durch den zytoziden Effekt des Virus auf die Oligodendroglia verursacht.

Weiner u. a. (1972) berichteten über die Isolierung eines mit dem SV40 verwandten Virus bei Patienten mit menschlicher Entmarkungskrankheit: progressiver multifokaler Leukoenzephalopathie. Shah u. a. (1972) testeten vier Spendergruppen auf die Anwesenheit von auf SV40 reagierenden Antikörpern. Seit 1961 wurde die Herstellung SV40-freier Impfstoffe gefordert, doch fanden sich auch in nach 1964 geborenen und getesteten Babys SV40-neutralisierende Antikörper. Die Autoren zogen nicht einmal die Möglichkeit in Betracht, dass hier ein Hinweis vorlag, dass diese Impfstoffe eben nicht SV40-frei waren – sie hielten stattdessen Ausschau nach Infektionsursachen bei Menschen, nicht bei den Impfstoffen.

Baguley und Glasgow (1973) berichteten über das Auftreten einer subakuten sklerosierenden Panenzephalitis (SSPE) zwischen 1956 und 1966 in der nördlichen Hälfte der Nordinsel Neuseelands. Die Häufigkeit war hundertmal so groß wie erwartet. Für diesen großen Ausbruch wurde die Massenimpfung von Grundschulkindern mit Salk-Impfstoff ab 1956 verantwortlich gemacht, da der Impfstoff *„wahrscheinlich den lebenden SV40-Virus enthalten hat"*. Die Autoren kamen zu dem Ergebnis: *„Die Verabreichung des Salk-Impfstoffs in Neuseeland stand in Zusammenhang mit dem Auftreten von S.S.P.E."* und *„Die Vorstellung, eine unübliche Reaktion auf Maserninfektion sei die einzige Ursache für S.S.P.E., lässt sich nicht mit den Beobachtungen in Neuseeland vereinbaren."*

1962 identifizierten Eddy u. a. eine onkogene (krebsverursachende) Substanz bei Rhesusaffennieren-Zellkulturen als das Simian-SV40-Virus. Sowohl Eddy u. a. (1962) als auch Girardi u. a. (1961) stellten fest, das SV40-Virus verursache Tumoren bei vorgeburtlich mit dem vakuolären SV40-Virus geimpften Hamstern.

Rabson u. a. (1962) zeigten, dass die Onkogenität (krebsverursachende Eigenschaft) des SV40 nicht auf Hamster beschränkt ist. Fraumeni u. a. (1963) berichteten über die Onkogenität des SV40 auch beim Menschen, wenn man das Virus durch Injektionen des inaktivierten Salk-Poliomyelitis-Impfstoffes in den Körper einführt. Sie zitieren mehrere Autoren, die deutliche Veränderungen menschlicher, mit SV40 infizierter Gewebekulturen nachwiesen.

Shein und Enders (1962) beobachteten eine reproduzierbare „epitheloide Transformation", charakterisiert durch anormales Wachstum, stark beschleunigte Wachstumsrate und chromosomale Abweichungen in menschlichen Nierengewebekulturen. Koprowski u. a. (1962) beobachteten ähnliche Veränderungen bei SV40-Infektionen von Organkulturen erwachsener menschlicher Haut und der Mundschleimhaut. Rabson u. a. (1962) erzeugten in vitro einen Stamm sich schnell vermehrender pleomorpher Zellen im menschlichen Schilddrüsengewebe mit dem SV40. Dieser Stamm zeigte schnelles Wachstum, mit einer großen Zahl überlebender Viren. Bei 5% dieser Zellen konnten intranukleäre Viren nachgewiesen werden. Eddy u. a. (1962) belegten die Vermehrung des SV40 in menschlichen Krebszellenkulturen einliniger Abstammung.

Melnick (192) prägte den Ausdruck „Papova"-Viren für eine Gruppe, die „Papilloma-", „Polyoma-" und „vakuoläre" SV40-Viren enthält. Bei all diesen handelt es sich um Desoxiribonuclein-Säure (DNA)-Viren. Andere Eigenschaften sind ein langsamer Wachstumszyklus mit Vermehrung innerhalb des Zellkerns, eine Fähigkeit, chronische, latente Infektionen im Wirt zu erzeugen, sowie eine Fähigkeit, Tumoren bei ihrer natürlichen Art und/ oder bei ihrer Wirtsart hervorzurufen.

Zwar spielten die Autoren diese Befunde herunter, zitierten aber trotzdem Innis (1968), der festgestellt hatte, dass zwischen 1955–1959 die Leukämie-Sterblichkeitsrate bei 5–9-jährigen Kindern von 3,5 auf 3,8 pro 100 000 stieg und bei 10–14-jährigen Kindern von 2,2 auf 2,5 pro 100 000. Die Leukämie-Sterblichkeit in Staaten, in denen der Impfstoff mit SV40 verwendet wird, war allgemein größer als in den Staaten, deren Impfstoff SV40-frei ist. Figur 2 dieser Untersuchung zeigt trotzdem einen größeren Anstieg der Todesfälle durch andere Krebsarten als Leukämie, und zwar bei Kindern unter 12 Monaten und im Alter zwischen 5 und 9 Jahren, sowie einen Anstieg der Todesfälle durch Leukämie in den Altersgruppen unter 1 Jahr, zwischen 5 und 9 Jahren und zwischen 1 und 14 Jahren.

1973 bestätigten Shah u. a. bei Einwohnern Marylands hohe Zahlen von Antikörpern gegen das BK-Virus, ein mit dem SV40 verwandtes Papova-Virus. Der Antikörperanteil stieg in der Altersgruppe zwischen 3 bis 10–11 Jahren von 50 auf 100% und sank dann in der Altersgruppe ab 35 Jahren wieder auf 67%. Shah u. a. (1972) wiesen auch nach, dass SV40 neutralisierende Antikörper in 3,2% der getesteten Seren (9 Kinder) der 1964 oder danach geborenen Kinder Marylands enthalten waren. Das ergab sich, obwohl man seit 1961 SV40-freie Impfstoffe gefordert hatte. 1992 publizierte Kyle im „Lancet" einen Artikel, in dem er einen Zusammenhang zwischen kontaminierten Polio-Impfstoffen, die man bei der Ende der 70er Jahre populären Behandlung homosexueller Männer mit Herpes genitalis verwendete, und dem gleichzeitigen Ausbruch von AIDS bei homosexuellen Männern Amerikas vermutete. Reverse Transkriptase-Analysen der verwendeten Impfstoffe haben bis 1985 positive Befunde in Bezug auf solche Simian-Viren ergeben. Der Autor fordert, dass all diese Impfstoffe jetzt sehr kritisch untersucht und „… die Ergebnisse veröffentlicht werden".

## 7.6 Kontaminierte Poliovirus-Impfstoffe und Verursachung von AIDS

Die bei weitem kompetenteste und zuverlässigste Zusammenfassung der Gefahren des Polio-Schluckimpfstoffes und des Ursprungs von AIDS ist die von Louis Pascal veröffentlichte Arbeit. Er ist das Musterbeispiel eines unabhängigen Gelehrten ohne formelle Zugehörigkeit zu einer Universität oder Forschungsinstitution.

Sein Artikel „*Was passiert, wenn die Wissenschaft degeneriert? Die Korruption der Wissenschaft und der Ursprung von AIDS. Untersuchung einer spontanen Zeugung*", wurde schließlich als Arbeitspapier (Nr. 9) 1991 von der Universität Wollongong veröffentlicht, nachdem die Einreichung von einer Anzahl Forschungszeitschriften abgelehnt oder einfach ignoriert worden war.

In seinem Artikel wies Pascal nach, dass AIDS als direkte Folge einer Massen-Polio-Schluckimpfung in Belgisch Kongo entstanden war, da der Impfstoff mit einem Simian immunodeficiency Virus (SIV) kontaminiert war. Die Spezialstämme des Poliovirus, deren Neurovirulenz sorgfältig weggezüchtet worden war, die aber trotzdem Immunität hervorrufen sollten, gewannen bei der Übertragung von einer Person auf die andere ihre frühere Neurovirulenz zurück und, was sehr wichtig ist, das Herstellungsverfahren garantierte praktisch die Kontamination durch fremde Viren, denn diese konnten nicht getötet werden, ohne dass auch das Poliovirus zerstört und damit der Impfstoff ruiniert worden wäre.

Ende 1957 wurde im Osten von Belgisch Kongo und besonders Anfang 1958 in Ruanda-Urundi die erste Massenimpfung der Welt mit lebendem Polio-Impfstoff durchgeführt. Einige Monate später wurde das gleiche Impfstoffprodukt in Leopoldville, der Hauptstadt von Belgisch Kongo, etwa 1500 km westlich der Gegend der ersten Massenimpfungen, angewendet.

Fast unmittelbar darauf tauchten kontaminierende Viren auf (zusätzlich zu der SV1–40-Gruppe, von der oben die Rede war). Pascal zitierte Hilary Koprowski, der das bei diesen beiden afrikanischen Kampagnen verwendete Impfstoffprodukt hergestellt und geschrieben hatte: *„Wenn jemand tatsächlich den lebenden Virus-Impfstoff untersucht hätte, hätte er in all den gegenwärtig verfügbaren Präparaten auf jeden Fall auch ein Nicht-Poliovirus finden müssen."*

Doch setzte er hinzu, das sei kein wirkliches Problem, da ja die Menschen in ihrer Nahrung täglich unzähligen Viren ausgesetzt seien.

Pascal aber führte ganz richtig aus, dass sich Koprowski in dreierlei Hinsicht geirrt habe.

Erstens: Wenn die Impfstoffe nicht von kontaminierenden Bestandteilen freigehalten werden konnten, dann hätten sie oder die als harmlos deklarierten Kontaminanten zurückgezogen werden müssen. Koprowski war kaum desinteressierte Partei, da in diesem Fall Jahre intensiver Arbeit vergeblich gewesen wären.

Zweitens handelte es sich bei den kontaminierenden Viren um Affenviren, und Menschen sind nicht täglich Affenviren ausgesetzt. Auch der Umstand, dass diese kontaminierten Impfstoffe weniger als 30 Tage alten Kindern (oder gerade 48 Stunden alten Kindern) eingegeben wurden, erhöht die Gefahr, da das unreife Immunsystem dieser Kinder einem fremden Virus gegenüber weit weniger resistent ist als ein reifes Immunsystem (gerade aus diesem Grund werden ja bei Experimenten normalerweise junge Tiere verwendet).

Drittens sind neue Viren, die in einer „jungfräulichen" Bevölkerung ohne entsprechende immunologische Erfahrung auftreten, häufig besonders virulent und ansteckend.

1985 wurde das erste Simian immunodeficiency Virus in Rhesusaffen identifiziert, einer der drei Haupttierarten, deren Gewebe als Kulturen für den Polio-Impfstoff benutzt wurden. Seitdem wurden die SIVs auch in den beiden anderen Tierarten gefunden – dem Javaneraffen und dem Afrikanischen Grünaffen. All diese SIVs sind eng miteinander verwandt und die, soweit bekannt, engsten Verwandten des HIV. Pascal betont sehr richtig (a. a. O), dass sofort der Schluss gezogen wurde, die Übertragung eines dieser Viren vom Affen auf einen Menschen habe AIDS verursacht. „Und wie wurde es übertragen? Durch einen Affenbiss natürlich!"

Pascal sprach auch ethische und moralische Aspekte an und fragte, warum weder Wissenschaftler noch Journalisten diese Probleme schon früher erörtert hätten, um die Verbreitung der SIVs durch Impfstoffe zu verhindern.

Stattdessen drängen sowohl die Weltgesundheitsorganisation als auch die

Gesundheitsbehörden in den sogenannten entwickelten Ländern weiterhin darauf, dass allgemeine Massenimpfungen menschlicher Kleinkinder durchgeführt werden, und intensivieren sie sogar.

Billi Goldberg (1993) bestätigte, dass Ende der 50er und Anfang der 60er Jahre auf menschlichem Embryonengewebe diploider Linien gewachsene Polioviren-Impfstoffe (abgeschwächt und abgetötet) nur akzeptiert wurden, wenn sie ursprünglich auf Affennieren gezüchtet waren, „da nur ein solches Gewebe als frei von malignen Eigenschaften galt". Eine menschliche Diploidlinie wurde also mit dem CHAT-Stamm Typ-1-Poliovirus, der auf einer Affenniere kultiviert und abgeschwächt worden war – somit einer Quelle der Kontaminierung mit Affenviren und Retroviren! –, inokuliert. Zwischen August 1958 und April 1960 wurden mehr als 75 000 Kindern unter fünf Jahren in Leopoldville (Belgisch Kongo) die am Wistar-Institut präparierten Impfstoffe verabreicht. Der Impfstoff wurde dem Kind hinten in die Kehle gesprüht. Wie bei anderen Experimenten [Morris u. a. (1961)] gezeigt, kann „subklinische virale Infektion dadurch entstehen, dass kontaminierte Impfstoffe in die Nasenrachenhöhle gesprayt werden, falls dann der Impfstoff ins Atemsystem gelangt". Und „retrovirale Infektion der Empfänger versprühter kontaminierter Impfstoffe liegt durchaus im Bereich des Möglichen."

Meyers u. a. (1992) stellten die Frage, ob man nicht davon ausgehen müsse, „dass das HIV vielleicht nichts anderes ist als das einem menschlichen Wirt angepasste SIV". „Diese Hypothese ist 1992 weit plausibler als noch vor einigen Jahren", schloss Goldberg (1992).

Salk (1955) stellte Erwägungen in Bezug auf die Herstellung und Verwendung des Poliomyelitis-Virus-Impfstoffs an. Motiviert wurde sein Artikel von dem sog. „Cutter-Unfall" (s. u.). Im April 1955 verursachten die Polio-Impfstoff-Präparate „… *unmittelbar die Entwicklung paralytischer Poliomyelitis. 146 Fälle paralytischer Polio entwickelten sich nach kurzer Zeit bei geimpften Kindern und ihren Kontaktpersonen. Das erforderte eine sehr intensive Überprüfung der theoretischen und praktischen Implikationen der Herstellung, Prüfung und Verwendung von Impfstoffen…*

*Es war schon immer klar gewesen, dass man bei der Herstellung eines sicheren Poliomyelitis-Impfstoffes zumindest am Anfang mit größerer Sorgfalt vorgehen musste als bei der Herstellung aller anderen Impfstoffe.*

*Auch war schon immer klar, dass man in den Herstellungsprozess des Impfstoffs selbst einen Sicherheitstest einbauen musste, also einen Test der ‚marginalen Sicherheit‘, und zwar der Art, dass auch noch die feinsten Tests an einem Sample aufeinander folgender Impfstoffmengen negativ in Bezug auf lebende Viren ausfallen müssten – es sei denn, es wäre beim Her-*

stellungsprozess, bei der darauffolgenden Verwendung oder beim Test selbst unbemerkt etwas Unerwartetes passiert. Dann wäre sichergestellt, dass nur selten etwas Unvorhergesehenes eintreten könnte."

Und weiter:

*„Die relative Seltenheit schwerer Paralyse unter natürlichen Bedingungen erfordert vor allem, dass der Impfstoff – insoweit es möglich ist, ein solches Präparat herzustellen – frei von der Eigenschaft ist, die Krankheit, die er verhindern soll, hervorzurufen. Ebenso wenig sollte ein Poliomyelitis-Impfstoff Nebenwirkungen haben, die seine Anwendung unerwünscht erscheinen lassen. Wenn die mit der Verwendung verbundenen direkten Wirkungen oder zufällige Nebenwirkungen irgendeines Bestandteils derart sind, dass sich der Empfänger lieber auf seine Chance verlässt, der paralytischen Erkrankung ohne jede Vorsorgemaßnahme zu entkommen, ist der Impfstoff ohne praktischen Wert."*

Und weiter:

*„... Bei der Herstellung eines Poliomyelitis-Impfstoffs darf kein irgendwie greifbares oder messbares Risiko erkennbar sein oder akzeptiert werden. Jedes erkennbare Risiko muss ausgeschlossen werden, wodurch auch immer es bedingt sein mag."*

Diese Proklamation ist seitdem in all ihren Punkten verletzt worden, und es besteht keine Garantie, dass sie nicht weiter verletzt wird. Kinder, die Polio-Impfstoffe einnehmen, bekommen weiterhin durch diese Impfstoffe verursachte Lähmungen. Die große Häufigkeit chronischer Krankheiten, ein endloser Strom von respiratorischen Infektionen, die bei kleinen Kindern auftreten und normalerweise gegen jede Behandlung resistent sind, sowie die weiterhin große Häufigkeit von Kinderleukämie und Kinderkrebs sind schon an und für sich der Beweis, dass etwas faul ist im Reich der Impfungen.

Besonders besorgniserregend ist, dass Polio-Impfstoffe weiterhin mit tierischen Viren kontaminiert sind. Goffe u. a. (1961) wiesen darauf hin, dass das vakuoläre Virus (SV40), das gegen Formaldehyd resistent war, potentiell in allen Polio-Impfstoffen auftrat, da bis 1961 keiner dieser Impfstoffe auf dieses Virus hin untersucht worden war. Es war nur eins der vielen Viren und anderer „bisher unentdeckter" Erreger, die in aus Affennieren-Gewebekulturen stammenden Präparaten lauerten. Trotz dieser Warnungen hielten die Autoren orale Verabreichung von Polio-Impfstoffen für sicherer, da sie glaubten, der Verdauungskanal wirke selektiv.

Gerber u. a. (1961) berichteten über die Inaktivierung des vakuolären Virus (SV40) durch Formaldehyd. Ihre Untersuchungen zeigten, dass es in den ganzen 14 Tagen der Beobachtung immer noch einen lebenden Restbestand an SV40-Viren gab. SV40 bewies auch eine bemerkenswerte Hitzestabilität. Es zeigte sich, dass die Infektiosität auch bei Erhitzung ohne Formaldehyd auf 37°C für eine Periode von 14 Tagen erhalten blieb.

Zufällig ausgewählte Samples von Poliomyelitis- und Adenovirus-Impfstoffen wurden auf die Anwesenheit lebender SV40 getestet: Vier von acht Polio-Impfstoffen und drei von drei Adenovirus-Impfstoffen erzeugten charakteristische zytopathische Veränderungen bei allen Subkulturröhrchen. Durch Serumneutralisierungstests ließ sich von jedem positiven Impfstoff ein Isolat identifizieren.

Wiederholte Tests mit unterschiedlichen von Affennieren stammenden Präparaten ergaben ähnliche Resultate. Alle von positiven Impfstoffen abgeleiteten Subkulturen zeigten charakteristische zytopathische Veränderungen zwischen dem 7. und dem 10. Tag. Die Befunde zeigten auch, dass der Verlauf einer Behandlung des SV40 mit 1:4000 Formaldehyd durch eine biphasische Reaktion charakterisiert war. Die Mehrzahl der Viruspopulation wurde allmählich inaktiviert, und zwar etwas langsamer als das Poliovirus. Der zweite Abschnitt der Kurve zeigte die Anwesenheit eines Restbestandes, der der Inaktivierung widerstand.

Bei mehr als 10-tägigen Tests ergab sich eine merkwürdige Verzögerung beim Auftreten zytopathischer Effekte (CPE), wie sie von dem durch Formaldehyd behandelten SV40-Virus hervorgerufen werden. In den meisten Fällen traten keine CPE bis zum 11. Tag auf, und die endgültigen Infektiositätsspiegel wurden am 13. und 14. Tag erreicht. Die Anzahl lebender SV40 hing von der Konzentration dieses Erregers vor der Formaldeydbehandlung ab. Auch der Grad der Kontaminierung des anfänglichen Virus-Inokulums mit SV40, die Gesamtinkubationszeit der Nierenzellkulturen während der Produktion des Impfstoffes und spezifische Varianten beim Herstellungsprozess dürften die endgültigen Konzentrationen beeinflussen.

Sweet und Hilleman (1960) zeigten, dass nach einer Injektion mit zwei Dosen des Polio- oder Adenovirus-Impfstoffs eine hohe Prozentzahl von Personen relativ hohe Antikörper-Titer in Bezug auf den SV40 entwickelten.

Ergebnisse der Untersuchungen durch Shah (1973), Weiner u. a. (1972), Baguley und Glasgow (1973) u. a. zeigen, dass Millionen Kinder im Verlauf von Impfungen mit formalinisierten Polio- und Adenovirus-Impfstoffen tatsächlich mit dem SV40 infiziert worden sind, mit tragischen langfristigen Folgen. Baron u. a. (1961) berichteten über feinere Testmethoden handelsüblicher Impfstoffe. Sie konnten lebende Viren in einem von jeweils 23 handelsüblichen Impfstoffen entdecken.

## 7.7 Polio-Impfung, Leukämie und Krebs

Girardi u. a. (1973) wiesen nach, dass der krebserregende Effekt von SV40 bei jüngeren Personen besonders ausgeprägt war. Innis (1965) schrieb in seinem Brief an den Herausgeber des „Lancet":

*„Man weiß, dass Antigen-Stimulierung Hyperplasie des lymphoretikulären Gewebes der Brust verursacht und dass sich eine solche Hyperplasie in manchen Mäusestämmen zur malignen Neoplasie entwickeln kann. Deshalb sollte man die Möglichkeit untersuchen, dass ein ähnlicher Mechanismus bei Kindern, die durch Impfungen ebenfalls wiederholter Antigenstimulierung unterworfen sind, wirksam sein könnte."*

Innis beobachtete den Immunisierungsstatus von 59 (aus 65) Patienten mit Leukämie, verglich ihn mit dem von wegen verschiedener Krankheiten stationär behandelten Patienten und kam zu dem Ergebnis:

*„Der Unterschied im Immunisierungsstatus zwischen leukämischen und nicht leukämischen Kindern muss deshalb als signifikant angesehen werden … der logische Schluss daraus ist, dass menschliches lymphoretikuläres Gewebe wie das einiger Mäusestämme durch Antigenstimulierung möglicherweise zu Neoplasie provoziert oder konditioniert wird."*

Er betrachtete seine Untersuchung als Pilotprojekt, das weitere Forschungen notwendig machte. Als Zwischenmaßnahme empfahl er, soweit es angezeigt erschien, den Schutz gegen individuelle Störungen, statt einer Impfung mit dreifachem Antigen, da dann „weniger Klone zu (unnötiger) Vermehrung angeregt würden".

Lancaster und Clements (1965) kritisierten diese Schlussfolgerung. In seiner Antwort darauf konstatierte Innis:

*„Nachträgliche Untersuchungen sind tatsächlich nicht das beste Mittel, frühere Ereignisse zu analysieren, doch wenn meine Untersuchung wertlos war, wäre es sehr einfach, einen Zusammenhang zwischen Antigenstimulierung (einschließlich Impfungen) und Leukämie zu widerlegen."*

In einem anderen Brief an den Herausgeber des „Lancet" fuhr Innis fort:

*„… wenn die Voraussetzungen, auf denen meine Schlüsse beruhen, überprüft worden sind und sich als statistisch signifikant herausstellen, wie es bei den hier gemachten der Fall ist, ist jeder von diesen Voraussetzungen ausgehende logische Schluss unvermeidlich richtig. Antigene, einschließlich der bei Impfungen benutzten, sind daher leukämogen und karzinogen bei Individuen mit der erforderlichen Zahl vererbter und/oder erworbener Mutantengene in einer Fortpflanzungs-Körperzelle."*

Dr. Scheuer-Karpin (1965) bestätigte, dass Antigenstimulierung, wie sie durch chronische und/oder wiederholte Entzündung verursacht wird, bei Patienten mit leukämischer Anamnese offenbar höher ist als bei Patienten mit anderen Störungen. Bei den Entzündungen handelte es sich u. a. um chronische Tuberkulose, wiederholt auftretende eitrige Entzündung des Ohres, der Nase, des Halses und der Harnwege, chronische Bronchitis mit Bronchial-Asthma und chronische Osteomyelitis.

Es ergab sich bei den Kranken auch eine höhere Häufigkeit von Ekzemen und Autoimmun-Störungen als bei den Kontrollpersonen. Die wohlbekannte Kausalbeziehung zwischen Impfungen und Akzentuierung einer ganzen Reihe chronischer Infektionen bzw. Anfälligkeit für sie, bestätigt Innis' Warnungen (a. a. O.) ganz gewiss.

## 7.8 Fliegen verbreiten das Poliovirus

Ein interessanter Artikel über die mögliche Verbreitung von Polioviren wurde von Riordan u. a. (1961) veröffentlicht. Die Autoren beschrieben ein Experiment, bei dem während einer nicht epidemischen Periode (Februar 1958) der Polio-Impfstoff einer Gruppe Yaqui-Indianer, die im Dorf Guadalupe, Arizona, leben, oral verabreicht wurde.

Ziel dieses Experiments war es, eine kleine Anzahl Kinder mit dem abgeschwächten Typ-1-Poliovirus zu infizieren und die Verbreitung der klinisch inapparenten Infektion innerhalb der Population zu beobachten, indem man rektale Abstriche der Geimpften und ihrer Kontaktpersonen, Exkremente der Beteiligten und in dem Dorf gefangene Fliegen auf die Anwesenheit des Poliovirus untersuchte.

Sechs Tage nach der Schluckimpfung wurden sieben Fliegenfallen im Bereich der Untersuchung und fünf außerhalb, aber noch im Dorf, aufgestellt. 70 Tage lang sammelte man am Nachmittag die gefangenen Fliegen ein. Dabei wurden kontinuierlich Poliovirus Typ 1 und 3, ECHO 2 und Coxsackie-B-5-Viren bei Fliegen, die sowohl innerhalb als auch außerhalb des Untersuchungsbereichs gefangen wurden, isoliert. Bei heißem Wetter stieg die Zahl der Isolierungen.

Typ-3-Poliovirus wurde in praktisch allen Fallen zu irgendeinem Zeitpunkt isoliert. Es muss also im ganzen Dorf weitverbreitet gewesen sein. Typ 1 Poliovirus wurde mehr während der letzten Februar- und Märzwochen isoliert. Viele der Stämme wurden an Affen getestet. Es erwies sich, dass sie virulent waren, intermediär und abgeschwächt (vom Impfstoff). Die Zahl der Impfstoff-Viren war klein, da die Zahl der geimpften Kinder klein war.

In dieser besonderen Umgebung war es nichts Ungewöhnliches, dass Speisen beim Essen von Fliegen bedeckt waren. Fliegen konnten also durchaus als Verbreiter der Darmviren agieren.

Im Sommer 1958 brach Poliomyelitis bei den Blackfeet-Indianern im Glacier County, Montana, aus. 19 Fälle traten auf, davon 18 im Reservat. Sie repräsentierten eine Häufigkeit von 171 Fällen auf 100 000 bei einer Bevölkerung von 11 100 (Glacier County), während die Quote für Indianer bei den 2810 Einwohnern im Reservat 640 pro 100 000 betrug. Die Quote im gesamten Staat betrug 10 pro 100 000.

Seit 1947 waren dem Gesundheitsministerium Montanas nur sieben Fälle von Poliomyelitis gemeldet worden. Es war also sehr ungewöhnlich, dass so viele Fälle in einer Bevölkerung auftraten, die aufgrund schlechter sanitärer Verhältnisse gewöhnlich über eine solide Immunität gegenüber Poliomyelitis verfügte.

Bei 50 % der 16 Kinder unter 1 Jahr und bei 69 % der Kinder zwischen 1 und 4 Jahren wurde Poliovirus 1 gefunden. Bei Personen mit 29 Jahren und darüber wurde es nicht entdeckt. Von 19 Patienten waren 9 ungeimpft (meist Erwachsene – 4), während einer dreimal, zwei zweimal und sieben einmal geimpft waren.

Fliegen waren extrem häufig, sie krabbelten gewöhnlich auch auf vor den Wohnungen verstreutem Müll und Exkrementen herum. Die Autoren wiesen nach, dass Impfungen weder Infektionen verhinderten noch Immunität des Darms erzeugten, da über 50 % der dreimal oder öfters geimpften Kinder das Typ-1-Poliovirus ausschieden. Es gab keinen Beleg für eine allgemeine Quelle der Infektionen. 90 % der getesteten Individuen verfügten über neutralisierende Antikörper gegen alle drei Poliovirus-Typen, unabhängig vom Impfstatus. In Anbetracht der oben erwähnten Umstände ist ganz klar, dass die Impfungen für diese Epidemie in der indianischen Bevölkerung verantwortlich waren.

Ashkenazi und Melnick (1962) beschrieben eine induzierte, latente Infektion von Affen mit dem vakuolären SV40-Papova-Virus. Sie schrieben, dass auch das SV40, ähnlich wie andere Papova-Viren, latente Infektionen verursachen kann. Das Virus hatte menschliche Zellen infiziert und verändert, sogar chromosomale Änderungen verursacht. In Hamstern wurden riesige Fibrosarkome, noch größer als das Wirtstier selbst, erzeugt.

Die Autoren induzierten latente Infektionen mit dem vakuolären SV40-Virus auf verschiedenen Wegen bei afrikanischen Primaten. Man fand das Virus im Urin aller vier parenteral geimpften Paviane, doch nicht bei den drei Pavianen, die intranasal oder oral mit dem Virus infiziert worden waren. Drei bis acht Monate nach der Infektion, als das Virus im Urin nicht mehr nachweisbar war, wurden Nierenuntersuchungen durchgeführt. Die latente Infektion machte Fortschritte, und auch in einer zweiten Untersuchung sechs bis acht Monate nach der Infektion wurde das Virus in vier von fünf vorher positiven Affen gefunden.

Black und Rowe (1962) beschrieben durch das SV40 hervorgerufene Veränderungen in Morphologie und Wachstumsmerkmalen des menschlichen Gewebes, etwa der Mundschleimhaut, der Haut und bei menschlichen Embryonierenkulturen. Während des Experiments konnte man in den inokulierten Röhrchen ab dem 18. bis 20. Tag eine kleine Zahl multinukleärer Zellen beobachten, zwei- bis viermal so groß wie normale Zellen. In den ersten 30 Tagen nach der Impfung trat eine langsame, „unspezifische" Degeneration aller Zelltypen auf. Am 34. Tag wurde in den mit dem Virus geimpften Röhrchen Zellvermehrung und progressiver Anstieg der Azidifizierung beobachtet. In den folgenden 30 Tagen verbreiteten sich diese Areale über den Großteil der mit dem Gewebekulturmedium bedeckten Glasfläche. An manchen Stellen war der Zellenbelag mehrere Schichten dick.

Etwa ab dem 50. bis zum 55. Tag nach der Impfung entwickelte sich auf Teilen der Platte Nekrose, gefolgt von erneutem Wachstum des Epithelgewebes. Das ergab schließlich einen Flickenteppich von nachwachsendem Epithel, abwechselnd mit Bereichen fibroplastischen Gewebes, das ungeordnet kreuz und quer durcheinanderwuchs.

Als diese veränderten Zellen in vier bis sechs Wochen alte Hamster transplantiert wurden, erzeugten sie im Lauf von drei bis vier Wochen lokale Tumoren. Als Reaktion auf SV40-Infektionen wurden auch qualitative und quantitative chromosomale Änderungen festgestellt.

## 7.9 Polio-Impfstoff-Viren können ihre Neurovirulenz zurückgewinnen

Friedman u. a. (1962) erörterten die neuesten Forschungsergebnisse, dass es bei Affen einen Anstieg der Neurovirulenz des Sabin Typ 3 des abgeschwächten Poliovirus gab, nachdem es durch den menschlichen Darm gewandert war.

Sie untersuchten die Möglichkeit ähnlicher Veränderungen beim Sabin-Typ-1-Virus, was für die Epidemiologie der Polyomyelitis sehr wichtig ist. Sie beobachteten, dass die für den Impfstoff-Virusstamm charakteristische Neurovirulenz bei Affen instabil war und nach dem Durchgang durch den menschlichen Magen-Darm-Trakt tendenziell anstieg. Diese Veränderungen ergaben sich zu jedem Zeitpunkt nach Verabreichung des Impfstoffs und korrelierten nicht mit der Dauer der gastrointestinalen Infektion durch das Impfstoff-Virus.

Die Autoren verabreichten neugeborenen Affenbabys etwa das 100fache der Impfstoffdosis, die normalerweise älteren Individuen injiziert wird. Dabei ist wichtig zu wissen, dass niedrige Neurovirulenz beim Affen das hauptsächliche Merkmal aller lebenden Poliovirus-Impfstoffe ist, die für den Menschen als sicher gelten. Die Stabilität dieser niedrigen Virulenz ist also sehr wichtig. Doch ergaben viele Untersuchungen den Hinweis, dass es eine zufallsbedingte Instabilität der genetischen Merkmale des Virus gab. Auch wurde ein Anstieg der Neurovirulenz eines anderen Erregers beim Affen festgestellt, eines abgeschwächten Enzephalitis-Virus-Impfstoff-Stammes, und die jüngsten Untersuchungen haben das für den abgeschwächten Polio-Impfstoff-Virus bestätigt. Trotzdem empfahlen die Autoren Vorsicht bei der Interpretation dieser Befunde.

Und was ist mit diesen Babys? Niemand scheint sich ihretwegen Gedanken zu machen.

Es ist kein Zufall, dass die Autopsie eines Patienten, der 1963 in Michigan 16 Tage nach einer Impfung mit dem Salk-Impfstoff starb, als Todesursache disseminierte Myelitis ergab. Ein anderer Mann, der nach oraler Verabreichung des Typ-3-Polio-Impfstoffs starb, hatte eine disseminierte Enzephalomyelitis.

Sabin (1963) behauptete, für die Frage, ob das Poliovirus für eine Erkrankung verantwortlich ist, sei es gleichgültig, ob man es im Zentralnervensystem oder Stuhlgang des Patienten finde oder nicht. Sicher, der Zeitpunkt gibt einen solchen Hinweis. Doch ist das zufällige zeitliche Zusammentreffen ein beliebtes Alibi geworden, wenn es um den Kausalzusammenhang zwischen der Verabreichung des Poliovirus-Impfstoffs und Krankheiten des Zentralnervensystems geht.

*„Hochqualifizierte Ärzte mit umfangreichen Erfahrungen auf diesem Gebiet"* (Sabin, 1963) greifen nur zu gerne nach dem Strohhalm des Zufalls und hochspekulativer Erklärungen, um von den schädlichen Impfviren abzulenken. Immer wieder wird der Zufall bemüht, um überall auf der Welt das Auftreten derselben Krankheiten und Todesfälle zu erklären, die sich um bestimmte kritische Tage nach Impfungen häufen. Der extremste Versuch in dieser Hinsicht ist vielleicht die folgende Äußerung Sabins (a. a. O.):

*„Die Tatsache, dass in den vergangenen Jahren 20–30 % der berichteten Paralyse-Fälle drei oder mehr Dosen des Salk-Impfstoffs erhalten hatten, bedeutet nicht, dass der erwartete Schutz nur 70–80 % beträgt, sondern spiegelt weitgehend den Prozentsatz der Bevölkerung wider, der diese Dosen des Salk-Impfstoffs bekommen hat."*

Offensichtlich kam er nicht einmal auf den Gedanken, dass dieses Resultat die totale Unwirksamkeit des Impfstoffs bedeuteten könnte.

Es ist belegt, dass der Polio-Impfstoff Polio auch auf ungeimpfte Kinder und Erwachsene übertragen hat. Patterson und Bell (1963) berichteten über zwei Fälle von Poliomyelitis in einem Kindergarten in Glasgow. Der erste Fall trat bei einem vier Jahre alten Kind fünf Monate nach Empfang seiner zweiten Dosis inaktivierten Impfstoffs auf. Am selben Tag wie dieser kleine Patient erkrankte auch ein anderes, nicht geimpftes Kind im selben Kindergarten. Das Poliovirus 1 konnte in den Exkrementen beider Kinder kultiviert werden. Der Beratungsausschuss für Polio-Schluckimpfungen beim Surgeon General des öffentlichen Gesundheitsdienstes veröffentlichte einen Bericht über mit Impfungen assoziierte Fälle. 87 solcher Fälle wurden für nicht epidemische Gebiete seit Einführung der Schluckimpfung gemeldet. Der Ausbruch der Krankheit fiel zwischen den 4. und 30. Tag nach der Impfung, wobei die Mehrzahl der Fälle zwischen 8 und 21 Tagen auftrat. Das ist wieder ein perfektes Beispiel für Häufungen um kritische Tage herum. Doch wurde Polio-Impfung weiterhin empfohlen.

Henderson u. a. (1964) berichteten über 123 Fälle paralytischer Poliomyelitis, die weniger als 30 Tage nach Verabreichung des Polio-Impfstoffs auftraten.

Sie alle sprechen von einer sehr kleinen Zahl von mit Impfungen assoziierten paralytischen Erkrankungen. Sie alle gehen davon aus, der Impfstoff gewähre wirksamen Schutz gegen Poliomyelitis, während er in Wirklichkeit paralytische Polio in Gebiete einschleppt, die vor den Massenimpfungen viele Jahre lang frei von dieser Krankheit waren. Auch wurden die gemeldeten Fälle immer als die einzigen Fälle betrachtet, obwohl man allgemein weiß und zugibt, dass das Meldesystem notorisch schlecht funktioniert. Die Statistiken wurden aufgrund dieser gemeldeten Fälle erstellt. Man nahm keine Extrapolationen vor wie jüngst in Bezug auf die Häufigkeit von Keuchhusten in den Vereinigten Staaten, als man den Berechnungen die Krankenhauseinlieferungen zugrunde legte (Sutter und Cochi, 1992).

Larsen (1965) äußerte sich über die Schutzwirkung des Salk-Impfstoffs während einer Polio-Epidemie in Britisch Columbien. 1959 und 1960 waren deutlich epidemische Jahre, trotz der überall in den vorhergehenden vier Jahren durchgeführten Salk-Impfungen. Die offensichtlich nachlassende Wirksamkeit des Impfstoffs im Jahr 1960, besonders bei 6–11-jährigen Kindern, gab Anlass zur Besorgnis. Trotzdem verteidigte der Verfasser die Impfungen mit dem Argument, zwischen 1959 und 1969 sei die paralytische Polio bei Patienten, die mindestens drei Dosen des Salk-Impfstoffs erhalten hatten, anscheinend weniger schwer verlaufen als bei jenen, die nicht geimpft worden waren oder nur eine oder zwei Dosen erhalten hatten.

Aber was ist mit den ungeimpften Kindern, die keine Polio bekamen? Niemand hat jemals den Grad des Schutzes berechnet, den die ungeimpften Kinder, die die Krankheit nicht bekamen, genossen. Hätte man es getan, hätte man entdeckt, dass andere Faktoren für die Ausbreitung von Infektionskrankheiten, einschließlich der Polio, verantwortlich sein müssen.

Stolley u. a. (1968) beschrieben einen anderen Fall paralytischer Polio bei einem ungeimpften, sechs Monate alten Kind. Es hatte sich in engem Kontakt zu seinem Cousin befunden, der 33 Tage vor Ausbruch der Krankheit einen Typ-2-Impfstoff oral eingenommen hatte.

Hopkins u. a. (1969) analysierten 103 in den USA 1966 gemeldete Fälle paralytischer Poliomyelitis und 40 1967 gemeldete Fälle. Von 1965–1967 wurden acht Fälle paralytischer Polio bei Patienten gemeldet, die erst kürzlich schluckgeimpft worden waren, und 16 Fälle bei Kontaktpersonen der Empfänger.

Der Umstand, dass nur 25–50 % der Kinder geimpft waren, weist keineswegs auf die Wirksamkeit des Impfstoffes hin. Ein geimpftes Kind sollte Polio erwartungsgemäß nicht bekommen. Viele ungeimpfte Kinder wurden von geimpften angesteckt. Die Tatsache, dass viele ungeimpfte Kinder (tatsächlich die Mehrzahl) die Krankheit nicht bekommen, zeigt, dass es andere Faktoren gibt, die dafür verantwortlich sind, dass Kinder erkranken oder nicht – nicht die Impfstoffe.

Schonberger u. a. (1976) berichteten über mit Impfungen assoziierte Poliomyelitis in den Vereinigten Staaten sowohl bei geimpften Patienten als auch bei deren Kontaktpersonen. Das Intervall zwischen den Impfungen und dem Ausbruch der Polio wies eine Häufung im Bereich zwischen 7 und 21 Tagen auf. Es gab auch eine erhöhte Zahl von Poliomeldungen bei den Kontaktpersonen der Geimpften. Diese Fälle häuften sich zwischen 20 und 29 Tagen nach Impfung der Kontaktpersonen. Nach 1964 wurde das Erwachsenen-Impfprogramm eingeschränkt. Man konzentrierte sich auf Kinderimpfungen. Der Meldepflicht kam man weiterhin nur sehr ungenügend nach.

Nightingale (1977) äußerte Besorgnis aufgrund des Rückgangs der Polio-Impfrate, verursacht vor allem durch Bedenken der Eltern wegen Nebenwirkungen und impfbedingten Fällen paralytischer Polio. Das Schweinegrippe-Fiasko war ein anderes Alarmzeichen, das amerikanische Eltern vor Polio-Impfungen zurückschrecken ließ.

Angeblich fiel im Jahre 1974 die Impfbereitschaft auf 45 %. Aber trotz belegter (und zugegebener) Fälle impfbedingter paralytischer Polio-Erkrankungen empfahl die Autorin intensivierte Propaganda für Polio-Impfungen.

Interessanterweise konnte sie in keiner Weise belegen, dass die niedrige Impfbereitschaft zu einem Anstieg der Polio-Fälle führte.

1979 veröffentlichten Nathanson und Martin (1979) eine Analyse der Epidemiologie der Poliomyelitis. Sie räumten ein, dass trotz intensiver, ein Jahrhundert lang durchgeführter Forschungsarbeit viele grundsätzliche Aspekte der Epidemiologie der Polio-Infektionen immer noch dunkel und rätselhaft sind. Einer der interessantesten Befunde ist, dass zwischen 1910 und 1954 in Nordeuropa und Nordamerika , also vor Einführung der Massen-Impfprogramme, ein signifikanter Aufwärtstrend bei den Altersgruppen, doch kein Aufwärtstrend bei der Häufigkeit auftrat.

Ein anderes auffälliges Merkmal der Epidemiologie ist ein drastischer Anstieg der Polio-Häufigkeit zwischen 1945 und 1954, für den aber die Autoren keine Erklärung haben. Nach meiner Meinung steht dieser Anstieg der Polio-Häufigkeit in direktem ursächlichen Bezug zu den intensivierten Keuchhusten-, Diphtherie- und Tetanus-Impfungen, die ja, was sehr gut belegt ist, provozierte Poliomyelitis im Gefolge hatten (s. o.).

Der Anstieg bei den Altersgruppen ist meiner Meinung nach eine direkte Folge der verbesserten sanitären Verhältnisse und der allgemeinen Hygiene. Hinzu kommt die gestiegene Neigung der Mütter, Säuglinge mit Muttermilch zu ernähren, was Kinder unter einem Jahr effektiv vor subklinischer Poliomyelitis schützte. So entstand eine große Gruppe von Kindern über dem Alter, in dem Kinder für Poliomyelitis anfällig sind. Diese Schlussfolgerung beruht auf der bekannten Verteilung der Polio in unterentwickelten Ländern, in denen aufgrund schlechter sanitärer Verhältnisse und Hygiene Babys subklinischer Polio ausgesetzt sind und früh im Leben natürliche Immunität erwerben.

Das ist möglicherweise auch die Ursache, die hinter einem anderen bei Polio-Impfungen in unterentwickelten Ländern beobachteten Problem steckt (Domok u. a. 1974). Es handelt sich um die niedrige „Annahmerate", die dort aufgrund einer hohen Neutralisierungsrate der Impfstoff-Viren gegeben ist. Es sind fünf Dosen OPV notwendig, um bei Babys in unterentwickelten Ländern Serokonversion auszulösen und das Impfstoffvirus abzustoßen (Anonymus, BMJ 1976). Ich glaube, das ist eben erst möglich, wenn durch wiederholte Stimulierungen mit dem Impfstoff die natürliche Neutralisationskapazität vollkommen abgebaut ist.

Bottiger u. a. (1979) beschrieben einen Fall paralytischer Polio 1977 in Schweden. Die Autoren hielten das für eine gute Gelegenheit, die Ausbreitung des Virus in einer Gruppe ungeimpfter und geimpfter Kinder zu beobachten. 64 der 130 Kinder in einem privaten Kindergarten waren ungeimpft und 66 geimpft.

Es ergab sich, dass drei Erwachsene und drei Kinder das Virus mit ihrem Stuhlgang ausschieden. Die Mutter des Index-Kindes war geimpft, ihre beiden Kinder jedoch nicht. Der Vater hatte drei Monate in den Niederlanden verbracht und kehrte zwei Wochen, bevor eins seiner Kinder erkrankte, nach Schweden zurück. Im Januar hatten die Mutter und die beiden Kinder Erkältungen und Diarrhöe.

In der Nachbarschaft lebten die unterschiedlichsten Leute und pflegten lebhafte soziale Kontakte. 7 von jeweils 20 Vorschulkindern gehörten zu einer religiösen Sekte und waren umgeimpft (das bedeutet, jeweils 13 waren geimpft). Allen geimpften Kindern war ein abgetötetes Poliovirus gespritzt worden. In dem Dorf, wo die Patienten lebten, herrschte reger Verkehr von Studenten und Lehrern aus ganz Europa, so dass Viren auf diesem Weg hätten eingeschleppt werden können. Die Untersuchung des Virus im Abwasser ergab, dass es überall in der Bevölkerung zirkulierte und nicht auf die in dieser Studie gefundenen Kinder beschränkt war, in deren Ausscheidungen es vorkam. Einige Mitglieder der Sekte waren im Ausland mit dem lebenden Poliovirus geimpft worden.

Die Autoren kamen zu dem Schluss, die isolierten Viren stammten, da sie nicht den Impfstoff-Typ darstellten, wahrscheinlich nicht vom Impfstoff ab. Doch haben andere Forscher belegt, dass sich Polioviren beim Durchgang durch den Magen-Darm-Trakt (s. o.) verändern, weshalb diese Schlussfolgerung nicht zutrifft. Bemerkenswert ist, dass die Autoren dauernd die Zahl der nicht geimpften Kinder betonten, obwohl die Mehrzahl geimpft war. Auch strichen sie heraus, dass sieben der getesteten geimpften Kinder das Virus nicht ausschieden, während es 14 von 20 ungeimpften taten.

Nach meiner Meinung ist weit interessanter, dass 6 von den 20 getesteten nicht geimpften Kindern das Virus nicht ausschieden. Ich glaube, dass das Poliovirus entweder von dem Vater, der zwei Wochen vor Erkrankung eines seiner ungeimpften Kinder aus den Niederlanden zurückkehrte, eingeschleppt worden war, oder von den deutschen Studenten, die sich bis Weihnachten in der Familie aufhielten. Der Umstand, dass die Minderheit der Bevölkerung nicht geimpft war, die Mehrheit jedoch wohl, beweist nicht, dass die Ungeimpften die Quelle dieses Ausbruchs gewesen seien.

Schaap u. a. (1984) beschrieben den Polioausbruch des Jahres 1978 in den Niederlanden. Sie behaupteten, der Ausbruch habe sich auf die religiöse Gruppe beschränkt, die Impfungen verweigert hatte. Doch stellten sie zugleich fest, dass nur 65 000 der etwa 500 000 Mitglieder der religiösen Gruppe nicht geimpft worden waren. Auch gab es weitere 400 000 nicht geimpfte Kinder, die nicht zu der religiösen Gruppe gehörten und an denen die Epidemie spurlos vorüber ging. Figur 4 der Arbeit zeigt, dass während der Polio-Ausbrüche zwischen 1971 und 1975 Populationen mit 100%iger Impfrate die höchsten Zahlen von Polio-Erkrankungen aufwiesen.

In den 70er und 80er Jahren erschien in der medizinischen Literatur eine Anzahl Berichte über das Syndrom einer Poliomyelitis-ähnlichen Erkrankung, assoziiert mit akutem Brochialasthma (Hopkins-Syndrom). Manson und Thong (1980) beschrieben drei Patienten mit diesem Syndrom. Alle Patienten wiesen unterschiedliche Grade unspezifischer Immunschwäche auf, obwohl das Poliovirus im akuten Stadium nicht isoliert werden konnte. Alle Patienten waren in der Kindheit auch voll mit dem Sabin-Impfstoff gegen Poliomyelitis geimpft worden. Mehrere Autoren schlugen als Erklärung Immunschwäche vor.

Asthmatiker besitzen im Vergleich zu Nichtasthmatikern tatsächlich eine reduzierte immunologische Reaktion. Patienten mit selektiver IgA-Schwäche besitzen besondere Anfälligkeit für Brochialasthma und Allergien. Alle Kinder entwickelten einige Tage nach einem schweren Asthmaanfall Lähmungserscheinungen. Bei keinem Kind wurden zum Zeitpunkt der akuten Erkrankung Poliovirus-Titer bemerkt.

Die Autoren sprachen von einer unbekannten Ätiologie „dieses verheerenden, rätselhaften Syndroms", gaben jedoch zu, dass „alle gemeldeten Fälle dieses Syndroms zuvor voll gegen Poliomyelitis geimpft worden waren". Die veröffentlichen Berichte über einen Zusammenhang zwischen Polio-Impfungen und paralytischer Poliomyelitis veranlassten die Autoren, den immunologischen Status dieser Kinder zu untersuchen. Die immunologischen Anormalitäten der Kinder wiesen auf ein gewisses Ungleichgewicht der zellvermittelten Immunität hin – niedrige T-Zellenzahlen –, was einer der Autoren mit paralytischer Poliomyelitis in Verbindung gebracht hatte.

Als Erklärung schlugen die Autoren vor, bei diesen Kindern habe eine latente kleinere Immunschwäche vorgelegen. Weitere Immunosuppression trat zum Zeitpunkt akuter Asthmaanfälle infolge von Stress, zwischenzeitlich erfolgter Ansteckung oder Kortikosteroid-Therapie auf.

Die Autoren erörterten ferner die Möglichkeit, dass während der herabgeminderten Resistenz des Wirtes entweder ein opportunistisches Virus oder ein im Körper vorhandenes latentes Virus (chronische, möglicherweise einer Impfung folgende Infektion) die Vorderhornzellen befallen und Paralyse hervorrufen könnte. Möglicherweise beträgt die Latenzperiode mehrere Monate. Ähnliche Beobachtungen wurden bei Herpes-simplex-Reaktivierung beschrieben, die nach experimentell hervorgerufener Immunosuppression auftrat.

Wäre das richtig, so wäre es unmöglich, das Virus an konventionellen Stellen wie dem Verdauungstrakt aufzufinden. Damit wäre erklärt, warum das Poliovirus in diesen Kindern nicht entdeckt werden konnte. Die Autoren vermuteten, es habe sich um eine schon vorhandene latente Immunosuppression gehandelt. Ich persönlich habe das Gefühl, dass diese Immunosuppression durch Impfungen verursacht war.

Es ist sehr wahrscheinlich, dass diese Kinder nicht nur die volle Serie des Polio-Impfstoffs erhalten haben, sondern auch DPT, was höchstwahrscheinlich auch ein wichtiger ätiologischer Faktor für das Asthma dieser Kinder war. Die Unterdrückung akuter Asthmaanfälle durch Kortikosteroide führte zu Lähmungserscheinungen.

Das Phänomen provozierter Krankheiten nach Unterdrückung anderer Symptome ist wohlbekannt. Williams u. a. (1984) beschrieben den Fall eines Patienten, der an Lichen planus litt, was bei Behandlung mit topischen und systemischen Kortikosteroiden zurückging. Einen Monat später brachen generalisierte Hautknötchenverletzungen auf und verbreiteten sich schnell. Die Lunge des Kranken entwickelte retikulonoduläre Schatten, und es wurden Symptome einer Erwachsenen-T-Zellen-Leukämie diagnostiziert. Der Fall war umso interessanter, als der Patient Antikörper gegen das „menschliche T-Zellen-Leukämie-Virus" (HTLV) aufwies. Die Autoren erkannten den Zusammenhang zwischen tierischer Leukämie und Retroviren an.

Im Jahre 1984 häuften sich die Berichte über immunosuppressive Störungen in Afrika und die Anfänge der AIDS-Epidemie. Ein Zusammenhang zwischen der AIDS-Epidemie und Pocken- und Polio-Impfungen ist heute klar festgestellt. Es ist sehr gut möglich, dass sich in diesem Fall die Immunosuppression und latente Infektion durch tierische Retroviren (die Kontaminanten der Impfstoffe) als Lichen-planus-Hautausschläge manifestierten. Und die Unterdrückung dieser Hautausschläge (wie die Unterdrückung der Asthmaanfälle bei den vorigen drei Patienten, die zu Lähmungserscheinungen führte) führte zu voll ausgewachsenen Leukämiesymptomen.

Verschiedene Viren, verschiedene „Krankheiten": Das Prinzip ist immer dasselbe, Unterdrückung von Symptomen führt zu einer provozierten Krankheit.

Der WHO-Beratungsausschuss erörterte die Beziehung zwischen akuter anhaltender Spinalparalyse und dem Poliomyelitis-Impfstoff über eine Zeit von 10 Jahren (1982). In diesen 10 Jahren hat es immer wieder Berichte über Fälle gegeben, die man als von dem Virenimpfstoff kausal verursacht ansah, besonders von Poliovirus Typ 3 in den geimpften und Typ 2 bei den Kontaktpersonen. Die Autoren gaben zu, dass Neurovirulenz-Sicherheitstests die Unschädlichkeit des Impfstoffs weder beweisen noch garantieren. Hier war ein effektives Überwachungssystem gefragt.

Die Anzahl gemeldeter Fälle variierte in verschiedenen Ländern stark, was nach meiner Meinung die unterschiedliche Qualität der Meldesysteme widerspiegelt. So entspricht die Rate dieser Fälle, die mit 0,14 pro Million Dosen alljährlich angegeben wurde, nur der Melderate, nicht der tatsächlichen Häufigkeit. Insgesamt wurden 698 Fälle gemeldet, von denen bei 253 das Virus isoliert werden konnte. In 28 Fällen geschah die Diagnose nur auf klinischer Basis. 92 Patienten wurden auf Immunschwäche untersucht, zwei wiesen Immunschwäche auf, fünf starben. Von 70 erkrankten Kontaktpersonen waren 43 ihren Angaben nach nicht gegen Polio geimpft.

Die Häufung von durch Typ 2 und 3 verursachten Fällen innerhalb eines kurzen Zeitraums nach der Impfung und die Isolierung impfstoffähnlicher Stämme des Virus aus dem Zentralnervensystem galt als Beweis für eine Kausalbeziehung zwischen den Impfungen und paralytischer Poliomyelitis.

Sabin (1982) erörterte die Bekämpfung der Kinderlähmung durch Impfungen in den 80er Jahren. Er schrieb, in der Vor-Impfperiode von 1951 bis 1955 habe die geschätzte Durchschnittszahl persistierender und nicht persistierender Fälle paralytischer Polio 135 pro Million der Gesamtbevölkerung im Jahr betragen. Diese Häufigkeit verglich er mit den gemeldeten Fällen, nämlich 26 pro Million der Gesamtbevölkerung von 1956–1960 (als nur der inaktivierte Poliovirus-Impfstoff verwendet wurde) und vier pro 100 Millionen von 1973–1978, als nur OPV verwendet wurde.

Doch handelte es sich dabei nur um die gemeldeten Fälle, und man weiß, wie schlecht ansteckende Krankheiten gemeldet werden. Man muss auch in Betracht ziehen, dass impfbedingte Poliofälle nach einer Verzögerung von mehreren Wochen, ja sogar Monaten und Jahren auftreten können [s. Manson und Thong (1980)]. Die Mehrzahl dieser Fälle würde nicht mit den Polio-Impfungen in Beziehung gebracht werden.

Gehirnlähmungsfälle sind wahrscheinlich ebenfalls heimtückische impfbedingte neurologische Störungen. Alle Länder mit intensiven oder Pflicht-Kinderimpfungen mussten in den vergangenen 50 Jahren einen 400%igen Anstieg bei Gehirnlähmungen verzeichnen, soweit diese nicht schon bei der Geburt diagnostiziert worden waren.

Zwischen April 1982 und Juni 1983 entwickelten vier Kinder im Alter zwischen 3 und 24 Monaten neurologische Anormalitäten, die einer impfbedingten Poliovirus-Infektion glichen [Gaebler u. a. (1986)]. Bei all diesen Patienten wurde ein impfstoffähnlicher Poliovirusstamm isoliert, und bei allen entwickelten sich auch Symptome, die mindestens sechs Monate anhielten. Drei Kinder hatten Lähmungen des linken Beines, und bei einem traten regredierte Entwicklung, Spastizität und progressive zerebrale Atrophie mit tödlichem Ausgang auf. Zwei Kinder zeigten anormale Immunfunktionen (Hypogammaglobulinämie, kombiniert mit Immunschwäche) und zwei hatten Polio-3-Infektion.

Die Häufigkeit beobachteter, durch Poliovirus im Impfstoff bedingter Infektionen bei Einwohnern Indianas, die den Polio-Impfstoff oral eingenommen hatten, war signifikant größer als vorausgesagt. In all diesen Fällen unterließen die berichtenden Ärzte, die neurologische Anormalität mit der Polio-Schluckimpfung in Beziehung zu setzen. Die Diagnosen berichteten von Trauma bei zwei Kindern, Rückenmarkstumor und Gedeihstörung.

Das erste Kind entwickelte seine Symptome 22 Tage nach der 1. Dosis DPT und OPV. Das zweite Kind entwickelte seine Symptome zwei Wochen nach einer 4. Injektion DPT und OPV. Das dritte Kind erhielt seine erste DPT- und OPV-Dosis mit vier Monaten, seine zweite mit sechs Monaten. Mit 7 ½ Monaten wurde es teilnahmslos, lallte nicht mehr und konnte seinen linken Arm und ein Bein nicht mehr richtig bewegen. Mit acht Monaten wurde diagnostiziert: „Gedeihstörung, verlangsamte Entwicklung" sowie Gehirnlähmung unbestimmten Ursprungs. Im Stuhlgang und im Hals fand sich Poliovirus 2. Mit 19 Monaten zeigte die Computertomografie schwere bilaterale Hirnatrophie. Die neurologischen und respiratorischen Funktionen verschlechterten sich zunehmend, und mit 21 Monaten starb das Kind. Die Eltern verweigerten die Erlaubnis zur Postmortemuntersuchung.

Das vierte Kind entwickelte vier Wochen nach der ersten DPT- und OPV-Impfung Schlaffheit und Lähmungserscheinungen im Bein. Im Stuhlgang wurde Poliovirus Typ 3 isoliert. Der Zustand hielt 18 Monate lang an.

Trotz Berichten wie diesen, verabreichen die Impfer weiterhin multiple Dosen des Polio-Impfstoffs. Besonders auffällig ist das in tropischen Ländern, wo die Impfer selbst zugeben, dass die Impfungen nicht wirken. Bis zu fünf und mehr Dosen werden Babys in Indien verabreicht [Krishnan u. a. (1982)]. Sammelt irgendwer Informationen über die möglichen (häufig verzögerten) Reaktionen auf diese Praxis?

Grist (1983) berichtete über die Sicherheit von Poliomyelitis-Impfstoffen und schrieb:

*„In den vergangenen 20 Jahren hat sich herausgestellt, dass lebende, oral eingenommene Poliomyelitis-Impfstoffe sehr effektiv und sicher sind."* Und *„… gelegentliche Fälle von Paralyse nach Anwendung des Lebend-Impfstoffs, sei es, dass sie zufällig, sei es, dass sie verursacht sind, sind schon lange bekannt, und 1969 ließ die Weltgesundheitsorganisation eine Gesamtuntersuchung durchführen mit dem Ziel, endgültige Klarheit über solche*

*Risiken zu erhalten, und, falls sie sich als real herausstellten, Methoden zu ihrer Reduzierung zu entwickeln."*

Vielleicht sagen uns Freud'sche Versprecher wie: „*Im dritten Land gingen die impfbedingten Fälle nach dem Übergang vom monovalenten zum trivalenten oralen Impfstoff drastisch zurück"* mehr über die wirkliche Häufigkeit impfbedingter paralytischer Polio. Gäbe es nur sporadische Fälle impfbedingter Erkrankungen, könnte nicht von einem „drastischen" Rückgang gesprochen werden. Könnte außerdem die Verwendung des Impfstoffs Typ 1 bedeuten, dass impfbedingte Fälle jetzt nicht mehr mit diesem Impfstoff in Zusammenhang gebracht wurden, da auch eine Infektion mit dem wilden Virus meistens mit Typ 1 assoziiert wird?

Im Gegensatz dazu meldete das vierte Land eine anhaltend hohe Häufigkeit der impfstoffbedingten Fälle Typ 2 und 3 bis 1979, als nur der Typ-1-Impfstoff verabreicht wurde. Der Wiederverwendung des trivalenten Impfstoffs folgte eine Umkehrung der Situation zu dem früheren Muster. Obwohl er bestimmte Standardtests bestanden hatte, unterschied sich der in diesem Land verwendete Impfstoff „irgendwie von dem anderswo verwendeten". Vielleicht lag der einzige Unterschied darin, dass dieses Land tatsächlich impfbedingte Fälle meldete.

Krishnan u. a. (1983) berichteten: „Die immunogene Wirksamkeit des nicht aktivierten (Salk) Poliovirus-Impfstoffs (IPV) wurde bei Kindern in Indien untersucht, weil große Misserfolge des Impfstoffs nach Impfungen mit oralem (Sabin) Poliovirus-Impfstoff (OPV) aufgetreten waren."

Auf der Basis der Serokonversionsrate (nicht der Häufigkeit der Poliomyelitis) kamen die Autoren zu dem Schluss, dass *„die immunogene Wirksamkeit von IPV als befriedigend eingestuft werden muss"*.

Kim-Farley u. a. (1984) berichteten über Poliomyelitis in den USA und behaupteten, die vom wilden Virus verursachte Krankheit sei praktisch eliminiert. In ihrer Zusammenfassung behaupten sie, die durchschnittliche Anzahl paralytischer Poliomyelitis-Erkrankungen pro Jahr in den Vereinigten Staaten sei seit den 50er Jahren, kurz bevor der Impfstoff eingeführt wurde, von 16 000 auf nur 12 zwischen 1979 und 1983 gefallen. Doch sprechen sie in ihrem Artikel auch von gemeldeten Fällen impfbedingter Polio und schweren Nebenwirkungen, die sich nach Verabreichung des gegenwärtig verfügbaren inaktivierten Polio-Impfstoffes ergeben hätten. Entweder haben diese Autoren in der medizinischen Literatur publizierte Fälle übersehen, oder die publizierten Fälle sind niemals dem CDC gemeldet worden.

Cruickshank u. a. (1984) beschrieben zwei Fälle impfbedinger paralytischer Polio, die nach Zeit und Ort miteinander zusammenhingen. Im

Fall 1 wurden einem normal entwickelten, sechs Wochen alten Mädchen die erste DPT- und OPV-Dosis verabreicht. 26 Tage später bekam es Fieber und wurde krank. Es hörte zu essen auf und wurde träge, konnte den Kopf nicht mehr heben und weigerte sich, die Beine zu bewegen. Aus den Exkrementen wurde Poliovirus Typ 3 isoliert. Im Fall 2 erhielt ein normal entwickeltes kleines Mädchen seine erste DPT- und OPV-Impfung mit drei Monaten. 14 Tage später wurde es krank, fiebrig und reizbar und wies teilweise Lähmungserscheinungen auf. Aus seinen Exkrementen wurden Poliovirus 2 und 3 isoliert. Trotz dieser schweren Symptome wurden beiden Babys weitere Dosen des inaktivierten Polio-Impfstoffs verabreicht. Man fragt sich, warum eigentlich? Reichte die durch die Impfung verursachte Polio-Erkrankung nicht aus, natürliche Immunität zu erwerben, auch wenn der Preis dermaßen hoch war? Bei manchen Ärzten führt eine wahre Impfbesessenheit zu solch absurden Aktivitäten.

Kim-Farley u. a. (1984) berichteten über den Ausbruch einer paralytischen Poliomyelitis in Taiwan. Taiwan war seit 1975 von Poliomyelitis-Ausbrüchen verschont geblieben, doch vom 29. Mai bis 2. Oktober 1982 wurden den Gesundheitsbehörden Taiwans 1031 Fälle der paralytischen Polio Typ 1 gemeldet. Vor dem Ausbruch hatten annähernd 80% der Säuglinge an ihrem 1. Geburtstag mindestens zwei Dosen des trivalenten oralen Polio-Impfstoffs (OPV) erhalten.

Weniger als 28 Tage vor Ausbruch der Krankheit erhaltene Impfungen wurden nicht gezählt, da man davon ausging, sie seien während der Inkubationszeit nach der Ansteckung verabreicht worden. Doch hätten nicht alle Fälle auf diese Art behandelt werden dürfen. Es gab nichts, was diese Annahme bestätigt oder widerlegt hätte. Zumindest in einigen dieser Fälle hätte eine Kausalbeziehung zwischen der Impfung und dem Ausbruch von Polio in Betracht gezogen werden müssen. Jedenfalls waren 35% der Opfer mit bekanntem Impfstatus mit Sicherheit geimpft, und von nur 86% der Polio-Patienten war der Impfstatus überhaupt bekannt. Das Verhalten der Behörden ist geradezu unglaublich, denn die ganze Epidemie hätte impfbedingt sein können. Es ist gut belegt, dass ungeimpfte Kinder paralytische Polio von geimpften Individuen übertragen bekommen können. Ein weiterer wichtiger Faktor für die Häufigkeit der Poliomyelitis war auch gemeinsame Benutzung von in- oder außerhalb der Gemeinde gelegenen Wasservorräten und gemeinsame Toilettenbenutzung mit mindestens einer anderen Familie.

Einerseits schrieben die Autoren, dieser Ausbruch

*„... zeigt, dass größere Epidemien auch an Orten auftreten können, die viele Jahre lang praktisch poliomyelitisfrei waren und über eine hohe Impfdichte in der Gesamtbevölkerung verfügen",*

andererseits stellten sie fest, dass

*„eine Unterlassung der Impfungen, nicht ihr Scheitern der wichtigste Risikofaktor für paralytische Poliomyelitis war".*

Doch erklärten die Autoren nicht, warum 19 % der Opfer mit bekanntem Impfstatus eine Dosis, 8 % zwei und 8 % drei Dosen des Impfstoffs erhielten und doch die paralytische Form der Polio bekamen. Auch schätzten sie die Impfrate der Opfer nur. Sie erklärten ebenso wenig, warum die Mehrzahl der nicht geimpften Personen die Krankheit nicht bekam.

Anonymus (1984) kommentierte diese Epidemie und schrieb:

*„Im Endergebnis wurde bestätigt, dass der Impfstoff sehr wirksam ist, dass aber eine Epidemie trotzdem in einer nur schlecht immunisierten Subpopulation auftreten kann ... Das Beweismaterial aus Taiwan scheint darauf hinzudeuten, dass die Vorteile von OPV weitgehend auf die immunisierte Bevölkerung beschränkt waren und dass der Gesamtnutzen wahrscheinlich nicht sehr viel höher ist als der durch den abgetöteten Polio-Impfstoff mit adäquater Leistungsfähigkeit erzielte."*

Diese Darstellung des Ausbruchs in Taiwan ist einfach unrichtig, besonders da 35 % der Opfer mit bekanntem Impfstatus geimpft waren (s. o.).

Finnland führte 1957 Polio-Impfungen in Form von Injektionen ein. Sechs Injektionen werden mit 5, 6 und 20–24 Monaten und mit 6–7, 11–13 und 16–17 Jahren verabreicht. Mitte Oktober 1984 kam ein 6 Jahre alter Junge mit schwerer Meningitis ins Krankenhaus [Hovi u. a. (1986)]. Er erholte sich anscheinend vollständig wieder, doch fand sich in seinem Stuhl Poliovirus Typ 3. Auch bei seiner Mutter, seiner 4 Jahre alten Schwester und vielen seiner Freunde zeigte sich noch ein paar Wochen später Poliovirus Typ 3 im Stuhl. Etwa zum selben Zeitpunkt zeigte sich bei einem 17-jährigen gelähmten Jungen und einem 2-jährigen Mädchen mit akutem Fieber das Typ-3-Poliovirus im Stuhl. Alle diese Personen hatten keinen direkten Kontakt miteinander gehabt. Insgesamt wurden im Dezember 1984 und Januar 1985 neun Patienten mit Kinderlähmung identifiziert. Die Autoren schrieben, dass außer den drei erwachsenen Patienten alle anderen voll geimpft waren. Einige von ihnen hatten im Jahr vor Ausbruch ihrer Krankheit eine Auffrischimpfung bekommen.

Zwischen 9. Februar und 15. März 1985 wurde der gesamten Bevölkerung Finnlands die Polio-Schluckimpfung angeboten. Zwar wiesen dann 45 Geimpfte neurologische Symptome auf, doch meinten die Autoren, es habe 1985 in Finnland keinen bewiesenen Fall einer durch OPV verursachten paralytischen Erkrankung gegeben. Ein vermuteter Fall war der einer 33-jährigen Frau, die vorher mit drei Dosen IPV geimpft worden war. Eine asymmetrische, schwache Motoneuronerkrankung, nicht unähnlich einer Poliomyelitis, entwickelte sich zwei Wochen nach Verabreichung des OPV. Ein impfstoffähnliches Poliovirus 2 wurde aus dem Stuhl isoliert.

Während dieser Epidemie zeigte sich auch ein signifikanter Anstieg der Häufigkeit des Guillain-Barré-Syndroms, zeitlich assoziiert mit der OPV-Kampagne [Kinnunen u. a. (1989)]. Kinnunen u. a. (1989) zogen daraus den Schluss, dass lebende, abgeschwächte Polioviren wie andere Infektionsviren manchmal GBS auslösen können.

Wenn man in Betracht zieht, dass nur neun Personen Polio bekamen, von denen sich die meisten wieder erholten, und nur eine starb (in Vollnarkose), erweist sich der durch den Impfstoff verursachte Schaden als weit höher als der Schaden durch die Krankheit selbst.

Man preist den Polio-Impfstoff im Allgemeinen als den sichersten aller Impfstoffe. Doch wimmelt die medizinische Literatur von Beispielen für schwere Schädigungen durch Polio-Impfstoff. Chonmaitree und Lucia (1986) beschrieben den Fall eines sechswöchigen Babys, das einen Tag, nachdem es seine erste Dosis DPT und des oralen Polio-Impfstoffs erhalten hatte, fast im Kinderbett gestorben wäre. Aus dem Liquor wurde ein impf-stoffähnliches Poliovirus Typ 2 isoliert. Am Ende wies das Kind schwere neurologische Anormalitäten auf.

Rasch, Wells und Fowlkes (1986) berichteten über den Fall eines fünf Monate alten Jungen. Er war von einem impfstoffähnlichen Poliovirus-stamm angesteckt worden, mit dem zwei Mitglieder seiner Familie einen bzw. zwei Monate vorher geimpft worden waren. Der kleine Junge erlitt schwere neurologische Schäden. Ab einem Alter von zwei Monaten hörte das Kind zu wachsen auf und zeigte deutliche Anzeichen für eine Immuno-suppression. Obwohl sich die Autoren darüber ausschweigen, liegt die Ver-mutung nahe, dass dieses Fiasko durch die Routine-DPT-Impfung des Kin-des verursacht war. Der Polio-Impfstoff könnte der letzte Auslöser gewesen sein.

Slater u. a. (1990) berichteten über eine Poliomyelitis-Epidemie 1988 in Israel. 15 Fälle von mit Typ 1 assoziierter Kinderlähmung traten zwischen Juli und Oktober 1988 auf. Neun der Opfer hatten vorher mindestens drei Dosen Polio-Impfstoffe geschluckt. Zwei Opfer hatten eine Dosis und eines zwei Dosen OPV erhalten. Vier Opfer waren ungeimpft. Es liegt auf der Hand, dass die Impfungen vollkommen unwirksam waren und den Aus-bruch der Kinderlähmung in keiner Weise verhinderten. Doch zog man den Schluss, die einzige Antwort auf die Epidemie könnten nur intensivierte Impfungen sein. Die Autoren des Artikels waren in ihrer Interpretation der

Ursachen dieser Epidemie geteilter Meinung. Die einen behaupteten, das wilde Poliovirus sei aufgrund geringer Darmimmunität (Empfänger von IPV) anfälligen Personen übertragen worden, die anderen, die Epidemie sei durch Ansteckung mit einem epidemischen Stamm des wilden Virus im Abwasser verursacht. Sie empfahlen ein intensiviertes Impfprogramm mit kombiniertem IPV- und OPV-Impfstoff.

Hier drängen sich zwei unabweisbare Fragen auf: Wie kann ein Impfstoff, der unterschiedliche Poliovirusstämme enthält, gegen einen davon verschiedenen epidemischen Stamm schützen? Und wie viele Impfungen würden schützen, wenn drei Dosen noch nicht ausreichten?

Die Autoren unterließen eine wirklich sichere Feststellung: dass nämlich die Impfungen nicht wirken.

Nachdem der Leser das veröffentlichte Beweismaterial fürs Gegenteil zur Kenntnis genommen hat, dürfte er sehr überrascht sein, dass der „Lancet" 1990 einen Artikel von Beale veröffentlichte, mit dem Titel – „Polio-Impfung: Zeit für einen Wandel in der Impfpolitik?" Darin wurde u. a. behauptet, dass, während OPV und IPV anfänglich eine Tendenz zur Kontaminierung mit Simian-Viren aufwiesen, wobei eines von ihnen, SV40, gegen Inaktivierung mit Formalin resistent war, offensichtlich keine Hinweise darauf vorlägen, dass menschliche Infektion mit dem SV40 Erkrankungen verursache.

Bis 1985 wusste niemand, dass etwa 70 % der Afrikanischen Grünaffen, der Art, die zur Produktion des Polio-Impfstoffs verwendet wurde, den Simian Immunodeficiency Virus (SIV) aufwiesen, der dem Human-Immunodeficiency-Virus (HIV) sehr ähnlich ist. Das Virus, das bei diesen Affen natürlicherweise auftritt, verursacht bei dieser Tierart keine Krankheit, tötet aber Rhesus-Makakenaffen, die bis Anfang der 60er Jahre in amerikanischen Labors zur Produktion des Polio-Impfstoffs verwendet wurden. In amerikanischen Laboratorien verwendete Makaken starben durch SIV-Infektion, die sie von den Grünaffen in Gefangenschaft bekommen hatten [siehe auch unten: Pascal (1991)].

In den 70er Jahren wurden in den Vereinigten Staaten homosexuelle Männer mit SIV und SV40 aufgrund nicht autorisierter Verwendung des Polio-Impfstoffs angesteckt. Der Polio-Impfstoff war ihnen in einem verzweifelten Versuch, Herpes genitalis zu behandeln, in wöchentlichen Abständen verabreicht worden [Kyle (1992)].

Man gab zu, dass alle drei Impfstämme eine gewisse Tendenz zeigen, ihre Neurovirulenz zurückzugewinnen (die Rückmutation des Typ 3 in Nukleotid 472 ereignet sich im Allgemeinen einige Tage nach der Impfung) und gelegentlich auch Kinderlähmung verursachen, doch wurden dann drei

204

mögliche Maßnahmen dagegen offeriert, unter denen sich aber die eine nicht befand: mit den Polio-Impfungen bei amerikanischen Säuglingen aufzuhören.

Nach 35 Jahren Immunisierung, die Polio nicht einmal im gemäßigten Klima ausrotten konnte (die Unwirksamkeit des Polio-Impfstoffs in tropischen Ländern liegt auf der Hand), bestand die erste Möglichkeit darin, dass man mit Säuglings-OPV-Impfungen als Grundlage eines globalen Ausrottungsprogramms fortfuhr. Die zweite Möglichkeit war, OPV durch IPV zu ersetzen. Der Autor nannte das Beispiel Schwedens und der Niederlande als Beweis dafür, dass eine Ausrottung möglich sei. Die dritte Möglichkeit war, IPV und OPV nacheinander zu verwenden. Die Tabelle II des Autors listete fünf mögliche Zeitpläne mit IPV und OPV zwischen dem Alter von zwei Monaten und sechs Jahren auf.

Ein Kinderlähmungs-Ausbruch in Holland (17. September bis 9. Oktober 1992) ist eins von vielen guten Beispielen dafür, dass die Befürworter der Impfungen Daten über die Häufigkeit ansteckender Krankheiten bei geimpften Personen voreingenommen auswerten.

Am 3. Oktober veröffentlichte der „Lancet" (1992:841) einen kurzen Bericht von Marjanke Spanjer mit dem Titel „Niederlande: Poliomyelitis-Epidemie". Am 30. September hatte es Meldungen über paraytische Poliomyelitis bei zwei Patienten gegeben, beide Mitglieder einer religiösen Sekte, die Impfungen ablehnt und weitgehend ein Eigenleben führt. 20 % der Schüler in der christlichen Sekundarschule, die von den beiden Opfern der Krankheit besucht wurde, waren Träger des Virus. „Die holländischen Behörden sind davon überzeugt, dass einige hundert Personen angesteckt worden sind." Doch berichtete das MMWR (16. Oktober 1992), dass es fünf Fälle von Kinderlähmung insgesamt gegeben habe, von denen zwei, beide Mitglieder der oben erwähnten religiösen Sekte, geimpft waren. Zwei der Opfer, angeblich ohne Nachweis einer Polio-Impfung, waren 39 und 33 Jahre alt. Diese beiden sowie ein sechsjähriger Junge waren keine Mitglieder der Sekte. Bei allen Opfern wurde das Poliovirus Typ 3 isoliert. Das ist in der Regel ein Hinweis auf ein Vorliegen des Polio-Impfstoff-Virus. Es ist ganz klar: Wenn es wirklich die religiöse Gruppe war, die die Epidemie verursacht hat, so war der Grund dafür, dass beide erkrankten Mitglieder geimpft waren und das Poliovirus Typ 3 ausschieden. Auch können fünf weit voneinander entfernt auftretende Fälle kaum als Epidemie betrachtet werden, selbst wenn eine Anzahl der Kontaktpersonen der Kranken das Virus ausschieden.

Polio-Epidemien in Ländern wie Israel und anderswo, bei denen auch Menschen erkranken, die drei oder mehr Dosen erhalten haben, beweisen klar, dass auch noch so viele Dosen keine wirksame Immunität bei Epidemien verbürgen. Aber gerade das ist doch der Grund für die Impfungen – zu verhindern, dass Menschen während einer Epidemie die Krankheit bekommen!

# 7.10 Quellennachweis

1. MacCloskey, B. P., 1950.
   Beziehung zwischen Impfungen und dem Ausbruch von Kinderlähmung.
   Lancet; 18. April: 659–663.
2. Hill, B. A. und Knowelden, J., 1950.
   Impfungen und Poliomyelitis. Eine statistische Untersuchung in England und Wales 1949.
   Br Med J; 1. Juli: 1–6.
3. MacCallum, F. O., 1950.
   Klinische Poliomyelitis in Verbindung mit peripheren Injektionen von Prophylaktika.
   Br Med J; 1. Juli: 6–7.
4. Banks, H. S. und Beale, A. J., 1950.
   Poliomyelitis und Immunisierung gegen Keuchhusten und Diphtherie.
   Br Med J; 29. Juli: 251–252.
5. Leake, J. P., 1950.
   Poliomyelitis anterior und Keuchhusten- und Diphtherieimpfung.
   Br med J; 144 (3): 259–260.
6. Bell, J., 1950.
   In: Leake, J. P., 1950.
   Br Med J; 144 (3): 260.
7. Anderson, G. W. und Skaar, A. E., 1951.
   Poliomyelitis nach Antigen-Injektionen.
   Pediatrics; 7 (6): 741–759.
8. Martin, J. K. 1950.
   Lokale Lähmungen bei Kindern nach Injektionen.
   Arch Dis Child; 25: 1.
9. Geffen, D. H., 1950.
   Auftreten von Lähmungen bei Londoner Kindern 4 Wochen nach Impfungen.
   Med. Offr; 83: 137.
10. Myatt, H. V., 1981.

Provozierte Poliomyelitis: nicht beachtete klinische Beobachtungen von 1914 bis 1950.
Bull Hist Med; 55: 543–557.

11. Paffenbarger, R. S., J. R., 1957.
Die Auswirkungen einer Mandelentfernung auf Häufigkeit und klinischen Typ akuter Poliomyelitis.
Am J Hyg; 66: 131–150.

12. Lambert, S. M., 1936.
Eine Yaws-Kampagne und Kinderlähmungsepidemie in West-Samoa.
J Trop Med Hyg; 389: 41–46.

13. Wyatt, H. V., Mahadevan, S. und Srinivasan, S., 1992.
Unnötige Injektionen und Kinderlähmung in Indien.
Trans Roy Soc Trop Med Hyg; 86: 546–549.

14. Wyatt, H. V., 1993.
Provozierte Lähmung.
Lancet; 341: 61–62.

15. Jungeblut, C. W. und Engle, E. T., 1932.
Resistenz gegen Poliomyelitis. Die relative Bedeutung von physiologischen und immunologischen Faktoren.
J Am Med Ass; 99 (25): 2091–2097.

16. Paul, J. R., Salinger, R. und Trask, J. D., 1932.
„Abortive" Poliomyelitis.
J Am Med Ass; 98: 2262.

17. Anderson, G. W., Anderson, G., Skaar, A. und Sandler, F., 1957.
Poliomyelitis in der Schwangerschaft.
Am J Hyg; 55: 127–139.

18. Aycock, W. L., 1926.
Epidemiologie der Poliomyelitis, unter Berücksichtigung der Art ihrer Ausbreitung.
J Am Med Ass; 87 (2): 75–79.

19. Hudson, N. P., Lennette, E. H. und Gordon, F. B., 1936.
Resistenzfaktoren bei experimenteller Poliomyelitis.
J Am Med Ass; 106 (24): 2037–2042.

20. Nathanson, N. und Martin, J. R., 1979.
Epidemiologie der Poliomyelitis: Rätsel in Bezug auf ihr Auftauchen, den epidemischen Verlauf und ihr Verschwinden.
Am J Epidemiology; 110 (6): 672–692.

21. Francis, T., Korns, R. F., Voight, R. B., Boisen, M., Hemphill, F. M., Napier, J. A. und Tolchinski, A., 1955.
Auswertung der Poliomyelitis-Impfstoff-Experimente von 1954, vorge-

nommen vom Poliomyelitis-Impfstoff-Auswertungszentrum der University of Michigan, Ann Arbor, Michigan. 12. April 1955: 50pp.

22. Nathanson, N. und Langmuir, A. D., 1963 a.
Der Cutter-Unfall. Poliomyelitis nach Impfungen mit dem Formaldehyd-inaktivierten Poliovirus in den Vereinigten Staaten im Frühjahr 1955. I. Hintergrund.
Am J Hyg; 78: 16–28.

23. Nathanson, N., Langmuir, A. D., 1963 b.
Ibid. II. Beziehungen zwischen Poliomyelitis und Cutter-Impfstoff.
Am J Hyg; 78: 29–60.

24. Nathanson, N., Langmuir, A. D., 1963 c.
Ibid. III. Vergleich zwischen dem klinischen Charakter der geimpften Fälle und der Kontaktfälle nach Verwendung großer Mengen des Cutter-Impfstoffs.
Am J Hyg; 78: 61–81.

25. Rustigian, R., Johnston, P. und Reihart, H., 1955.
Infektion von Affennierengewebe-Kulturen mit virusähnlichen Erregern.
Proc Soc Exp Biol Med; 88: 8–16.

26. Hull, R. N., Minner, J. R. und Smith, J. W., 1956.
Neue virale Erreger, gefunden auf Gewebekulturen von Affennierenzellen.
I. Herkunft und Eigenschaften zytopathogener Erreger S.V.1, S.V.2, S.V.3, S.V.4, S.V.5, S.V.6, S.V.11, S.V.12 und S.V.15.
Am J Hyg; 63: 204–215.

27. Hull, R., Minner, J. R. und Mascoli, C., 1958.
Neue virale Erreger, gefunden auf Gewebekulturen von Affennierenzellen.
III. Entdeckung zusätzlicher Erreger auf Affengewebekulturen und direkt auf Geweben und in Exkrementen.
Am J Hyg; 68: 31–44.

28. Malherbe, H. und Harwin, R., 1957.
Sieben Viren von Meerkatzen isoliert.
Br J Exp Pathol; 38 (5): 539–541.

29. Sweet, B. H. und Hilleman, M. R., 1060.
Das vakuoläre Virus SV40.
Proc Soc Exp Biol Med; 105: 420–427.

30. Morris, J. A., Blount, R. E., Jr. und Savage, R. E., 1956.
Entdeckung des zytopathogenen Erregers bei Schimpansen mit Schnupfen (22538).
Proc Soc Exp Biol Med; 92: 544–549.

31. Parrott, R. H., Vargoslo, A. J., Hyun Wha Kim, Cumming, C., Turner, H., Huebner, R. J., Chanock, R. M., 1961.
II. 34-monatige serologische Untersuchungen über Bronchiolitis, Pneumonie und kleinere Atemerkrankungen bei Kindern.
J Am Med Ass; 176 (8): 653–657.
32. Chanrock, R. M., Wha Kim, H., Vargosko, A. J., Deleva, A., Johnson, K. M., Cumming, C. und Parrott, R. H., 1961.
Respiratory syncytial Virus.
J Am Med Ass; 176 (8): 647–653.
33. Hamparian, V. V., Ketler, A. und Hilleman, M. R., 1961.
Entdeckung neuer Viren (Schnupfen-Virus) bei normalen Erkältungen menschlicher Erwachsener.
Proc Soc Exp Med Miol; 108: 444–453.
34. Melnick, J. L. und Stinebaugh, S., 1962.
Ausscheidung des vakuolären SV40-Virus (Papova-Virus-Gruppe) nach Verdauung oraler Polio-Impfstoffe.
Proc Soc Exp Biol Med; 109: 965–968.
35. ZuRhein, G. M., 1965.
Dem Papova-Virus ähnelnde Partikel bei der menschlichen Entmarkungskrankheit des Gehirns.
Science: 9. Februar: 1477–1479.
36. Weiner, L. P., Herndon, R. M., Narayan, P., Johnson, R. T., Shah, K., Rubinstein, L. J., Preziosi, T. J. und Conley, F. K., 1972.
Isolierung des SV40-verwandten Virus bei Patienten mit progressiver multifokaler Leukoenzephalopathie.
N Engl J Med; 286 (8): 385–389.
37. Shah, K. V., McCrumb, F. R. Jr., Dabiel, R. W. und Ozer, H. L., 1972.
Serologische Beweise für Infektionen des Menschen mit einem Simian-40-ähnlichen Virus.
J Nat Cancer Inst; 48: 557–561.
38. Baguley D., M. und Glasgow, G. L., 1973.
Subakute sklerosierende Panenzephalitis und Salk-Impfstoff.
Lancet; 6. Oktober: 763–765.
39. Eddy, B. E., Borman, G. S., Berkeley, W. H. und Young, R. D., 1961.
Durch Injektion von Rhesusaffen-Nierenzellen bei Hamstern ausgelöste Tumoren.
Proc Soc Exp Biol Med; 107: 191.
40. Eddy, B. E., Bormna, G. S., Grubs, G. E. und Young, R. D., 1962.

Identifizierung der onkogenen Substanz in Rhesusaffen-Nierenzellkulturen als Simian-Virus SV40.
Virology; 17: 65–75.

41. Girardi, A. J., Sweet, B. H., Slotnick, V. B. und Hilleman, M. R., 1962.
Proc Soc Exp Biol Med; 109: 649–660.

42. Rabson, A. S. u. a., 1962.
Papilläres Ependymom erzeugt in mit dem vakuolären Virus (SV40) geimpftem Rattus (Mastomys) natalensis.
J Nat Cancer Inst; 29: 765–787.

43. Fraumeni, J. F., Ederer, F. und Miller, R. W., 1963.
Bewertung der Karzinogenität des Simian-Virus 40 beim Menschen.
J Am Med Ass; 185 (9): 713–718.

44. Shein, H. M. und Enders, J. F., 1962.
Vom Simian-Virus 40 bei menschlichen Nierenzellkulturen ausgelöste Veränderungen.
I. Morphologie und Wachstumsmerkmale.
Proc Nat Acad Sci USA; 48: 1164–1172.

45. Koprowski, H. u. a., 1962.
Veränderungen von mit Simian-Virus SV40 infizierten menschlichen Gewebekulturen.
J Cell Comp Physiol; 59: 281–292.

46. Melnick, J. L., 1962.
Papova-Virus-Gruppe.
Science; 135: 1128–1130.

47. Shah, K. V., Daniel, R. W. und Warszawski, R. M., 1973.
Hohes Vorkommen von Antikörpern gegen das BK-Virus, ein mit SV40 verwandtes Papova-Virus, bei Einwohnern Marylands.
J Infect Dis; 128 (6): 784–787.

48. Kyle, W. S., 1992.
Simian-Retroviren, Polio-Impfstoff und Ursprung von AIDS.
Lancet; 339: 600–601.

49. Goldberg, B., 1992.
Ursprung von AIDS.
Lancet; 339 (20. Juni): 1548

50. Morris, J. A., Johnson, K., Aulisio, C. und Chanock, R., 1961.
Klinische und serologische Reaktionen bei Freiwilligen, denen über die Atemwege der vakuoläre Virus (SV40) verabreicht worden war.
Proc Soc Exp Biol Med; 108: 56–59.

51. Meyers, G., MacInnes, K. und Korber, B., 1992.

Das Auftauchen von Simian/Human-Immunodeficiency-Viren.
AIDS Res Hum Retrovir; 9: 373–386.

52. Salk, J. E., 1955.
Gedanken über Herstellung und Verwendung des Poliomyelitis-Virus-Impfstoffs.
J Am Med Ass; 158: 1239–1248.

53. Goffe, A. P., Hale, J. und Gardner, P. S., 1961.
Poliomyelitis-Impfstoffe.
Lancet; 18. März: 612.

54. Gerber, P., Hottle, G. A und Grubbs, R. E., 1961.
Inaktivierung des vakuolären Virus (SV40) durch Formaldehyd. (26892).
Proc Soc Exp Biol Med; 108: 205–209.

55. Baron, S., Kirschstein, R. J., Hoosier van, G. L., Jr., Abinanti, F. R. und Hottle, G. A., 1961.
Der Sicherheitstest für Poliomyelitis-Impfstoff.
II. Konzentrate des Poliomyelitis-Impfstoffs für den Affentest.
Am J Hyg; 74: 220–224.

56. Girardi, A. J., Sweet, B. H. und Hilleman, M. R., 1963.
Faktoren, die die Auslösung von Tumoren durch das vakuoläre Virus SV40 bei Hamstern beeinflussen.
Proc Soc Exp Biol Med; 112: 662–667.

57. Innis, M. D., 1965.
Immunisierung und Kinderleukämie.
Lancet; 13. März: 605–606.

58. Lancaster, H. O. und Clements, F. W., 1965.
Immunisierung und Kinderleukämie.
Lancet; 20. März: 654–655.

59. Innis, M. D., 1965.
Immunisierung und Kinderleukämie.
Lancet; 17. April: 867.

60. Scheuer-Karpin, R., 1965.
Immunisierung und Kinderleukämie.
Lancet; 5. Juni: 1224–1225.

61. Innis, M. D., 1968.
Onkogenese und Poliomyelitis-Impfstoff.
Nature; 219: 972–973.

62. Elves, M. W., Roath, S. und Iraels, M. C. G., 1963.
Reaktion der Lymphozyten auf Antigenstimulierung in vitro.
Lancet; 13. April: 807–808.

63. Riordan, J. T., Paul, J. R., Yoshika, I. und Horstmann, D. M., 1961.
Entdeckung des Poliovirus und anderer Darmviren bei Fliegen.
Am J Hyg; 74: 123–136.

64. Ashkenazi, A. und Melnick, J. L., 1962.
Induzierte latente Infektion von Affen mit dem vakuolären SV40-Papo-va-Virus.
Virus in Nieren und Urin. (27794).
Proc Soc Exp Biol Med; 111: 367–372.

65. Black, P. H. und Rowe, W. P., 1962.
Veränderungen von einschichtigen Hamsternieren-Präparaten durch den vakuolären Virus SV40.
Virology; 19: 107–109.

66. Friedman, R. M., Kirschstein, R. L., Borman, G. S. und Robbins, F., 1962.
Merkmale des Sabin-Typ-1-Poliovirus nach Durchgang durch den Magen-Darm-Trakt bei neugeborenen Kindern. I. Affenneurovirulenz und Temperaturmarkerbefunde.
Am J Hyg; 76: 137–143.

67. Sabin, A. B., 1963.
Ist mit dem oralen Poliovirus-Impfstoff ein ausnehmend kleines Risiko verbunden?
J Am Med Ass; 183 (4): 268–271.

68. Patterson, W. J. und Bell, E. J., 1963.
Poliomyelitis in einem Kindergarten in Glasgow.
Br Med J; 15. Juni: 1574–1576.

69. The Special Advisory Committee on Oral Poliomyelitis Vaccines, 1964.
Orale Poliomyelitis-Impfstoffe.
J Am Med Ass; 190 (1): 49–51.

70. Geffen, T. J. und Spicer, C. C., 1960.
Poliomyelitis im geimpften England und Wales, 1958.
Lancet; 9. Juli: 87–89.

71. Henderson, D. A., Witte, J. J., Morris, L. und Langmuir, A. D., 1964.
Mit oralem Polio-Impfstoff assoziierte paralytische Erkrankung.
J Am Med Ass; 190 (1): 41–48.

72. Sutter, R. W. und Cochi, S. L., 1992.
Keuchhusten-Hospitalisierung und -sterblichkeit in den Vereinigten Staaten,1985–1988.
J Am Med Ass; 267 (3): 386–391.

73. Larsen, A. A., 1965a.
Schutzwirkung des Salk-Impfstoffs während einer Poliomyelitis-Epidemie in Britisch Columbien, 1959–1960.
Can J Publ Health; 56 (2): 47–50.
74. Larsen, A. A., 1965b.
Poliovirus-Antikörper bei Schulkindern in Britisch Columbien.
Can J Publ Health; 56 (2): 51–53.
75. Stolley, P. D., Joseph, J. M., Allen, J. C., Deane, G. und Janney, J. H., 1968.
Mit Typ-2-Poliovirus-Impfstoffstamm assoziierte Poliomyelitis.
76. Hopkins, C. C., Dismukes, W. E., Glick, T. H. und Waren, R. J., 1969.
Überwachung der Kinderlähmung in den Vereinigten Staaten.
J Am Med Ass; 210 (4): 694–700.
77. Schonberger, L. B., Mc Gowan, J. E., Jr. und Gregg, M. B., 1976.
Impfstoffbedingte Poliomyelitis in den Vereinigten Staaten 1961–1972.
Am J Epidemiol; 104 (2): 202–211.
78. Nightingale, E. O., 1977.
Empfehlungen für eine staatliche Impfpolitik in Bezug auf Poliomyelitis.
N Engl J Med; 297: 249–253.
79. Nathanson, N. und Martin, J. R., 1979.
Epidemiologie der Poliomyelitis: Rätsel in Bezug auf ihr Auftauchen, den epidemischen Verlauf und ihr Verschwinden.
N Engl J Med; 110 (6): 672–692.
80. Domok, I., Balayan, M. S., Fayinka, O. A., Skrtic, N., Soneji, A. D. und Harland, P. S. E. G., 1974.
Die Wirksamkeit des lebenden Poliovirus-Impfstoffs im warmen Klima beeinflussende Faktoren.
Bull WHO; 51: 333–347.
81. Anonymus, 1976.
Antikörperantwort von Säuglingen in den Tropen auf fünf Dosen des oralen Polio-Impfstoffs.
Br Med J; 3. April: 812.
82. Bottiger, M., Mellin, P., Romanus, V., Soderstrom, H., Wesslesn, T. und von Zeipel, G., 1979.
Epidemiologische Phänomene im Zusammenhang mit einem Fall von Kinderlähmung in Schweden.
Bull WHO; 57 (1): 99–103.

83. Schaap, G. J. P., Bijerk, H., Coutinho, R. A., Kapsenberg, J. G. und Wesel, A. L., von, 1984.
Ausbreitung der wilden Polioviren in den weitgehend geimpften Niederlanden im Zusammenhang mit der Epidemie von 1978.
Progr Med Virol; 29: 124–140.

84. Manson, J. I. und Thong, Y. H., 1980.
Immunologische Anormalitäten beim Syndrom der Poliomyelitis-ähnlichen Krankheit, verbunden mit akutem Bronchialasthma (Hopkins-Syndrom).
Arch Dis Child; 55: 26–32.

85. Williams, C. K. O., Alabi, G. O., Junaid, T. A., Saxinger, C., Gallo, R. C., Blayney, D. W., Blattner, W. A., Greaves, M. F., 1984.
Virus der menschlichen T-Zellen-Leukämie assoziiert mit lymphoproliferativer Erkrankung: Bericht über zwei Fälle in Nigeria.
Br med J; 1495–1496.

86. WHO Consultative Group.
Relation zwischen akuter anhaltender Spinalparalyse und Poliomyelitis-Impfungen – Ergebnisse einer 10-Jahres-Untersuchung.
Bull WHO; 60: 231–242.

87. Sabin, A. B., 1982.
Bekämpfung der Poliomyelitis durch Impfungen in den 80er Jahren.
Yale J Biol Med; 55: 383–389.

88. Gaebler, J. W. E., Kleiman, M. B., Morris, M. M., French, L. V., Chastain, G., Barrett, C. und Griffin, C., 1986.
Neurologische Komplikationen bei Empfängern von Polio-Schluckimpfungen.
J Pediatrics; 108: 878–881.

89. Krishnan, R., Jadhay, M., Selvakumar, R., John, J. T., 1982.
Immunreaktionen von Säuglingen in den Tropen auf injizierten Polio-Impfstoff.
Br Med J; 16. Jan: 164.

90. Grist, N. R., 1983.
Sicherheit der Kinderlähmungs-Impfstoffe.
Br med J; 286: 917.

91. Krishnan, R., Jadhay, M. und John, J. T., 1983.
Wirksamkeit des inaktivierten Poliovirus-Impfstoffs in Indien.
Bull WHO; 61 (4): 689–692.

92. Kim-Farley, R. J., Schonberger, L. B., Nkowane, B. M., Kew, O. M., Bart, K. J., Orenstein, W. A., Hinman, A. R., Hatch, M. H. und Kaplan, J. E., 1984.

Poliomyelitis in den USA: Praktische Ausrottung der vom wilden Virus verursachten Krankheit.
Lancet; 8. Dez.: 1315–1317.

93. Cruickshank, G., L'Orme, R., Haas, L., Gill, N. O., Roebuck, M. O., Magrath, D. L. und Chamberlain, R., 1984.
Zwei zeitlich und örtlich zusammenhängende Fälle einer impf-assoziierten paralytischen Poliomyelitis.
Lancet; 6. Okt: 804–805.

94. Kim-Farley, R. J., Litchfield, P., Orenstein, W. A., Bart, K. J., Rutherford, G., Shu-Tao Hsu, Schonberger, L. B., Kung-Jong Lui und Chau-Ching Lin, 1984.
Ausbruch einer paralytischen Poliomyelitis in Taiwan.
Lancet; 8. Dez.: 1322–1324.

95. Anonymus, 1984.
Neue Erwägungen über Polio.
Lancet; 8. Dez.: 1309–1310.

96. Chonmaitree, T. und Lucia, H., 1986.
Anwesenheit eines Impfstoffstamm-Poliovirus im Liquor eines Patienten, der knapp dem Plötzlichen Kindstod entkam.
Amer J Dis Child; 140: 1212–1213.

97. Rasch, D. K., Wells, O. und Fowlkes, J., 1986.
Disseminierte Infektion mit tödlichem Ausgang aufgrund einer Poliovirus-Typ-2-Impfung.
Amer J Dis Child; 140: 1211–1212.

98. Hovi, T., Huovinlainen, A., Kuronen, T., Poyry, T., Salama, N., Cantell, K., Kinnunen, E., Lapinleimu, K., Roivainen, M. und Stenvik, M., 1986.
Ausbruch einer paralytischen Poliomyelitis in Finnland: weite Verbreitung eines in Bezug auf seine Antigen-Eigenschaften veränderten Poliovirus Typ 3 in einer geimpften Bevölkerung.
Lancet; 21. Juni: 1427–1432.

99. Kinnunen, E., Farkkila, M., Hove, T., Juntunen, J. und Weckstrom, P., 1989.
Häufigkeit des Guillain-Barré-Syndroms bei einer landesweiten Polio-Schluckimpfungs-Kampagne.
Neurology; 39: 1034–1036.

100. Slater, P. E., Orenstein, W. A., Morag, A., Avni, A., Handsher, R., Green, M. S., Costin, C., Yarrow, A., Rishpon, S., Havkin, O., Ben-Zvi, T., Kew, O. M., Rey, M., Epstein, I., Schwartz, T. A. und Melnick, J. L., 1990.

Kinderlähmungs-Ausbruch in Israel 1988: Ein Bericht mit zwei Kommentaren.
Lancet; 19. Mai: 1192–1198.
101. Beale, A. J., 1990.
Polio-Impfungen: Zeit für einen Wandel in der Impfpolitik?
Lancet; 335: 839–842.

# 8. Guillain-Barré-Syndrom und Legionärskrankheit als Folge von Grippe-Impfungen: Lohnt sich das?

Keine Impfung hat sich als wirksam und sicher erwiesen. Die Grippe-Impfung macht dabei keine Ausnahme. Smith (1974) beschrieb in seinem Artikel im „Lancet" über „*Impfungen und der Kampf gegen die Grippe*" die Wirkungen einer Grippe-Impfung auf Angestellte der Post. Er verglich Krankheitsabsenzen von über 50 000 Angestellten, denen jeden Winter ein Grippeimpfstoff gespritzt worden war, mit Absenzen einer ähnlichen, nicht geimpften Angestellten-Gruppe. Er kam zu dem Schluss: „*Jährliche Grippe-Impfungen in einer großen Behörde haben keinen signifikanten Rückgang der Krankheit ergeben.*"

Dr. McCarthy, 1976 medizinischer Direktor der Commonwealth Serum Laboratories, wurde in „The Age" (18.4.1976) mit den Worten zitiert:

„*Ich halte mich für einen gesunden Mann mittleren Alters und glaube, ich werde mit einer Grippe schon fertig, wenn ich krank werde.*"

In zehn Jahren hatte er sich kein einziges Mal gegen Grippe impfen lassen.

Im selben Artikel wurde Dr. John Forbes vom Fairfield-Krankenhaus in Melbourne zitiert. Er sagte, Untersuchungen der durch Grippe-Impfungen erzeugten Immunität hätten eine Wirksamkeit von nur 30 % ergeben.

Seit der ersten Einführung der Grippe-Impfungen füllten Berichte über ihre Unwirksamkeit und negative Reaktionen einschließlich von Todesfällen die Spalten der medizinischen Zeitschriften.

Curphey (1947) beschrieb in einem Artikel „*Allergische Reaktion auf Grippe-Impfung mit tödlichem Ausgang*" den Fall eines $3\frac{1}{2}$-jährigen Kindes, das vier Stunden nach Injektionen mit Grippe-A- und -B-Impfstoff Bauchschmerzen, Schüttelfrost, Erbrechen und Krämpfe bekam. Außer sehr hohen Temperaturen zeigte es auch Zyanose und ausgesprochene Blutungen an der Einstichstelle (was auf nicht gerinnendes Blut hinwies, eins der Symptome des Unspezifischen Stresssyndroms). Sieben Stunden nach Auftreten der ersten Symptome machten sich Anzeichen eines Schocks mit Kollaps der Venen und Überhitzung (Hyperthermie) bemerkbar. Das Kind lief immer mehr blau an und starb, obwohl es an ein Atemgerät angeschlossen wurde. Bei der Autopsie wurde die Anwesenheit nicht geronnenen Blutes nachgewiesen.

Major Warren (1956) beschrieb einen durch Grippe-Impfung bedingten Fall von Enzephalopathie bei einem 19-jährigen jungen Mann. Er war bis zum Morgen seiner Einlieferung ins Krankenhaus bei bester Gesundheit gewesen. Doch an diesem Morgen war ihm der Grippevirus-Impfstoff injiziert worden. Um 14.30 Uhr hatte er einen plötzlichen Ausbruch von übermäßiger Rhinorrhöe und begann zu keuchen. Eine halbe Stunde später bekam er Fieber, Anfälle von Schüttelfrost, Schmerzen hinter den Augen und im Kopf, am Rücken und in den Armen. Er geriet in einen Zustand der Verwirrung und Halbbewusstheit, Muskelschwäche und rechtsseitige Hyporeflexie traten auf. Im Lauf von drei Wochen erholte sich der Patient allmählich wieder. Später stellte sich heraus, dass er auch im vorangegangenen Jahr nach Grippe-Impfungen zwei Tage lang unter schwerer Abgeschlagenheit gelitten hatte. Doch war er in keiner Weise allergisch und konnte auch Eier gut vertragen (das Grippe-Impfvirus wird auf Hühnereiern kultiviert).

Rosenberg (1970) schrieb, man habe nach Grippe-Impfungen von Enzephalomyelitis berichtet, einer Komplikation, die bekanntermaßen auch nach Impfungen zum Beispiel gegen Pocken, Tollwut und Typhus auftritt. Er beschrieb außerdem den Fall eines Patienten, bei dem sich 12–14 Tage nach einer Impfung mit einem gereinigten Grippe-Impfstoff Meningo-Enzephalitis entwickelte.

Wells (1971) wies warnend darauf hin, dass Impfungen gegen Grippe Komplikationen in Form neurologischer Erkrankungen zur Folge haben könnten. Er stellte zwei derartige Fälle dar und behandelte sieben weitere summarisch.

Die Zeitschrift „Archives of Neurology" veröffentlichte einen Brief an den Herausgeber, verfasst von Cherington (1977), in dem über ein Locked-in-Syndrom nach Impfung gegen Schweinegrippe berichtet wurde. Der Autor schrieb, die Impfung gegen Schweinegrippe sei als möglicher Grund für das Guillain-Barré-Syndrom in Betracht gezogen worden.

1972 wurde Enzephalomyelitis bei einem Patienten nach einer Impfung mit dem bivalenten Grippe-Impfstoff gemeldet. Der Autor war einem Patienten begegnet, der 18 Tage nach einer Impfung gegen Schweinegrippe wahrscheinlich Stammhirn-Enzephalitis bekommen hatte. Die klinischen Befunde zeigten u. a. das Locked-in-Syndrom und zu Boden starrenden Blick, was einen Monat lang anhielt. Der Patient blieb stumm.

Weintraub (1977) beschrieb einen Fall von paralytischer Brachialneuritis nach einer Impfung gegen Schweinegrippe. Paralytische Brachialneuritis ist eine klar definierte klinische Erkrankung mit typischen Merkmalen und Symptomen. Sie kann nach viralen Infektionen, Verwendung artfremder Seren oder Impfungen auftreten. Der Autor behauptete, Reaktionen träten auf, gleichgültig welcher Impfstoff verwendet werde. Brachialneuritis ist häufig, und ihre klinischen Manifestationen können leicht differieren, je nachdem welche Nerven betroffen sind.

Einige Autoren [Smith, Bellanti und Chanock (1967)] wiesen darauf hin, der Spiegel von virusneutralisierenden Antikörpern in Nasensekreten sei ein besserer Index für die Resistenz des Wirtes als der Spiegel der Serum-Antikörper.

Trotz all dieser Warnungen wurden weiterhin Experimente sowohl mit abgetöteten als auch lebenden Grippe-Impfstoffen durchgeführt, und Grippe-Impfstoffe gelangten Schritt für Schritt auf den Markt. Erwiesen ist auch, dass Kinder auf die dritte Grippe-Impfung negativer reagieren als Erwachsene. Hennessy (1969) klagte über die Antigen-Inhalte bestimmter Grippe-Virus-Impfstoffe. Perkins (1969) schrieb über Probleme bakterieller Kontaminierung von Eiern, auf denen Grippe-Impfstoffe kultiviert werden. Er stellte fest, dass trotz der Inaktivierung des Rous-Inhibitions-Faktor (RIF)-Virus (das Krebs bei Geflügeln verursacht) in Eiern keine Daten über die Wirkungen erhoben worden seien, die durch die Anwesenheit von RIF-Virus-Nukleinsäuren im Impfstoff hervorgerufen werden.

„Wären Preis und Verfügbarkeit von RIF-freien Eiern ebenso groß wie die von RIF-kontaminierten Eiern, gäbe man sich sicher größere Mühe, nur noch RIF-freie Eier zu verwenden."

Nach diesem Autor bestehen heute noch die größten Wissenslücken in Bezug auf die Immunitätsmechanismen. Perkins betonte auch, dass im Vereinigten Königreich getestete Impfstoffserien zwar frei von Pyrogenen (fiebererregenden Substanzen) waren, wenn sie an Labortieren getestet wurden, dass sie aber doch, auf den Menschen angewendet, ebenso viele Reaktionen wie der Ganzvirus-Impfstoff hervorriefen.

Interessante Ergebnisse wurden von Eickhoff und Meiklejohn (1969) gewonnen und beschrieben. Die Autoren testeten einen bivalenten und polyvalenten Impfstoff gegen Hongkong-Grippe an etwa 1200 Schülern, jeweils am 30. und 31. Oktober 1968. Innerhalb einer Woche nach Verabreichung der Impfstoffe begannen eindeutige Fälle von Hongkong-Grippe bei den geimpften Schülern aufzutreten, mit einem Häufigkeitsgipfel drei Wochen später. Doch schlossen die Autoren die Fälle, die innerhalb einer Woche auftraten, von ihrer Analyse aus und bezogen nur die Fälle mit ein, die nach dem 16. November auftraten. Durch dieses Manöver wurde der Eindruck erweckt, die Grippehäufigkeit in der Kontrollgruppe sei größer gewesen als die in den beiden Impfgruppen. Hätte man alle Fälle in die Analyse miteinbezogen, hätte es keinen Unterschied zwischen der Häufigkeit von Grippeerkrankungen bei den drei getesteten Gruppen gegeben.

Hjordis, Cooney, MacMahan und Grayston (1969) demonstrierten in Feldexperimenten mit dem Hongkongstamm-Grippeimpfstoff, dass dieser unwirksam war und viel mehr Reaktionen hervorrief, als erwartet worden war. Eine echte Kontrollgruppe gab es nicht, da auch die „Kontroll"-Gruppe gegen Grippe B geimpft worden war. Es zeigte sich, dass dieser Impfstoff unakzeptierbare Reaktionen bei Kindern hervorrief und ebenso unwirksam war wie der A2-Hongkongstamm-Impfstoff.

Außer individuellen Fällen negativer Reaktionen traten auch sehr spektakuläre, von Grippe-Impfungen verursachte Ausbrüche von Erkrankungen, ja sogar Todesfälle auf. Die berüchtigtsten waren das Schweinegrippe-Impfdebakel und die sog. Legionärskrankheit (14–17).

Im Februar 1976 wurden fünf Rekruten in Fort Dix, einer Kaserne in New Jersey, mit einem Schweinegrippen-Virus angesteckt. Die Antigen-Zusammensetzung des Virus wurde als größere Antigen-Veränderung interpretiert, und die Ärzte erwarteten den unmittelbaren Ausbruch einer Epidemie.

Man entwarf ein umfangreiches Massenimpfungs-Programm. Am 13. März legte der Direktor des Zentrums für Seuchenbekämpfung (CDC) dem Staatssekretär im Gesundheitsministerium die Empfehlungen des beratenden Komitees für Impfpraxis (ACIP) vor, in denen landesweite Allgemein-Impfungen vorgeschlagen wurden. Präsident Ford unterzeichnete eine Verordnung, durch die 135 Millionen Dollar für ein umfassendes Grippe-Impfprogramm bereitgestellt wurden. Von Juni bis September 1976 wurden öffentliche und private Impfungen organisiert und systematisch durchgeführt. Die Maßnahmen erreichten am 1. Oktober und danach ihren Höhepunkt. Doch viele selbständige Ärzte weigerten sich, an dem Programm teilzunehmen, weil die Implikationen so unüberschaubar seien. Ende November hatten mehrere Hersteller an die 150 Millionen Dosen Impfstoff produziert.

Gleich von Anfang an hatte aber dieser Plan einen Schönheitsfehler: Der neue Virusstamm zeigte gar keine Neigung, sich epidemisch auszubreiten. Trotzdem wurden an die 40 Millionen Erwachsene geimpft. Innerhalb von vier Monaten traten hunderte von Fällen der sog. Guillain-Barré-Lähmung bei Geimpften auf, mit Dutzenden von Todesfällen. An die 4000 Prozesse wurden angestrengt, man versuchte Entschädigung für die erlittenen Schäden zu erhalten. Etwa 3 Milliarden Dollar wurden als Entschädigung ausgezahlt.

Am 16. Dezember 1976 entschloss sich der öffentliche Gesundheitsdienst zu einem Moratorium für alle Grippe-Impfungen, um eine Neubewertung der Impfrisiken vorzunehmen. Am 9. Februar 1977 wurde das Moratorium für alle Gruppen mit „höchstem Risiko tödlicher Erkrankungen durch Ansteckung", und zwar in Bezug auf die damals gebräuchlichen A- und B-Grippe-Impfstoffe, wieder aufgehoben.

Die Leute haben ein kurzes Gedächtnis. Trotz der oben erwähnten Tragödie wurden weiterhin Grippe-Impfungen durchgeführt, und zwischen Januar 1978 und März 1981 wurden während und nach der Grippe-Impfkampagne von 1978–1979 durch im staatlichen GBS-Überwachungssystem arbeitende Neurologen 575 Fälle des Guillain-Barré-Syndroms (GBS) gemeldet. Am häufigsten trat die Krankheit bei den 50–74-Jährigen auf, weniger häufig bei den 15–35-Jährigen. Die Kranken litten zunächst an Atemstörungen und Magen-Darmbeschwerden, dann traten Symptome zunehmender Lähmung auf. 67 % der Gesamtzahl der Geimpften berichteten, sie hätten 1976 einen A/New-Jersey-(Schweinegrippen)-Impfstoff erhalten und seien zwei Jahre später nachgeimpft worden.

Das bedeutet, dass 67 % der Guillain-Barré-Syndrom-Kranken das gut belegte Phänomen einer Sensibilisierung durch Impfungen aufwiesen. Nachdem sie die erste Dosis des Schweinegrippen-Impfstoffs empfangen hatten, erkrankten sie zwei Jahre später aufgrund der Nachimpfung gegen Schweinegrippe.

Mit anderen Worten, diese zweieinhalbtausend Opfer stellten eine Nachwirkung des Schweinegrippen-Debakels dar. Doch die über das Debakel schreibenden Autoren [Hurwitz, Schonberger, Nelson und Holman (1981); Kaplan, Schonberber, Hurwitz und Katona (1983)] erkannten das nicht und stellten keine Beziehung zu dem gut belegten Phänomen einer Sensibilisierung durch Impfungen her, wie es 1901 von Dr. Wright u.a. beschrieben worden war.

Mit gutem Grund lässt sich behaupten, dass die Grippeepidemie, die 1979/80 trotz dem oben erwähnten Massen„immunisierungs"-Programm der ersten in unverminderter Stärke folgte, durch die Impfungen nicht nur nicht gestoppt, sondern höchstwahrscheinlich erst recht ausgelöst wurde. Denn große Zahlen Geimpfter waren geschwächt, und anfällig gerade für die Krankheit gemacht worden, die durch die Grippe-Impfungen angeblich verhindert werden sollte.

Die vielen Todesfälle bei den älteren Erwachsenen und den sehr Jungen – man beschrieb sie als „Randgruppen-Todesfälle" – sind in Wirklichkeit schlagende Beweise für diese Schlussfolgerung. Massen-Grippe-Impfungsprogramme (das gilt ebenso für Masern, Mumps und Röteln) schützen die Menschen nicht, sondern prädisponieren viele sogar zu dieser Krankheit und machen sie durch Sensibilisierung anfällig für schwere und schließlich auch tödliche Folgen.

Im Juli 1976 brach eine pneumonieartige Epidemie bei Mitgliedern der Amerikanischen Legion aus, die sich zu einem Treffen in Philadelphia zusammengefunden hatten [Friedman (1978)].

Es gab schätzungsweise 180 Erkrankungen mit 29 Todesfällen. Aber das war nur die Spitze des sprichwörtlichen Eisbergs. Viele andere sporadische Ausbrüche traten überall in den Vereinigten Staaten auf. Zwischen Januar 1976 und September 1978 wurden in England und Schottland [Bartlett (1979); Macrae u. a. (1979)] an die 84 Erkrankungen mit 18 Todesfällen gemeldet. Zwischen 1980 und 1982 wurden etwa 1300 Erkrankungen, ähnlich der Legionärskrankheit, in Spanien untersucht [Otero u. a. (1983)]. Im Herbst 1992 las man in Australien, vor allem in Sydney, ausführliche Berichte über das Auftreten der Legionärskrankheit mit vielen Todesfällen. Es war gewiss kein Zufall, dass diese Ausbrüche nach einer aufdringlichen Werbekampagne im Fernsehen auftraten, die die Leute zu Grippe-Impfungen aufforderte.

Derart schwere Erkrankungen, wie sie die Legionärskrankheit darstellt, und die synchron mit intensivierten Grippe-Impfungskampagnen auftreten, sollten Alarmzeichen für uns alle sein, welch schlimme direkte Folgen Grippe-Impfungen haben können. Um den Zusammenhang zu erkennen, braucht man nur die sporadischen jahreszeitlichen Ausbrüche der Legionärskrankheit in den Ländern zu beobachten, die – durch forcierte Propaganda besonders im Herbst und Winter – verschiedene Grippe-Impfungen empfehlen.

Die Legionärskrankheit, die im Allgemeinen mit dem Legionella-pneumophila-Mikroorganismus assoziiert wird, ist durch Fieber, Husten und Lungenentzündung, Kopfweh, Übelkeit, Erbrechen und Diarrhöe charakterisiert. Viele Patienten werden typischerweise schwindlig und desorientiert, verlieren ihr Kurzzeitgedächtnis, bekommen Halluzinationen, laufen blau an, haben Atembeschwerden, Gliederzittern und Nierenversagen.

Es ist wieder kein Zufall, dass ganz ähnliche Lungen- (einschließlich Lungenabszesse) und Magen-Darmstörungen bei größeren Ausbrüchen von B-Grippe und in geringerem Grad von Grippe-A beobachtet wurden.

Würde man den Grippe-Impfstatus der Opfer der Legionärskrankheit untersuchen, ist sehr wahrscheinlich, dass viele, wenn nicht alle, kurz vor ihrer Erkrankung mit einer Reihe von Grippe-Impfstoffen geimpft wurden. Während der letzten Epidemie der Legionärskrankheit in Sydney behaupteten Familienangehörige vieler verstorbener Opfer der Krankheit, dass ihre Verwandten, kurz bevor sie schwer erkrankt waren, gegen Grippe geimpft worden seien (Daily Telegraph Mirror, September 1992).

222

Trotz all dieser und weiterer Berichte über die Unwirksamkeit und Gefährlichkeit von Grippe-Impfungen werden immer noch große Anstrengungen unternommen, die Impfungen durchzusetzen. Ohrt und McKinney (1992) machten sich Gedanken über die „optimale Methode", bei Klinikärzten und Medizinstudenten die Grippe-Impfrate zu erhöhen. Aber trotz einer Empfehlung des CDC, Ärzte, die Patienten mit hohem Risiko behandeln, sollten sich gegen Grippe impfen lassen, sind die Immunisierungsraten nach allen Berichten weiterhin niedrig und reichen nur von 2 % bis 36 %.

Der hauptsächliche und meistens angegebene Grund für die geringe Bereitschaft von medizinischem Personal zu Grippe-Impfungen war Furcht vor negativen Reaktionen. Die Mehrzahl machte sich Sorgen wegen sekundärer fiebriger Erkrankungen, was darauf zurückgehen könnte, dass „diese Nebenwirkung von Patienten so häufig erwähnt wird". Ich hoffe, diese Tatsachen sprechen für sich selbst.

Vielleicht noch gefährlicher sind Diskussionen über die Einführung gesetzlicher Regelungen zur Erwachsenen-Impfung. In einer Notiz des Herausgebers zu einem Artikel, in dem Maßnahmen zur Steigerung des Grippe-Impfungsniveaus in den Vereinigten Staaten diskutiert werden, stellt das MMWR [1992; 41 (4): 773–775] fest, dass die Einführung von Impfprogrammen für Erwachsene schon immer auf Schwierigkeiten gestoßen sei, und zwar aus mindestens vier Gründen. Einer davon sei, dass „gesetzliche Regelungen für die Impfung von Kindern zwar existieren, doch für Erwachsene kaum". Die amerikanische Schulmedizin hat offensichtlich nichts aus dem Schweinegrippen-Fiasko gelernt.

Hudson (1979) verglich die Ausbrüche der Legionärskrankheit mit der Beulenpest im mittelalterlichen Europa. Aber die Epidemien des Schwarzen Todes und die Legionärskrankheit sind sich einander noch ähnlicher, als Hudson zugegeben oder gewagt hätte, zur Kenntnis zu nehmen. Die erste und wichtigste Ähnlichkeit ist der Übertragungsmodus: ein Flohstich bei der Übertragung des Schwarzen Todes und ein Injektionsstich bei der Impfung gegen Grippe (und andere Krankheiten).

Im 12. Jahrhundert wurden Bevölkerungen durch die Pest um die Hälfte und sogar noch mehr reduziert, vor allem wegen schlechter Ernährung und des Vitamin-C-Status, verbunden mit schlechten Wohn- und unhygienischen Lebensverhältnissen. Das alles führte zu einem schwachen, verletzbaren Immunsystem.

Doch die moderne Pest – „Impfung" – zerstört das Immunsystem der Bevölkerung der industriell entwickelten Länder. Täglich werden starke Gifte und artfremde Antigene durch Injektionen (gleichbedeutend mit Flohstichen) in den Blutkreislauf kleiner Babys eingeführt. Und diesen Injektionen folgen dann starke immunosuppressive Chemikalien, die ironischerweise „Medikamente" genannt werden.

Das nächste Ziel sind die Älteren, die von den weitgehend uninformierten öffentlichen Medien dazu gedrängt werden, sich jedes Jahr gegen Grippe impfen zu lassen.

Die tragischste Folge des Impfwahnsinns ist natürlich AIDS. Zwar sind alle nur denkbaren Anstrengungen unternommen worden, den Zusammenhang zwischen AIDS und Pocken/Polio-Impfungen vor der Bevölkerung zu verheimlichen, doch kann die Wahrheit nicht länger verborgen bleiben.

Die immer zunehmenden AIDS-Erkrankungen können neben einer Anzahl anderer Erkrankungen des Immunsystems mit gutem Recht der Ignoranz, Hybris und wissenschaftlichen Inkompetenz der Schulmediziner zu geschrieben werden. AIDS breitet sich langsam, aber mit wachsender Geschwindigkeit aus und könnte in 30 Jahren die „Effizienz" des Schwarzen Todes bei der Dezimierung der Bevölkerung erreicht haben, nur dass diese Dezimierung dann in weit größerem Maßstab erfolgen wird als bei der Pest vor knapp 700 Jahren.

Die Geschichte wiederholt sich. Die Menschheit ist trotz ihres technischen Fortschritts nicht wirklich klüger oder wissenschaftlicher geworden.

## 8.1 Quellennachweis

1. Smith, J. W. G., 1974
   Impfungen zur Grippebekämpfung. Zwischenbericht an den Direktor des Public Health Laboratory Service über eine Untersuchung in Zusammenarbeit mit der Post.
   Lancet; 10. Aug.: 330–333.
2. Curphey, T. J., 1947.
   Allergische Reaktion auf den Grippe-Impfstoff mit tödlichem Ausgang.
   J Amer Med Ass; 133 (15): 1062–1064.
3. Warren, W. R. (Major), 1956.
   Durch Grippe-Impfung bedingte Enzephalopathie.
   Arch Intern Med: 803–805.
4. Smith, C. B., Bellanti, J. A., Chanock, R. M., 1967.
   Immunglobuline in Serum und Nasensekreten nach Infektionen mit dem Typ-1-Parainfluenza-Virus und einer Injektion des inaktivierten Impfstoffs.
   J Immunol; 99 (1): 133–141.

5. Mostow, S. R., Schoenbaum, S. C., Dowdle, W. R., Coleman, M. T., Kaye, H. S., 1969.
Untersuchungen mit inaktiviertem, durch Zonenzentrifugation gereinigtem Grippe-Impfstoff.
Bull WHO; 41: 525–530.
6. Hennessy, A. V., 1969.
Probleme bei der Bestimmung des Antigeninhalts von Grippe-Impfstoffen.
Bull WHO; 41: 563–566.
7. Perkins, F. R. T., 1969.
Grippebekämpfung durch Impfungen mit besonderer Berücksichtigung des Vereinigten Königreichs.
Bull WHO; 41: 554–555.
8. Eickhoff, T. C. und Meikejohn, G., 1969.
Schutz gegen Hongkong-Grippe durch adjuvanten Impfstoff.
Bull WHO; 41: 562–563.
9. Hjordis, M. F., Cooney, M., McMahan, R. und Grayston, T., 1969.
Feldstudie über den Hongkongstamm-Grippeimpfstoff bei Schulkindern in Seattle.
Bull WHO; 41: 564–566.
10. Schonberger, L. G., Brefgman, D. J. Sullivan-Bolyai, J. Z., Keenlyside, R. A., Ziegler, D. W., Retailliau, H. F., Eddings, D. L. und Bryan, J. A., 1979.
Guillain-Barré-Syndrom nach Impfungen im Rahmen des staatlichen Grippe-Impfungsprogramms.
Am J Epidemiology; 110 (2): 105–123.
11. Langmuir, A. D., 1979.
Guillain-Barré-Syndrom: der Schweinegrippenvirus-Impfunfall in den Vereinigten Staaten von Amerika, 1976–77. Einführung.
J Roy Soc Med; 72, Sept.: 660–669.
12. Cherington, M., 1977.
Locked-in-Syndrom nach Schweinegrippen-Impfung.
Arch Neurol; 34, April: 258.
13. Weintraub, M. I., 1977.
Paralytische Brachialneuritis nach Schweinegrippen-Impfung.
Arch Neurol; 34, Aug.: 518.
14. Hurwitz, E. S., Schonberger, L. B., Nelson, D. B. und Holman, R. C., 1981.
Guillain-Barré-Syndrom und die Grippe-Impfung 1978–79.
N Engl J Med; 304: 1557–1561.

15. Kaplan, J. E., Schonberger, L. B., Hurwitz, E. S. und Katona, P., 1983.
Guillain-Barré-Syndrom in den Vereinigten Staaten, 1978–1981: Zusätzliche Beobachtungen durch das staatliche Überwachungssystem.
Neurology; 33, Mai: 633–637.

16. Anonymus, 1984.
Grippe und das Guillain-Barré-Syndrom.
Lancet; 13. Okt: 850–851.

17. Wright, A. E., 1901.
Veränderungen der bakteriziden Kraft des Blutes durch Typhus-Impfung mit Bemerkungen über die wahrscheinliche Signifikanz dieser Veränderungen.
Lancet; 14. Sept.: 715–723.

18. Otero, M. R., Anda, P., Fernandes, M. V., Casal, J. und Najera, R., 1983.
Legionärskrankheit in Spanien.
Lancet; 2. April: 759.

19. Ohrt, C. K. und McKinney, W. P., 1992.
Wie lässt sich Bereitschaft beim medizinischen Personal und bei Medizinstudenten zu Grippe-Impfungen erzielen?
J Amer Med Ass; 267 (10): 1377–1380.

20. Rosenberg, G. A., 1970.
Meningoenzephalitis nach einer Grippe-Impfung.
N Engl J Med; 283 (22): 1209.

21. Wells, C. E. C., 1971.
Eine neurologische Bemerkung zu Grippeimpfungen.
Br Med J; 3: 755–756.

22. Friedman, H. M., 1978.
Legionärskrankheit bei Nicht-Legionären.
Ann Int Med; 88: 294–302.

23. Hudson, R. P., 1979.
Lehren aus der Legionärskrankheit.
Ann Int Med; 90: 704–707.

# 9. Pocken: Sind sie wirklich ausgerottet?

Obwohl die Schulmedizin zugibt, dass kein Impfstoff so wirksam ist, wie es wünschenswert wäre, und Ausrottung einer bestimmten Krankheit ein nicht immer realistisches Ziel ist, gibt es anscheinend doch eine Ausnahme: die Pocken. Die Schulmedizin behauptet, sie habe die Pocken durch Impfungen ausgerottet.

1967 initiierte die Weltgesundheitsorganisation (WHO) ein weltweites Ausrottungsprogramm gegen Pocken. In diesem Jahr wurden der WHO etwa 131 000 Pockenfälle aus 42 Ländern gemeldet. Man war sich aber darüber im Klaren, dass diese Zahl wohl nur 5 % aller Fälle repräsentierte.

Die Pocken-Ausrottungskampagne wurde von der WHO sorgfältig organisiert. Der Generaldirektor der WHO setzte eine Weltkommission zur Sicherstellung der Pockenausrottung ein, die die bei der globalen Ausrottung der Krankheit erzielten Fortschritte jeweils taxieren sollte.

1970 meldeten nur noch 21 der ursprünglich 42 Länder irgendwelche Pockenfälle. Ende der 70er und Anfang der 80er Jahre galten die Pocken schon als ausgerottet, und viele Länder ließen die Forderung nach einem Pocken-Impfnachweis für Reisende fallen.

Arita und Breman (1979) berichteten über die Pocken-Impfpolitik der WHO. Sie schrieben, die Kampagne der WHO zur Ausrottung der Pocken habe einen entscheidenden Schlag geführt.

*„Die Übertragung der Pocken von Mensch zu Mensch, seit über 3000 Jahren im Schwange, ist allem Anschein nach mit dem 26. Oktober 1977 beendet worden. An diesem Datum bekam der letzte auf der Welt bekannte Fall in Merca, Somalia, seinen Ausschlag."*

Am 8. Mai 1980 wurde offiziell verkündet, dass die Krankheit ausgerottet sei.

Interessant ist, dass laut Arita und Gromyko (1982) ein wesentliches positives Ergebnis der globalen Pockenausrottung die

*„Empfehlung der Vollversammlung (war), dass man in allen Ländern mit den Pocken-Impfungen aufhören solle. Im März 1982 hatten 150 der 158 WHO-Mitgliedstaaten offiziell ihre Pocken-Impfprogramme eingestellt."*

Die Autoren fuhren fort:

*„Trotz dieser Erwägungen sind jüngst Berichte über durch Pockenimpfungen verursachte Komplikationen erschienen ... in einigen Ländern hat man die Impfungen von neu einberufenen Rekruten fortgesetzt. Gelegentlich übertragen diese Rekruten ihre Impfinfektion auf ungeimpfte Personen, und unvermeidlich sind einige dieser Komplikationen letal."*

Es ist sicher von besonderer Bedeutung, dass das positivste Ergebnis der Ausrottung der Pocken in einer Unterbrechung der Impfungen bestand.

Nebenwirkungen und Unwirksamkeit der Pockenimpfung waren lange Zeit das Hauptthema gewesen, das im Zusammenhang mit den Pocken in medizinischen Zeitschriften diskutiert wurde. 1928 veröffentlichte das „British Medical Journal" (14. Januar) einen Artikel von Dr. R. P. Garrow, der zeigte, dass die Sterblichkeitsrate bei geimpften Pockenkranken in England und Wales 1923 und 1926 bei den über 15 Jahre alten Patienten höher war als bei den ungeimpften.

Das löste ein sehr lebhafte Diskussion in den Zeitschriften aus, veröffentlicht am 21. Januar 1928.

Einer der interessantesten Kommentare war der von Percy Stocks, der der Ansicht war, schwindende Immunität sei der Grund für die gestiegene Sterblichkeit bei den über 15-Jährigen. Er argumentierte auch, dass sich bei einem Vergleich der aus den verschiedensten Gründen zu erwartenden Todesfälle in verschiedenen Altersgruppen mit den pockenbedingten Todesfällen kein Hinweis auf einen signifikanten Unterschied zwischen den Sterblichkeitsraten bei geimpften und ungeimpften Personen ergebe. Damit wollte er sagen, dass Kranke, die innerhalb von zwei Monaten nach einer Pockenansteckung starben, ebenso gut aus anderen Ursachen hatten sterben können. Fred E. Wynne versuchte die um das Fünffache höhere Pocken-Sterblichkeitsrate bei den über 15-jährigen Geimpften während der Pocken-Impfungen 1923 und 1926 ebenfalls durch schwindende Immunität zu erklären. Er äußerte sich auch zu einem Aufruf von R. P. Garrow, in der medizinischen Presse eine Erklärung zu veröffentlichen,

*„die, darüber muss er sich klar sein, unter seinem Namen und aus dem Zusammenhang gerissen, von der Anti-Impfpresse zitiert werden wird. Solche Aktionen können doch seine Kollegen bei ihrem schweren Kampf gegen die aktuelle Pocken-Epidemie nur behindern, die den Staatssäckel so belastet, so viel Lohn- und Gehaltsausfälle verursacht und die Industrie schädigt, ganz abgesehen von den verheerenden Folgen für die öffentliche Gesundheit, die nach meinen jüngsten Erfahrungen immer schwerwiegender werden, da die Ansteckung von Mensch zu Mensch erfolgt."*

C. Killick Millard argumentierte, zwar sei die Sterblichkeitsrate bei den Geimpften fünfmal so hoch wie bei den Nichtgeimpften, doch sei die Sterblichkeit in beiden Gruppen so geringfügig, dass hier irgendwie der Verdacht auf eine „…‚Falle‘ aufkommt, dass wir nämlich unter dem Begriff Pocken *zwei Varianten der Krankheit subsumieren, die in Bezug auf ihre Sterblichkeit dermaßen unterschiedlich sind, dass sie unter statistischen Aspekten als zwei verschiedene Krankheiten zu betrachten sind. Es ist höchst irreführ-*

*rend, sie beide unter der gleichen Rubrik zu führen ... in der Praxis dürfte es kaum Schwierigkeiten geben, getrennte Statistiken für die beiden Varianten zu erstellen, denn ich bezweifle, dass es, sagen wir, in den vergangen zehn Jahren einen einzigen Pockenausbruch gegeben hat, wo man sich im Unklaren darüber hätte sein können, um welche Pockenvariante es sich handelte."*

Er fuhr dann fort, dass wir, wenn wir die Zahlen nach (1) = Hauptvariante (Variola major) und (2) = Nebenvariante (Variola minor) sortieren, *„finden, dass wir unter (1) eine unbedeutende Minderheit von, sagen wir, weniger als 100 Fällen der Hauptvariante mit den meisten der 13 Todesfälle haben, und eine überwältigende Mehrzahl von an die 10 000 Fällen der Nebenvariante mit praktisch keinen Todesfällen.*

*Die wenigen der Nebenvariante (Variola minor) zugeschriebenen Todesfälle gehen im Allgemeinen auf eine zwischenzeitlich auftretende Komplikation zurück, und wenn diese auf ihre Ursachen zurückgeführt ist, zeigt sich, dass die Nebenvariante praktisch gesehen eine nicht letale Krankheit gleichermaßen bei geimpften wie nicht geimpften Personen ist."*

Dann schrieb Millard die geradezu unglaublichen Sätze nieder:

*„Was die Erkrankungen und Todesfälle in der kleinen Gruppe der Hauptvariante (Variola major) betrifft, so zeigt sich, dass die wenigen isolierten Ausbrüche, die in den fraglichen Jahren auftraten, bei Erwachsenen, weniger bei Kindern zu verzeichnen waren. Doch sind Erwachsene in den meisten Landesteilen immer noch, aufs Ganze gesehen, geimpft. Deshalb überrascht es kaum, dass viele dieser Fälle bei geimpften Personen auftraten.*

L. A. Parry war nach seinen eigenen Worten in der Meinung erzogen worden, Pocken seien eine Krankheit, die nur ungeimpfte Personen bekämen, mit furchtbaren und tödlichen Folgen. Bei geimpften Personen trete die Krankheit nur selten auf, und ihre Folgen seien unbedeutend und geringfügig. Parry fasste nun die von Dr. Garrow aufgeworfenen Fragen wie folgt zusammen:

1. Wie kommt es, dass Pocken bei Geimpften mit fünfmal so hoher Wahrscheinlichkeit tödlich sind wie bei Ungeimpften?
2. Wie kommt es, dass in dem Maß, wie die Prozentzahlen geimpfter Menschen fielen (von 85 % 1870 bis auf etwa 40 % 1925), auch die Zahl der Pockenerkrankungen sank und die Pockensterblichkeit zurückging? Die Jahre mit den wenigsten Impfungen waren die Jahre mit den wenigsten Pocken und der niedrigsten Sterblichkeit.
3. Wie kommt es, dass in einigen unserer bestdurchgeimpften Städte – z. B. Bombay und Kalkutta – die Pocken weit verbreitet sind, während sie in

unseren am wenigsten geimpften Städten, wie Leicester, fast unbekannt sind?

4. Wie kommt es, dass etwa 80% der in die Pockenkrankenhäuser des Metropolitan Asylum Board eingelieferten Patienten geimpft waren, während nur 20% nicht geimpft waren?

5. Wie kommt es, dass in Deutschland, dem am besten geimpften Land der Welt, mehr Todesfälle im Verhältnis zur Bevölkerung auftreten als in England – zum Beispiel 1919 28 Todesfälle in England, 707 in Deutschland; 1920 30 Todesfälle in England, 354 in Deutschland. In Deutschland gab es 1919 5012 Pockenfälle mit 707 Todesfällen; in England gab es 1925 5363 Pockenfälle mit 6 Todesfällen. Was ist die Erklärung dafür?

6. Ist es möglich, die gesunkene Häufigkeit und Sterblichkeit bei Pocken mit denselben Faktoren zu erklären wie die gesunkene Häufigkeit und Sterblichkeit bei anderen infektiösen Fieberkrankheiten – nämlich mit verbesserter Hygiene und administrativen Maßnahmen?

Parry beendete seinen Brief mit den Worten:

*„Es gibt also einige Punkte in Bezug auf dieses Thema, die mich nicht zur Ruhe kommen lassen und auf die ich mir eine Antwort wünsche. Ich schlage mich mit Zweifeln herum, und möchte die Wahrheit wissen. Können mir die Experten helfen?"*

Die von der Zeitschrift präsentierten „Experten" kommentierten:

*„Wir glauben, dass Dr. Parry in seinem Bedürfnis nach Aufklärung klüger getan hätte, wenn er in seine Fragen keine unterstellten Fakten eingeschmuggelt hätte."*

In dieser Diskussion wurde also eine Reihe höchst wichtiger Themen angesprochen, die in Bezug auf Pocken und andere Impfungen immer noch nicht ausdiskutiert sind.

In ihrer Antwort warf die Zeitschrift Dr. Parry vor, er habe unterstellte Fakten in seine Fragen eingeschmuggelt. In Wirklichkeit bezog er sich auf wohlbekannte Tatsachen. Sein Brief war wirklich an den Fakten orientiert, logisch aufgebaut und könnte auch heute noch jeder Kritik standhalten. Im Gegensatz dazu spiegelten die Beiträge der anderen Autoren nur dieselbe fragwürdige Argumentation wider, wie sie auch heute noch von einigen der Impfbefürworter vorgetragen wird.

In ihrem Eifer, die gängige Impfpraxis zu verteidigen, unterliefen den Befürwortern der Impfungen eine Reihe „Freud'scher Versprecher". Der schönste davon ist vielleicht die Feststellung Millards (a. a. O), dass, da die meisten Erwachsenen geimpft sind, eine Anzahl von Fällen der Variola major unvermeidlich bei geimpften Personen auftreten muss.

Aber sollen nicht die Pockenimpfungen gegen die Krankheit schützen, besonders gegen die Hauptvariante? Und wenn das nicht der Fall ist, ist das dann nicht ein Misserfolg der „Schutz"-Impfungen?

Werfen wir jetzt einen Blick auf einige veröffentlichte Informationen über Nebenwirkungen der Pockenimpfung. Spillane und Wells (1964) stellten in ihrer großen Zählung von Enzephalomyelitis-Erkrankungen nach Pockenimpfungen fest, dass diese Gruppe mit schweren negativen Reaktionen auf Pocken-Impfungen erst nach 70 Jahren Zwangsimpfung in England anerkannt worden sei. In den 60er Jahren wurde die höchste Häufigkeit von pockenbedingter Enzephalomyelitis in Holland, England und Deutschland verzeichnet.

In einer kleinen Stadt in Holland betrug die Häufigkeit manchmal 1 zu 63 geimpften Personen (Dixon 1962). 1942 gab es drei Pockenausbrüche in Schottland, beginnend mit Glasgow im Mai, dann in Methilhill, Fife, im August und im Oktober in Edinburgh. Nach Massenimpfungen zum Zeitpunkt aller drei Ausbrüche in Schottland traten gemeldete Fälle impfbedingter Enzephalitis in unterschiedlicher Anzahl auf.

Von 1951–1958 gab es 60 Fälle von Enzephalitis in Großbritannien, wobei 51 nach Primärimpfungen und 36 bei Säuglingen auftraten. Von den 25 Todesfällen ereigneten sich 21 bei Säuglingen. Zu diesem Zeitpunkt arbeitete das Meldesystem nicht besonders gut, so dass die wirkliche Zahl der Erkrankungen wahrscheinlich niemals bekannt sein wird.

Bei den gemeldeten Impfungen zeigte sich das Phänomen der Sensibilisierung in Form von beschleunigter hyperakuter Reaktion auf Wiederholungsimpfungen. Die neurologischen Reaktionen reichten von Enzephalitis über Epilepsie und Polyneuritis bis zur Multiplen Sklerose.

Die Zeitdauer bis zum Erscheinen der enzephalitischen Symptome reichte von 24 Stunden bis zu mehreren Tagen, mit Häufungen um dieselben kritischen Tage, wie sie auch bei anderen Impfungen beobachtet worden sind. Hin und wieder wurden Belege für das Phänomen der Sensibilisierung, und zwar von verschiedenen Autoren, veröffentlicht. De Vries (1960), Dixon (1962) und Dick (1962) äußerten die Vermutung, die impfbedingte Sterblichkeitsrate sei bei Menschen, die im Säuglingsalter primärgeimpft und in späteren Jahren wiedergeimpft worden seien, größer. Bei diesen Personen brach die Enzephalitis häufig plötzlich und explosiv aus und war durch Krämpfe und epileptische Anfälle charakterisiert. Hemiplegie und Aphasie waren üblich, das Rückenmark war aber anscheinend nicht in Mitleidenschaft gezogen. Der Liquor war häufig ganz normal, wies aber erhöhten Druck auf. Das Elektroenzephalogramm zeigte asymmetrisch langsame Wellen, häufig mit fokaler Anormalität. Nicht immer kam es zu vollständiger Gesundung. Oft traten zerebrale Ödeme und Gefäßverletzungen auf.

Die Autoren stellten fest, es fehlten detaillierte Informationen über neurologische Reaktionen auf Jennersche Impfungen. Es gab keine klaren Direktiven in Bezug auf Anzeigen von Fällen postvakzinaler Enzephalitis und anderen, das Zentralnervensystem tangierenden Komplikationen. Doch meinten die Autoren, eine bessere Meldepraxis könnte ein Licht auf die Verursachung „spontaner" Krankheiten wie Multiple Sklerose und akuter disseminierter Enzephalomyelitis werfen.

So beschrieben Miller u. a. (1967) neun Patienten, die in England und Polen nach Primär- oder Sekundärimpfungen, meist gegen Pocken, Multiple Sklerose entwickelten (5 Fälle), oder bei denen sich diese Krankheit verschärfte (4 Fälle). Die Symptome traten laut Bericht nach 7, 12, 48 oder „einigen" Stunden oder 7–14 oder „einigen" Tagen auf. Die Autoren erwähnten auch eine Anzahl anderer Autoren, die ähnliche Fälle nach Impfungen gegen Pocken, Typhus, Paratyphus, Tetanus, Poliomyelitis und Tuberkulose (BCG) sowie nach Injektionen eines Antidiphtherie-Serums und von Gammaglobulinen beschrieben hatten.

Diese Autoren verzeichneten das Auftreten von Symptomen der Multiplen Sklerose innerhalb Stunden oder Tagen (2–14) oder 3 bis 12 Wochen. Das Intervall zwischen BCG- oder Tollwutimpfungen und dem Ausbruch Multipler Sklerose war jedoch manchmal nur nach Jahren zu messen. Bemerkenswert war auch, dass lokale Reaktionen an den Einstichstellen bei Menschen, die später Multiple Sklerose entwickelten, häufig sehr unauffällig waren.

Lane u. a. (1969) beschrieben auf der Basis von 572 Fällen in den Vereinigten Staaten Komplikationen nach Pocken-Impfungen. Sie zitierten Neff u. a. (1967) und andere, die bemerkt hatten, dass Komplikationen am häufigsten bei Kindern unter einem Jahr auftraten. Es gab neun Todesfälle, vier waren durch nach Impfungen aufgetretene Enzephalitis verursacht, fünf standen in Verbindung mit Vaccinia necrosum und einer mit Eccema vaccinatum. Am höchsten war die Krankheits- und Sterblichkeitsrate bei Säuglingen. Mit 112 Komplikationen und fünf Todesfällen waren Ekzeme bei Kontaktpersonen schwerer als bei Geimpften. Die Autoren stellten fest, viele Fälle von Komplikationen seien nicht gemeldet worden, und ihre Schätzungen müssten als das Minimum betrachtet werden. In der Folge empfahlen der Gesundheitsdienst der Vereinigten Staaten und andere Gruppen, dass Primärimpfungen in den Vereinigten Staaten aufs zweite Lebensjahr verschoben werden sollten.

Einige Jahre, nachdem die WHO die Ausrottung der Pocken verkündet hatte, verwendeten Ärzte den Pocken-Impfstoff gegen ein rekurrierendes Herpes-genitalis-simplex-Virus – mit katastrophalen Folgen. Die Injektionen des Pocken-Impfstoffs heilten die Krankheit nicht nur nicht, sie verursachten auch die Entwicklung von Läsionen der rekurrierenden Herpes an der Einstichstelle. Mintz (1982) berichtete über einen solchen Fall unangebrachter Verwendung des Pocken-Impfstoffs.

Die Überzeugung von der Wirksamkeit der Pocken-Impfungen war tief eingewurzelt, trotz veröffentlichter oder allgemein bekannter Fälle negativer Reaktionen, einschließlich Todesfällen, und der beobachteten Unwirksamkeit bei der Prävention. Die Pockenhäufigkeit sank dank besserer sanitärer Maßnahmen und allgemein besserer Ernährung und Versorgung mit Vitaminen, doch die Impfbefürworter nahmen immer noch die Impfungen dafür in Anspruch.

Auf einer Konferenz 1971 in Kampala stellte D. A. Henderson fest, dass in Afrika nur noch zwei größere epidemische Zentren übrig seien, nämlich der Sudan und Äthiopien, und es bestünde „jedwede Wahrscheinlichkeit, dass auch diese Gebiete bald sauber sind".

Da aber begab sich eine bemerkenswerte Geschichte. Laut Anonymus (1973) entdeckte man 1970 mehrere Patienten mit Krankheiten, die sich zunächst von Pocken nicht zu unterscheiden schienen, in angeblich pockenfreien Dschungelgebieten West- und Zentralafrikas. Zwischen Oktober 1970 und Mai 1971 wurde bei einigen Patienten in Westafrika ein Virus isoliert, das später als Affenpocken-Virus identifiziert wurde.

Dieses Virus war nicht neu. Es war schon 1958 von von Magnus u. a. (1959) während eines Ausbruchs pockenähnlicher Bläschenkrankheit bei gefangenen Affen in Kopenhagen isoliert worden. Foster (1959) hatte die ersten sechs Fälle bei Menschen (fünf bei Kindern) in Westafrika (vier in Liberia, einen in Sierra Leone und einen in Nigeria) beschrieben. Keiner der sechs galt als gegen Pocken geimpft. Drei der Patienten waren schwerkrank, doch alle erholten sich wieder. Drei der Fälle traten in einem Gebiet auf, das mindestens ein Jahr lang pockenfrei gewesen war, obwohl 38 % der Einwohner keine Narben von Pocken oder Impfungen trugen. Zwei der Patienten mit Affenpocken hatten gelegentlich vor kurzem getötete Affen gegessen und andere waren dabei beobachtet worden, wie sie mit Eingeweiden vor kurzem getöteter Affen spielten.

Serologische Untersuchungen an Affenseren erbrachten keine überzeugenden Beweise für Pockenvirusinfektion bei Affen. Ein weiterer schwerer Fall mit einem für Pocken typischeren Ausschlag wurde in einem ländlichen Waldgebiet Ostnigerias entdeckt.

Weitere virologische Untersuchungen im Kongo stellten Beweismaterial für Affenpocken-Viren bei einem klinisch normalen Javaneraffen und einem normalen Schimpansen sicher, konnten aber keine signifikante Quelle für eine Affenpocken-Virusinfektion lokalisieren. *„Hätte es das Pockenüber-wachungsprogramm nicht gegeben, wäre die wahre Identität dieser offen-sichtlich seltenen Fälle niemals ans Licht gekommen."*

Die Affenpocken-Geschichte setzte sich fort. Gispen u. a. (1976) be-richteten über Affenpocken-spezifische Antikörper in menschlichen- und Affenseren an der Elfenbeinküste und in Nigeria. Diese serologischen Er-gebnisse lieferten Beweise für ein Affenpocken-Reservoir bei wild lebenden Affen. Durch Labormethoden war es nicht möglich, das Virus vom norma-len Pockenvirus zu unterscheiden.

Arita und Henderson (1976) erörterten den Unterschied zwischen Affen-pocken- und Weißpocken-Viren in West- und Zentralafrika.

Die Ausrottung der Pocken war vom WHO-Fachausschuss für Pocken-ausrottung definiert worden als *„... Eliminierung der vom Pockenvirus ver-ursachten klinischen Krankheit"*. Der Ausschuss fügte hinzu: *„... Da es keinen menschlichen Trägerstatus von epidemiologischer Bedeutung und kein bekanntes Tierreservoir der Krankheit mehr gibt, dürfte die Abwesen-heit klinisch sichtbarer Fälle beim Menschen die Abwesenheit natürlich auftretender Pocken bedeuten."*

Die Autoren fuhren fort: *„Beweise für die Abwesenheit eines Tierre-servoirs wurden in den vergangenen zehn Jahren durch den Umstand er-härtet, dass trotz sehr intensivierter epidemiologischer Überwachung kein einziger Pockenausbruch in einem pockenfreien Gebiet mehr nachgewiesen wurde, außer wenn Pocken von Menschen aus einem bekannten pockeninfi-zierten Gebiet eingeschleppt wurden."*

Zwischen 1966 und 1980 wurden mehr und mehr Affenpockenfälle in der tropischen Regenwaldzone Zaires, Liberias und Sierra Leones gemeldet. Von den 20 Patienten waren zwei gegen Pocken geimpft, vier starben. Also schützte Pocken-Impfung nicht gegen die Krankheit, und diese war so schwer, dass 20 % ihrer Opfer starben. In Nigeria steckte sich von den 12 ungeimpften Familienkontaktpersonen nur eine an.

Im Lauf der epidemiologischen Untersuchung wurden 94 Kinder mit Gesichtsnarben, die in den vergangenen drei Jahren durch die Krankheit verursacht worden waren, ausfindig gemacht. Alle außer zweien wiesen Pocken-Impfnarben auf. Man kam zu dem Schluss, dass die Gesichtsnarben durch Windpocken (!) verursacht worden seien. Das Affenpocken-Virus wurde in 13 Fällen isoliert. Bei den übrigen sieben Fällen wurde das Pocken-virus durch elektronenmikroskopische Untersuchungen entdeckt oder durch die Anwesenheit von Pockenvirus-Antikörpern im Serum. Bei den Patienten 7 und 8 (Nigeria) und 9 (Elfenbeinküste) wiesen fünf Jahre nach Ausbruch der Krankheit entnommene Seren Affenpocken-spezifische Antikörper auf.

1975 wurde eine Spezialuntersuchung in Sierra Leone, Liberia, der Elfenbeinküste und Nigeria fast fünf Jahre, nachdem die letzten Pockenfälle in
diesen Ländern aufgetreten waren, durchgeführt, um etwaige weitere Affen-
pocken-Fälle aufzuspüren. Doch hatte man keinen Erfolg damit, trotz der
Tatsache, dass nur 40–70% der Dorfbevölkerung geimpft worden waren.

In Gebieten West- und Zentralfrikas durchgeführte serologische Untersuchungen ergaben die Anwesenheit von Antikörpern gegen Pocken bei
einer Anzahl von Tieren. Es war nicht möglich, die entdeckten vier pockenähnlichen Pockenvirus-Isolate durch gegenwärtig übliche Labortests von
normalen Pockenviren zu unterscheiden. Sie alle erzeugten kleine, weiß-
liche Pocken auf der Chorioallantoismembran von Hühnerembryos, *„ähnlich denen durch das Pockenvirus erzeugten"* [Arita und Henderson (1976),
S. 350]. Trotzdem erhielten sie den Namen „Weißpockenviren". Alle vier
Weißpockenviren wurden aus Affen- oder Rattenpräparaten isoliert. Die
Präparate waren in der Äquator-Provinz (Zaire) gesammelt worden, wo man
die acht Fälle von Affenpocken beim Menschen gefunden hatte.

Es ist sicher sehr interessant, dass es vor 1970 viele Pockenfälle gab,
während nach diesem Datum alle verdächtigen Fälle von Affenpocken- oder
anderen Viren „verursacht" waren.

Doch war 1963 (Bedson u. a.) eine wichtige Studie veröffentlicht worden,
die während der Jahre 1961, 1962 und 1963 deutlich zwischen 23 Stämmen
des Pockenvirus in verschiedenen Teilen Tanganjikas unterschied. Ihr Verhalten unter Labortests legte die Existenz einer dritten Variante des Pockenvirus nahe, neben der bekannten Hauptvariante und Nebenvariante (Alastrim), obwohl die Unterschiede nicht deutlich auszumachen waren.

Klinisch war die Krankheit, mit denen diese Viren assoziiert waren, nicht
von der milden Pockenform (Variola minor oder Alastrim) zu unterscheiden.

In den 70er Jahren beschäftigten sich mehrere Veröffentlichungen mit
pockenähnlichen, in Tieren gefundenen Viren. Baxby (1972) führte Laboruntersuchungen an drei Kamelpocken-Virusstämmen durch, die man im
Iran isoliert hatte und die sich als Mitglieder der Pocken/Kuhpocken-Unter-
gruppe der Pockenviren herausstellte, engstens mit dem Pockenvirus verwandt.

Baxby (a. a. O.) betrachtete dies als äußerst wichtig für das Ausrottungsprogramm der WHO, das *„… nur bei Abwesenheit eines nicht menschlichen
Reservoirs des Pockenvirus erfolgreich sein kann"*. Er schrieb, es gebe
mehrere Pockenviren, die sowohl Menschen als auch Tiere befallen könnten, wobei auch das Affenpocken-Virus, obgleich durch einfache Labortests
deutlich vom Pockenvirus zu unterscheiden, klinische Pocken beim Men-

schen erzeugen könne. Die zweite Gruppe ist repräsentiert durch die sog. „weißen" Pockenviren, bei gesunden Affen auftretend. Doch durch Laborversuche sind sie vom Pockenvirus nicht unterscheidbar.

Der Autor stellte außerdem fest, dieses Kamelpocken-Virus sei ununterscheidbar von dem *„internationalen Standard-Bezugsstamm des Virus Variola major"* und bestimmten Pockenstämmen, die in Ostafrika (Tansania) isoliert worden seien. Alle Testviren neutralisierten Kaninchen- und Rhesusaffen-Antiseren in praktisch gleichem Ausmaß, was auf eine sehr enge serologische Verwandtschaft zwischen allen drei Viren hinweist. Der Autor kam zu dem Schluss, dass nur weitere Labortests und Feldforschungen entscheiden könnten, ob das Kamelpocken-Virus ein nicht menschliches Reservoir des Pockenvirus darstellt.

1979 veröffentlichte Marennikova bedeutsame Hinweise darauf, dass Ratten mögliche Pockenvirus-Träger sein könnten. Pockenvirus-Antikörper wurden in den Nieren und/oder Lungen von Ratten in Europa und Afrika entdeckt. Auch waren anscheinend einige von Ratten in Turkmenistan oder weißen Ratten bei Moskau isolierte Pockenviren sehr eng mit Kuhpocken-Viren verwandt, während Viren von Ratten in Zaire identisch mit früher bei Affen in Zaire gefundenen pockenähnlichen (Weißpocken-)Viren waren.

Die Häufung von Belegen für die Existenz eines Tierreservoirs pockenähnlicher Viren war umso bestürzender, als die Pocken-Ausrottungskampagne nur aufgrund angeblich guter epidemiologischer Beweise unternommen worden war, dass es kein nicht menschliches (Tier-)Reservoir des Pockenvirus gebe.

Dumbell und Kapsenberg (1982) schienen die Lösung des Problems gefunden zu haben. Sie demonstrierten, dass alle sog. „Weißpocken-"Viren in Labors isoliert worden waren, die sich auch mit Pockenviren beschäftigten, so dass sie als Ergebnis einer Kreuzkontaminierung von Kulturen gelten konnten, die mit dem Pockenvirus aus indischen (Vellore)-Präparaten inokuliert worden waren.

Zur gleichen Zeit fand jedoch Bedson (1982) heraus, dass alle untersuchten „Weißpocken"-Viren sich bei dem neuen (Enzym-)Test wie Pockenviren verhielten und konsequenterweise als genuine Pockenviren betrachtet werden mussten.

Inzwischen kommen immer wieder Pockenausbrüche vor. Die australische Zeitschrift „Dr. Weekly" (17.7.1992) berichtete, dass 130 Menschen in einem abgelegenen Gebiet von Südlaos an Pocken gestorben seien. Die meisten Opfer waren Kinder jünger als 14 Jahre. Die vielleicht interessanteste Bemerkung in diesem Bericht ist, dass bei diesen Menschen Gesundheitserziehung und sanitäre Anlagen noch unbekannt sind.

Weitere Ausbrüche der jüngsten Zeit waren in Somalia und anderen Teilen Afrikas und Indiens zu verzeichnen.

Die Pocken sind nicht ausgerottet. Sie verfügen über ein potentes Tierreservoir. Wir brauchen auch gar nicht in komplizierte Diskussionen über die Affenpocken einzutreten. Der Pocken-Impfstoff selbst beruht ja auf dem Kuhpocken-Virus!

## 9.1 Beulenpest – Modell für die Irrelevanz von Impfungen

Das beste Beispiel für die Irrelevanz von Impfungen bei der Ausbreitung von Krankheiten ist die Beulenpest. Die Beulenpest besitzt ein perfektes, großes, überall vorkommendes Tierreservoir – Ratten und Flöhe. Aus diesem Grund sollte man annehmen, dass es fast unmöglich ist, diese Krankheit auszurotten. Doch sind wir alle Zeugen des Vorgangs gewesen, dass die Beulenpest im selben Ausmaß wie die Pocken verschwand.

Sie bricht nur noch sporadisch aus: Der „Morbidity und Mortality Weekly Report" (31. August 1984) beschrieb den Fall einer Beulenpest mit sekundärer Lungenpest bei einem 35-jährigen Tierarzt in Claremont (Kalifornien), nur 15 km von der Gegend entfernt, wo 1979 ein menschlicher Fall von Pest identifiziert worden war. Es traten keine weiteren Fälle auf, obwohl 61 Personen direkten Kontakt mit diesem Kranken gehabt hatten. Nur eine Katze zeigte eine Krankheit mit Symptomen, die normalerweise bei Lungenpest auftreten. Die Katze starb. Eine andere Katze wurde von diesem Tier angesteckt, wurde mit Antibiotika behandelt und blieb am Leben. Doch fand man mehrere tote Ratten in dem Gelände, auf dem die kranke Katze gelebt hatte. Das Blut mehrerer Hunde, Katzen und Koyoten aus dieser Gegend wurde untersucht. Man stellte Antikörper gegen Yersinia pestis fest.

Seit 1959 bekamen vier Tierärzte und ein Veterinärassistent bestätigte Pestinfektionen. Einer der Tierärzte starb. Es gab außerdem Berichte über Pest bei Hunden und Katzen. Seit 1975 hatten 32 von 188 menschlichen Pestpatienten Lungenpest. Trotz hoher Gefährdung wurden keine Sekundärfälle entdeckt.

Seit 1978 wurden weitere Pest-Infektionen diagnostiziert, besonders in Kalifornien. Die interessanteste Lehre aus diesen Berichten ist, dass sich trotz kompletter Abwesenheit von Impfungen sogar während der Ausbrüche die Beulenpest selbst beschränkt und sich nicht wie in früheren Jahrhunderten zu Epidemien auswächst. Offensichtlich gibt es starke Faktoren, die den Ausbruch solcher Epidemien verhindern.

Dasselbe gilt für die Pocken. Es gibt keinen Beweis für die Behauptung, dass Impfungen eine Wirkung auf das praktische Verschwinden der Pocken aus allen entwickelten und den meisten unterentwickelten Ländern hatten, trotz der gut belegten Tatsache, dass es ein wirksames Tierreservoir gibt. Man muss dieses Verschwinden dem geänderten Lebensstil, u. a. der besseren sanitären Versorgung und Änderungen in den Ernährungsgewohnheiten zuschreiben, nicht den Impfungen. Impfprogramme haben immer nur einen kleinen Prozentsatz der Menschen erfasst. Und wo sie es taten, waren sie nachweislich unwirksam beim Schutz gegen die Krankheit, wie oben dokumentiert. Nur ein blinder Glaube an den Impfmythos hat verhindert, dass wir schon weit früher die wirklichen Ursachen für Pocken-Prävention und für die Ergebnisse von Pocken-Behandlung erkannt haben, ebenso bei anderen Krankheiten.

Heute gehört die Legende der Pocken-Impfungen der Geschichte an. Doch hat man die regelmäßigen Kinderimpfungen gegen Pocken nicht aufgegeben, ohne dass die Impfer letzte Versuche unternahmen, die Notwendigkeit einer Fortsetzung der Baby-Impfungen zu begründen. Als Lane und Miller (1969) einen Artikel des Inhalts publizierten, dass *„die Vorteile regelmäßiger Kinderimpfungen gegen Pocken ihre Risiken nicht mehr aufwiegen und man daran denken sollte, sie ganz aufzugeben"*, stellten Krugman und Katz (1969) fest: *„Jeder Vorschlag, das Pocken-Impfprogramm zu beschneiden, sollte im Licht dieser historischen Perspektive einer kritischen Bewertung unterzogen werden."*

Die „historische Perspektive" war, dass trotz der Verfügbarkeit eines „effektiven" Impfstoffs Anfang des 20. Jahrhunderts Pocken in den Vereinigten Staaten weiterhin ein kritisches Problem darstellten. Nur ein paar Zeilen später schrieben dieselben Autoren, dass während der 15 pockenfreien Jahre in den Vereinigten Staaten Pocken-Importe aus Europa zu 723 Erkrankungen mit 111 Sterbefällen geführt hätten.

Da das Risiko postvakzinaler Enzephalitis mit zunehmendem Alter nach dem 1. Lebensjahr anscheinend wächst, *„...setzt eine Einstellung der Routine-Kinderimpfung die Kinder dem erhöhten Risiko dieser Maßnahme in späteren Jahren aus, nämlich während des Militärdienstes, des Ersatzdienstes in Krankenhäusern oder bei Auslandsreisen"*.

Das „American Journal of Epidemiology" veröffentlichte 1971 drei Artikel: Einer argumentierte für die Fortsetzung regelmäßiger Kinderimpfungen gegen Pocken, einer für die Absetzung regelmäßiger Kinderimpfungen gegen Pocken und einer erörterte die möglichen Alternativen zu einer regelmäßigen Pockenimpfung in den Vereinigten Staaten.

Samuel Katz (1971) plädierte für eine Fortsetzung der „regelmäßigen" Kinder-Pockenimpfung und schrieb:

*„Der Titel dieses Artikels war vorgegeben und enthält ein Wort, an dem ein großer Teil unserer gegenwärtigen Probleme und Sorgen anknüpft. Keine Impfpraxis sollte ‚regelmäßig' sein, am wenigsten eine Praxis, die gegen eine Krankheit schützen soll, welche seit mehr als 20 Jahren in unserem Volk nicht mehr existiert. ‚Regelmäßig' ruft zu viele Vorstellungen (Alpträume) hervor, von Pocken-Impfungen, unterschiedslos am Oberarm von Kindern vorgenommen, die dann zu Hause anderen Familienmitgliedern mit der Wilson-Krankheit begegnen – oder von geimpften Individuen, die an einer krankheits- oder medikamentenbedingten zellvermittelten Immunschwäche leiden. Solange keine Aktionen durchgeführt werden, um diese klaren Kontraindikationen gegen Impfungen zu verbreiten, wird die Häufigkeit von Eccema vaccinatum und Vaccinia necrosum nicht reduziert werden.*

*‚Regelmäßig' impliziert auch ein gedankenloses Festhalten an Verhaltensmustern, die fixiert, ja antiquiert sind und die Flexibilität vermissen lassen, die sich durch fortwährende Beobachtung und klares Urteil ergibt."*

Katz sprach hierauf Kempe, Neff, Lane, Millar u. a. seine Anerkennung dafür aus, dass sie vor einer unkritischen Beibehaltung der alten Routine bei Pocken-Impfungen gewarnt hätten. Als Beispiel dafür erwähnt er, dass Pocken-Impfungen *„heute aufs zweite Lebensjahr verschoben sind".* Doch hat es, teils weil man sich gegen jede Änderung wehrte, sehr lang gedauert, bis es so weit kam.

Katz wies auch darauf hin, dass Kinder bei weitem nicht die Gruppe mit dem höchsten Risiko für Pocken sind. In Wirklichkeit ist Krankenhauspersonal in Bezug auf Sekundärerkrankungen am meisten gefährdet. Doch waren eben Säuglinge und Schulkinder, weil sie häufiger in den Sprechzimmern der Ärzte auftauchen, besser als alle anderen für Impfungen verfügbar. Katz fügte hinzu, dass Verfügbarkeit an sich heute keine Rechtfertigung für Impfungen mehr sein kann.

Wie richtig und aktuell und vernünftig diese Worte waren – und von einem Befürworter der Impfungen! Und wie aktuell sie immer noch sind!

John Neff sprach sich für eine Absetzung der regelmäßigen Kinderimpfung gegen Pocken in den Vereinigten Staaten aus. In seinem im Auftrag geschriebenen Artikel (1971) stellte er fest, Pockenimpfungen in den Vereinigten Staaten seien mit erheblicher Krankheits- und Sterblichkeitshäufigkeit verbunden. Er meinte, es werde die falsche Altersgruppe, und die auch noch zu viel geimpft. Ein absoluter Pockenschutz sei nur bis zu drei Jahren nach der Impfung gegeben, und 25 Jahre danach sei nur noch sehr wenig davon übrig. Große Frageaktionen in Krankenhäusern in der letzten Zeit

239

hätten ergeben, dass 65 % der Erwachsenen seit 15 Jahren nicht mehr geimpft worden waren und dass Zwangsimpfungen von Kindern allen Anschein nach nicht das erwünschte Resultat einer immunen, besonders gefährdeten Erwachsenenpopulation erbracht hatten. Stattdessen riefen sie nur
zahlreiche Komplikationen hervor, ohne allgemeine Immunität in einer besonders gefährdeten Erwachsenengruppe zu erzeugen.

Neff hob außerdem hervor, die außergewöhnliche Pockenfreiheit der
Vereinigten Staaten sei nicht das direkte Ergebnis der Politik regelmäßiger
Kinderimpfungen, sondern müsse darauf zurückgeführt werden, dass die
Pocken weltweit zurückgegangen, dass Reisende gut immunisiert seien und,
was noch wichtiger ist, aus sozio-ökonomischen Verhältnissen stammten, in
denen Pocken zunehmend seltener werden.

Letztere Aussage ist besonders wichtig, weil sich in den sog. entwickelten
Ländern der Lebensstandard, die Ernährungsgewohnheiten und die allgemeinen Lebensbedingungen (einschließlich der Wohnsituation) so sehr verbessert haben, dass eine übergroße Mehrheit der Bevölkerung heute zu der
Schicht gehört, die früher als die obere Mittelschicht bezeichnet worden
wäre.

Nun, wir alle wissen gut, was passierte, als man mit den Pocken-Impfungen aufhörte: rein gar nichts. Es gab keine Pocken-Epidemien, nicht einmal
aufgrund möglicher Einschleppung durch sehr gestiegene Reisefreudig-
keit.

Ebenso wird es keine Epidemien dieser Krankheiten geben, wenn man
mit den regelmäßigen Impfungen gegen Diphtherie und Tetanus bei Säuglingen aufhört. Wenn man mit der Keuchhusten-Impfung aufhört, wie es in
Schweden, Italien und dem früheren Westdeutschland der Fall war, wird die
Häufigkeit des Keuchhustens sinken oder sich auf dem gegenwärtigen Niveau einpendeln, nur mit einigen wichtigen Unterschieden: Die Altersverteilung wird zur Normalität zurückkehren. Nur etwa 10 % der Keuchhusten-Fälle werden bei Babys unter einem Jahr auftreten, und die übrigen
bei mehrere Jahre alten Kindern, die die Krankheit gut verkraften können.
Mit dem tragischen Zoll impfbedingter Krankheiten wird es abrupt aufhören, und das groteske moderne Phänomen des Todes im Kinderbett, wie
wir es jetzt kennen, wird verschwinden (wie es nach 1975 aus Japan verschwand).

## 9.2 Quellennachweis

1. Arita, I. und Gromyko, A., 1982.
   Überwachung von Orthopoxviren-Infektionen und entsprechende For-
   schung nach Ausrottung der Pocken.
   Bull WHO; 60 (3): 367–375.
2. Arita, I., 1979.
   Virologische Beweise für den Erfolg des Pockenausrottungs-Pro-
   gramms.
   Nature (London); 279: 293–298.
3. Garrow, R. P., 1928.
   Pocken-Sterblichkeitsraten bei geimpften und ungeimpften Patienten.
   Br Med J; 14. Jan.: 74.
4. Stocks, P., 1928.
   Pocken-Sterblichkeitsraten bei geimpften und ungeimpften Patienten.
   Br Med J; 21. Jan.: 115.
5. Wynne, F. E., 1928.
   Pocken-Sterblichkeitsraten bei geimpften und ungeimpften Patienten.
   Br Med J; 21. Jan.: 115.
6. Millard, C. K., 1928.
   Pocken-Sterblichkeitsraten bei geimpften und ungeimpften Patienten.
   Br Med J; 21. Jan.: 115–116.
7. Parry, L. A., 1928.
   Pocken-Sterblichkeitsraten bei geimpften und ungeimpften Patienten.
   Br Med J; 21. Jan.: 116.
8. Spillane, J. D. und Wells, E. C., 1964.
   Die Neurologie der Jennerschen Impfung – eine klinische Zählung der
   neurologischen Komplikationen während der Pockenepidemie in Süd-
   wales 1962.
   Brain; 87: 1–44.
9. Dixon, C.W., 1962.
   Pocken, London.
   J. & A. Churchill Ltd.
10. Dick, G. W. A., 1962.
    Wissenschaftliche Berichte: Symposium über Viruskrankheiten.
    13. Jahrestreffen der British Medical Association, Belfast.
    Br Med J; 2: 319.
11. de Vries, E., 1959.
    Postvakzinale perivenöse Enzephalitis.
    Amsterdam, Elsevier Publ Co.

12. Miller, H., Cendrowski, W. und Shapira, K., 1967.
    Multiple Sklerose und Impfung.
    Br Med J; 22. April: 210–213.
13. Lane, M. J., 1969.
    Komplikationen nach Pocken-Impfungen, 1968.
    N Engl J Med; 281 (22): 1201–1208.
14. Neff, J. M., Levine, R. H., Lane, J. M. u.a., 1967.
    Komplikationen nach Pocken-Impfungen in den Vereinigten Staaten, 1963.
    II. Ergebnisse von vier landesweiten Untersuchungen.
    Pediatrics; 39: 916–923.
15. Mintz, L., 1982.
    Rekurrierende Herpes-simplex-Infektion an einer Pockenimpfungs-Einstichstelle.
    J Amer Med Ass; 247 (19): 2704–2705.
16. Arita, I. und Breman, J. G., 1979.
    Bewertung der Pocken-Impfpolitik.
    Bull WHO; 57 (1): 1–9.
17. Anonymus, 1974.
    Pockenziel Null?
    The Lancet; 23. Februar: 295–296.
18. von Magnus, P., Andersen, I. K., Petersen, K. B. und Birch-Andersen, A., 1959.
    Eine pockenartige Krankheit bei Javaneraffen.
    Acta Pathologica et Microbioliogica Scandinavica; 46 (2): 156–176.
19. Gispen, R., Brand-Saathof, B. und Hekker, A. C., 1976.
    Affenpocken-spezifische Antikörper in von der Elfenbeinküste und Nigeria stammenden menschlichen und Affenseren.
    Bull WHO; 53: 355–360.
20. Anonymus, 1973.
    Affenpocken.
    Br Med J; 6. Jan.: 3–4.
21. Bedson, H. S., Dumbell, K. R. und Thomas, W. R. G., 1963.
    Pocken in Tanganyika.
    Lancet; 23. Sept.: 1085–1088.
22. Arita, I. und Henderson, D. A., 1976.
    Affenpocken- und Weißpocken-Viren in West- und Zentralafrika.
    Bull WHO; 53: 347–353.
23. Baxby, D., 1972.
    Pockenähnliche Viren bei Kamelen im Iran.
    Lancet; 18. Nov.: 1063–1065.

24. Marenikova, S. S., 1979.
Feld- und experimentelle Untersuchungen von Pockenvirus-Infektionen
bei Ratten.
Bull WHO; 57 (3): 461–464.

25. Dumbell, K. R. und Kapsenberg, J. G., 1982.
Laboruntersuchungen zweier Weißpocken-Viren im Vergleich zu zwei
Pockenstämmen aus Südindien.
Bull WHO; 60 (3): 381–387.

26. Bedson, H. S., 1982.
Enzymuntersuchungen zur Charakterisierung einiger Orthopoxvirus-
Isolate.
Bull WHO; 60 (3): 377–380.

27. Lane, M. J. und Millar, J. D., 1969.
Neuere Überlegungen zur regelmäßigen Kinder-Pockenimpfung.
N Engl J Med; 281 (22): 1220–1224.

28. Krugman, S. und Katz, S. L., 1969.
Pockenimpfung, Editorial.
N Engl J Med; 281 (22): 1241–1242.

29. Katz, S. L., 1971.
Argumente für die Fortsetzung „regelmäßiger" Kinder-Pockenimpfun-
gen in den Vereinigten Staaten.
Am J Epidemiol; 93 (4): 241–243.

30. Neff, J. M., 1971.
Argumente zur Aufhebung regelmäßiger Kinder-Pockenimpfungen in
den Vereinigten Staaten.
Am J Epidemiol; 93 (4): 245–247.

31. Benenson, A. S., 1971.
Mögliche Alternativen zur regelmäßigen Pocken-Impfung in den Ver-
einigten Staaten.
Am J Epidemiol; 93 (4): 248–252.

# 10. Diphtherie

Die ersten drei Injektionen, die Babys schon im Alter von zwei Monaten erhalten, sind DPT: Diphtherie, Pertussis (Keuchhusten) und Tetanus. Die Keuchhusten-Komponente fand bei Forschern der Medizin ziemlich lange erhebliche Aufmerksamkeit und war wegen ihrer bekannten Toxizität und Enzephalitogenität ein sehr strittiges Thema. Doch ist die Diphtherie-Komponente des DPT-Impfstoffs ebenso toxisch und gefährlich, auch wenn man weniger darüber spricht und weniger erkennt, dass auch sie für die beobachteten Nebenwirkungen dieses Dreifachimpfstoffs verantwortlich ist.

1931 erschienen einige interessante und tatsächlich sehr wichtige Artikel, die den Nachweis erbrachten, dass Diphtherie eine Anzahl negativer Nebenwirkungen und Komplikationen verursacht, wie Entzündung und Nekrose des Herzens und Lähmung. Neben der verbreitetsten Tonsillitis/Laryngitis-Form, die als typisch für Diphtherie-Infektionen betrachtet wird, sind auch lokale Hautgeschwüre eine ziemlich häufige Form der Infektion durch das Corynebacterium diphteriae, den Mikroorganismus, der das Diphtherie verursachende Toxin produziert.

Diphtherie-Hemiplegie (einseitige Lähmung) wurde von Benn und Alstead (1931) beschrieben. Nach ihren Angaben war der erste gemeldete Fall von Hemiplegie nach Diphtherie in Gulls Bericht über „Diphtherie in der Hauptstadt" enthalten, der Bestandteil des zweiten Berichts des Medical Officer of the Privy Council von 1859 ist. „Er [der Hemiplegie-Fall] trat an einer Schule in South Hackney während einer Epidemie auf, bei der die meisten Kinder an Diphtherie erkrankten." Nach einer kurzen Schilderung des Falles, bei dem die ganze rechte Körperseite in Mitleidenschaft gezogen war, fährt der Bericht fort: „Ich kam zu dem Schluss, dass sich eine endokardiale Entzündung entwickelt haben musste, und dass wahrscheinlich eine durch lokale Blutgerinnung in den Gehirngefäßen verursachte Blockade die Ursache der Hemiplegie war. Durch ausgiebigste Anwendung von Wein und Ammoniak erholte sich das Kind wieder, doch die Hemiplegie hielt noch viele Monate an. Erst danach trat langsame Besserung ein." Der Autor zitierte mehrere Publikationen, in denen ein Zusammenhang zwischen Diphtherie und Paralyse belegt wird. Interessanterweise wurde der in seinem Artikel beschriebene Fall, ein $3\frac{1}{2}$-jähriger Junge, mit unmittelbar nach Einlieferung ins Krankenhaus intramuskulär gespritztem Antidiphtherieserum behandelt. Sein Zustand verschlechterte sich zusehends, woraufhin man ihm zusätzlich 32 000 Einheiten des Serums mit weiteren 10 ccm Antischarlachserum intravenös spritzte. Denn man ging von der Vermutung aus, dass hier auch noch eine Streptokokken-Infektion vorlag. Die Verfassung des Kindes verschlechterte sich in der darauf folgenden Woche weiter, obwohl die Mandelmembranen verschwanden. Es litt an dekompensierter Herzinsuffizienz, begleitet von Vergrößerung der Leber und Erbrechen. In der zweiten Woche ergab sich allmähliche Besserung, doch entwickelte das Kind rechtsseitige Lähmung.

Man kann darüber streiten, ob es die Diphtherie-Erkrankung oder das Diphtherie-Serum und Anti-Scharlachserum waren, die zur Paralyse führten. Doch wurde eine Reihe von Artikeln in der ganzen zivilisierten Welt veröffentlicht, die über „provozierte Poliomyelitis" bei Kindern berichteten. Diese Kinder hatten während der immer wieder beschriebenen Epidemien der 40er und 50er Jahre (Einzelheiten siehe Kapitel über Kinderlähmung) Lähmungen nach Diphtherie- und/oder Diphtherie- und Keuchhusten-Impfungen entwickelt.

Blum (1932) diskutierte den Altersfaktor bei aktiver Diphtherie-Kinderimpfung. Zur Zeit der Abfassung seines Artikels war es übliche Praxis, alle Säuglinge und Vorschulkinder ohne vorhergehenden Schick-Test mit Antitoxin-Mischungen oder einem Toxoid aktiv zu impfen. Doch hatte man verschiedene Altersstufen als optimale Impfzeit vorgeschlagen, und Blum zitierte das Beispiel einer Versicherungsgesellschaft, die mit dem Slogan „Heute sechs Monate alt geworden" dafür warb, dass man die Kinder in diesem Alter zu Diphtherie-Impfungen zum Hausarzt brachte. Es gab sogar Poster bei Wohlfahrtsorganisationen und Gesundheitseinrichtungen für Babys, die für die Impfung von Säuglingen am ersten Geburtstag warben. Blum (a.a.O.) führte Forschungen durch, um das geeignetste Impfalter festzustellen. Er wählte dafür ein Heim für jüdische Kinder, weil diese Waisen drei bis vier Jahre lang beobachtet und wiederholt getestet werden konnten. Er schrieb, dass in den letzten drei Jahren alle Kinder ohne Rücksicht auf ihr Alter und ohne einen vorhergehenden Schick-Test in einwöchigem Abstand drei Injektionen von Toxin-Antitoxin in Mengen von 1 ccm erhalten hatten. Der später durchgeführte Schick-Test zeigte, dass in der im Alter zwischen 9 Monaten und 1 Jahr geimpften Gruppe ein merklicher Rückgang erfolgloser Impfungen zu verzeichnen war, was einen Rückgang in der Anzahl positiver Schick-Tests bedeutete. Daraus schloss er, dass ein Alter unter neun Monaten von den Gesundheitsbehörden nicht als Standard empfohlen werden könnte und dass Impfungen von Säuglingen unter neun Monaten gefährlich seien. Solche Kinder sollten ohne vorhergehenden Schick-Test nicht geimpft werden.

Interessanterweise kam bei den Daten dieser Untersuchung so manche Ungenauigkeit vor, weshalb auch die auf den Daten beruhenden Schlussfolgerungen ungenau waren: z. B. verglich Blum (1932) die Diphtherie-Sterblichkeitsquoten verschiedener Altersstufen in den Jahren 1929 und 1930. Doch bei seinen Auswertungen behauptete er, ein 50 %iger Rückgang der Sterblichkeitsquote beruhe auf 5 oder 3 Jahren Beobachtung. Er verglich also nur zwei Jahre auseinander liegende Daten, die bestenfalls die Differenz der Sterblichkeitsquote zwischen einem epidemischen und einem nicht epidemischem Jahr darstellten und nicht gut als Beweise für die Wirksamkeit der Diphtherie-Impfprogramme herangezogen werden konnten. Sein Artikel zeigt auch, wie willkürlich diese Wahl des Impfalters war.

Eine andere wichtige Auswirkung der Diphtherie-Impfung sind ihre gut belegten Folgen für das Herz. Viele Babys haben nach DPT-Impfung Probleme mit ihrem Herzen, wie Herzvergrößerung oder Karditis, Entzündung des Herzmuskels.

Die zerstörerische Auswirkung einer Diphtherieerkrankung aufs Herz ist seit Jahrzehnten bekannt. Leete (1938) erörterte die Rolle des Herzens bei der Diphtherie. Verbreitete schwere Diphtherie in Hull (England) gab Leete Gelegenheit, ein Phänomen zu untersuchen, das er als das toxische Myokardium bei 4700 Fällen der Rachendiphtherie beschrieb.

Leete (1938) stellte zwei Typen klinischer Graphiken bei Diphtherie-Patienten dar: Bei der einen handelt es sich um eine „becherförmige" Kurve, die einen plötzlichen Abfall der Pulsfrequenz am fünften Tag zeigt, was häufig zum Tod des Patienten führt. Die zweite Graphik war „tellerförmig": Die Pulsfreqenz sinkt ab dem 2. Krankheitstag allmählicher und die Patienten haben eine bessere Chance, wieder gesund zu werden.

Helle u. a. (1977) befassten sich mit den myokardialen Komplikationen der Impfung. Sie untersuchten klinische, elektrokardiographische, chemische und immunologische Befunde während einer sechswöchigen Nachbeobachtung nach routinemäßiger Impfung (Mumps, Polio, Tetanus, Pocken, Diphtherie und Typ-A-Meningitis) bei finnischen Rekruten kurz nach Dienstantritt. Serielle Änderungsmuster des EKG, die auf Myokarditis schließen ließen, wurden ein bis zwei Wochen nach Pocken- und Diphtherie-Impfung bei 8 von 234 Rekruten festgestellt. Dies wurde als Beweis für postvakzinale Myokarditis gewertet, ohne dass man jedoch über andere Belege für eventuelle Herzerkrankung verfügt hätte. Trotzdem zog man den Schluss, dass es sich mit großer Wahrscheinlichkeit um eine Kausalbeziehung handelte.

Die Autoren zitierten Koskenvuo (1976 und 1977), der plötzliche Todesfälle bei finnischen Rekruten als mögliche kardiovaskuläre Komplikationen nach Impfungen untersuchte.

Ähnliche Herztoxizität ist nach Diphtherie-, Tetanus- und Keuchhusten-

Impfung beobachtet worden, obwohl sie manchmal nur dem Keuchhusten-toxin im Impfstoff zugeschrieben wurde [Amsel u. a. (1986)].

Davidson u. a. (1976) beschrieben zwei Fälle von Corynebacterium-diph-theriae-Endokarditis bei zwei Kindern. Eins war mit Alaun-präzipitiertem Diphtherietoxoid voll geimpft, während der Impfstatus des anderen Kindes unbekannt war.

Van der Horst u. a. (1976) beschrieben eine fulminante diphtheritische Mitralklappen-Endokarditis bei einem voll geimpften Kind. Zum letzten Mal war es in dem Jahr geimpft worden, das seinem Tod an der genannten Krankheit vorausging.

Tiley u. a. (1993) beschrieben sieben auf nicht toxigenes Corynebacte-rium diphtheriae zurückgehende Fälle infektiver Myokarditis in Neu-Süd-wales (Australien). Interessanterweise waren sechs Patienten als Säuglinge mit dem Diphtherietoxoid geimpft worden.

Durch Diphtherie- und Keuchhusten-Impfung verursachter tödlicher ana-phylaktischer Schock wurden von Werne und Garrow (1946) beschrieben. Sie führten aus, die genaue Zahl der von der Injektion fremder Eiweiße bedingten Todesfälle beim Menschen sei schwierig abzuschätzen, doch meinten sie, solche Todesfälle seien selten. Sie zitierten Kojis (1942), dem es gelang, 61 solcher Todesfälle aufzufinden, und zählten vier weitere, die im Willard Parker Hospital aufgetreten waren, hinzu. Andere [Rutstein u. a. (1941)] fanden variierende Sterblichkeitsquoten aufgrund von Anaphylaxie, die bei 25 Patienten durch Injektion artfremder Eiweiße verursacht war. Nur eine Minderheit der Todesfälle schrieben sie ursächlich einer Eiweiß-Hyper-sensivität (Anaphylaxie) zu. Sie stellten fest, dass bei allen gestorbenen Personen vaskulärer Kollaps aufgetreten war, und nur zwei asthmatisches Atmen aufwiesen. Nur einer entwickelte Nesselfieber.

Interessant und immer noch bedenkenswert sind Äußerungen von Werne und Garrow (1946) über die Unzulänglichkeit unseres Wissensstandes in Bezug auf den Mechanismus dieser nach Verabreichung artfremder Proteine erfolgten Todesfälle. Die Autoren zitierten Kojis (1942), der bei drei Patien-ten nichts Nennenswertes fand und nur einen vergrößerten Thymus bei sechs Patienten, subakute Nephritis bei einem, einen erweiterten linken Ventrikel, Stauungsnieren und erweiterte, leicht vergrößerte und weiche Milz bei einem, den Meerschweinchentypus des anaphylaktischen Todes bei sieben, den Hundetypus bei dreien, den Kaninchentypus bei einem, eine Kombination von Meerschweinchen- und Kaninchentypus bei einem und eine Kombination von Meerschweinchen- und Hundetypus bei einem.

Wenn Kinder an Impfungen sterben, finden sich gewöhnlich nur wenige pathologische Symptome. Daher haben sich weder bei den pathologischen

Methoden noch bei der Interpretation pathologischer Befunde seit den 30er Jahren besondere Fortschritte ergeben.

Doch wiesen Werne und Garrow (1946) nachdrücklich darauf hin, es sei bei zunehmender Anwendung der Immuntherapie sehr wichtig, dass schwere Reaktionen bekannt gemacht würden.

Die Fallgeschichte eines Zwillingspaares wurde wie folgt dargestellt:

Am 19. Juni 1945 wurde der Tod zweier eineiiger Zwillinge nach einer zweiten Injektion mit Diphtherietoxoid und Keuchhusten-Antigen, Alaunpräzipitiert, gemeldet, und man begann mit der Untersuchung.

Die kleinen Jungen waren 10 Monate alt und waren am 19. Juni 1945 um 7.15 Uhr ins St. John's Long Island City Hospital gebracht worden. Der eine wurde bei seiner Ankunft als tot erklärt, und der andere befand sich in kritischem Zustand. Er war blau angelaufen und atmete unregelmäßig, der Atem ging flach, schnell und mühsam. Das Kind wurde mit Sauerstoff und Epinephrin, Coffein mit Benzoat und Nikethamin behandelt, starb aber drei Stunden nach Einlieferung.

Der Hausarzt erklärte, man habe direkt nach der Injektion nichts Auffälliges beobachten können, außer eine leichte Blutung an der Einstichstelle bei einem Zwilling. Einer der Zwillinge erbrach sich, hatte eine Temperatur von 38,3 °C und schrie ziemlich laut. Der andere Zwilling blieb nach der ersten Injektion symptomfrei.

Nach der zweiten Injektion schrieen beide Zwillinge, als sie nach Hause zurückkamen, jämmerlich. Sie erbrachen sich und tranken extrem viel Wasser; jeder trank etwa zwei volle Flaschen. Dann „schliefen sie ein" und wirkten, als die Eltern das nächste Mal nachsahen, „leblos". Der eine hatte einen „starren" Blick, wies zunächst erhöhte Temperatur auf, war aber kurz darauf „eiskalt und schweißgebadet". Die Eltern erklärten, sie hätten diese Symptome als zu erwartende Auswirkungen der Injektion aufgefasst und deshalb nicht um ärztliche Hilfe nachgesucht, bis 5.30 Uhr, als einer der Zwillinge allen Anschein nach tot und der andere schwer krank war.

Diese Angaben sind sehr wichtig, weil auch noch heutzutage Eltern kaum etwas unternehmen, bis ihre kurz zuvor geimpften Kinder sterben oder schwer krank werden. Man erklärt ihnen ja immer, mit schweren Reaktionen auf die Impfung sei zu rechnen. Manchmal wird ihnen sogar gesagt, dass Krämpfe und andere schwere neurologische Reaktionen normale, aber ganz bestimmt vorübergehende Reaktionen auf die Impfung seien.

Unter den pathologischen Befunden befanden sich petechiale Hämorrhagen im Perikardium, in den Lungen (mit fokalen Hämorrhagen) und Lungenödem. Der erste Säugling hatte eine Stauungsleber.

Die Postmortem-Lungenkulturen waren steril, ebenso der Impfstoff. Man zog daraus den Schluss, die histopathologische Untersuchung habe ergeben, dass die Läsionen dem Tod durch anaphylaktischen Schock entsprachen. Die Haut an der Einstichstelle wies Schwellungen und akute Degeneration des Collagens auf, arterielle degenerative Veränderungen, Thrombose und Hämorrhagen. Die Milzfollikel, Lymphknoten und der Magen-Darm-Trakt zeigten auffällige Makrophagen mit reichlich Nukleärpartikeln und zytoplasmischen Trümmern. Am Thymus fanden sich hämorrhagische Herde und Ödem, auch waren die Arterien extrem verengt, ihre Wände wiesen Ödem auf, Eosinophilie und endotheliale Schwellungen und Wucherungen.

Am Gehirn zeigten sich kapillovenöses Engorgement, perivaskuläre Hämorrhagen, arterioläre Verengung und diffuse degenerative Veränderungen mancher Arterienwände mit zellulärer Infiltration der Gefäße und des umgebenden Raumes. Dieser war hauptsächlich mononukleär mit gelegentlichen neutrophilen und eosinophilen Leukozyten. Viele Nervenzellen wiesen akute degenerative Veränderungen auf.

Die Herzteile zeigten fokale Muskelnekrose, deutlicher unterhalb des Epikardiums und Endokardiums. Man beobachtete verengten Hohlraum, Ödem und Nekrose einiger Arterienwände, ebenso Schwellung und Wucherungen des Endothels. Perivaskuläre Hämorrhagen waren in solchen Bereichen häufig. Teile der Aorten- und Mitralklappenzipfel wiesen endotheliale Schwellung und vermehrt mononukleäre Zellen überall auf den Klappensegeln auf.

Das respiratorische Epithel war vorzüglich erhalten, die Bauchhöhle war intakt. Das bedeutet, dass fulminante respiratorische Infektion, die verbreitetste Ursache für unerwartete Todesfälle im Säuglingsalter, mit Sicherheit auszuschließen war. Doch gab es extreme Verengungen gewisser bronchialer und vieler arterieller und arteriolärer Hohlräume. Sowohl bei den bronchialen als auch pulmonären Arterienwänden traten mononukleäre und gelegentlich polynukläre und eosinophile Infiltration auf. Die pulmonären Venen und Alveolarsepten- Kapillaren waren stark erweitert. Die Lymphgefäße waren erweitert mit reichlichem Proteinniederschlag. Es gab Herde mit pulmonärem Ödem, sowohl interstitiell als auch intraalveolär, und Herde von Hämorrhagen und frühzeitigen intra-alveolären Exsudaten, hauptsächlich neutrophile Leukozyten, besonders im Fall des zuerst gestorbenen Säuglings.

Fibröse Exsudate und Bakterien waren nicht zu entdecken.

Die Leberteile zeigten extensive parenchymatöse Degeneration, am auffälligsten in den mittleren beiden Dritteln des Leberläppchens. Gelegentliche Herdnekrose war zu erkennen, wobei neutrophile Leukozyten den parenchymatösen Defekt ausfüllten. Multinukleäre hepatische Zellen traten in peripheren Abschnitten einiger Läppchen auf.

Daraus schlossen die Autoren, die weit verbreiteten viszeralen (der internen Organe) Läsionen erklärten ausreichend den tiefen klinisch beobachteten Schock. Die histologischen Befunde wiesen auf akute vaskuläre Verletzungen als der eigentlichen Ursache hin.

All das führt zu grundsätzlichen physiologischen Störungen, ausreichend, um die offensichtlich sehr unterschiedlichen Manifestationen des anaphylaktischen Zustands zu erklären: Kontraktion der weichen Muskeln und gesteigerte Durchlässigkeit der Kapillaren. Kontraktion verursacht, wenn sie in bronchiolären oder pulmonären arteriolären Muskeln stark genug auftritt, nach allgemeiner Überzeugung Tod durch Asphyxie oder durch Erweiterung des rechten Ventrikels, wie beim Meerschweinchen bzw. Kaninchen.

Edsall u. a. (1954) veröffentlichten einen interessanten Artikel, in dem sie behaupteten, „Kinderimpfung gegen Diphtherie sei als ein wichtiges Routineverfahren inzwischen etabliert" und negative Reaktionen auf Diphtherietoxoid seien bei Kindern selten. Da die Mehrzahl der Kinder in den Vereinigten Staate Schick-positiv seien (was Anfälligkeit für Diphtherie anzeige), könne wirksame und methodische Diphtherie-Impfung ohne vorhergehenden routinemäßigen Schick-Test empfohlen werden.

Anders aber schätzten die Autoren die Situation bei amerikanischen Erwachsenen ein. Diese sind nicht immer so immun gegen Diphtherie, wie es ihre Eltern waren, und zeigen eher ungünstige Reaktionen auf das Diphtherietoxoid. Ein genereller Schick-Test bei Erwachsenen wäre sehr umständlich und auch gefährlich, da „der Eindruck weit verbreitet ist, der Schick-Test für Erwachsene sei noch lästiger als Toxoidinjektionen, obwohl er die Reaktionen reduziert". Impfungen mit einem gereinigten Toxoid seien sehr zu begrüßen, doch reiche auch das nicht aus, alle schweren Reaktionen zu beseitigen. Und die dritte Methode, nämlich die Dosis des verabreichten Toxoids zu verkleinern, wird zwar von mehreren Forschern vorgeschlagen, wirft aber die Frage auf, ob die kleine Dosis Toxoid einen genügend großen Antigen-Stimulus zum Schutz des Empfängers darstellt.

Aufgrund der Ergebnisse einiger Untersuchungen, besonders aber dänischer und kanadischer Experimente, kamen Edsall u. a. (1954) zu dem Ergebnis, dass der Einsatz wiederholter, kleiner Dosen des Diphtherietoxoid-Adsorbats, in gehörigen Abständen verabreicht, ein hohes Immunitätsniveau bei beliebigen Gruppen amerikanischer Erwachsener mit einem Minimum negativer Reaktionen garantiere. Nach diesem Grundsatz bei Erwachsenen durchgeführte Impfungen, wobei noch kleine Mengen des

Diphtherietoxoids mit anderen immunisierenden Erregern (z. B. Tetanus-toxoid) kombiniert werden können, scheinen den Autoren praktikabel und sinnvoll zu sein. Die Kombination von Tetanusimpfstoff und kleinen Mengen des Diphtherietoxoids erlaubt die Impfung von Erwachsenen gegen beide Krankheiten mit weniger als halb so vielen Injektionen, als normalerweise erforderlich sind.

Interessanterweise beruhten diese dänischen und kanadischen Experimente nur auf kleinen Teilnehmerzahlen (15 bzw. 86).

Edsall u. a. (1954) führten ihre Untersuchungen mit Freiwilligen des Lehrpersonals am Naval Training Center an den großen Seen durch. Zwei solcher Untersuchungsserien an jungen Erwachsenen, die sich bei zwei im Abstand von drei Wochen durchgeführten Tests als Schick-positiv erwiesen hatten, hatten gezeigt, dass annähernd vier Fünftel dieser offensichtlich anfälligen Versuchsersonen nach zwei Dosen mit einem 1 Lf des Diphtherietoxoid-Adsorbats, verabreicht im Abstand von drei Wochen, protektive Antitoxinspiegel entwickelt hatten. Man begann mit 519 Freiwilligen, denen im Abstand von drei Wochen zwei Dosen mit 1 Lf des gereinigten Diphtherie-Adsorbat- oder Präzipitat-Impfstoffs verabreicht worden waren. Nur 252 waren fünf Monate später noch verfügbar. Ihnen wurde eine weitere Dosis des 1 Lf-Toxoids verabreicht. Trotzdem behaupteten die Autoren, fünf Monate nach der zweiten Dosis habe sich die Zahl der verlässlich immunen Versuchspersonen von 32 % auf 83 % erhöht. Drei Wochen nach der dritten Dosis habe sich die Zahl auf 99 % erhöht. Mögliche Nebenwirkungen (lokal und systemisch), mit denen man bei diesen Impfungen durchaus rechnete, wurden aber nur am Tag nach der Injektion des Toxoids untersucht. Wenn man bedenkt, dass Forscher schon in den 30er Jahren auf verzögerte Reaktionen bei Injektionen artfremder Eiweißstoffe hingewiesen haben, muss das als höchst korrekturbedürftig angesehen werden.

In Gruppe 4, in der kombinierte Tetanus- und Diphtherietoxoide verabreicht wurden, waren die Titer vor der Impfung aufgrund der großen Teilnehmerzahlen nicht festgestellt worden. Auch in dieser Gruppe wurde, was zu erwarten war, nur eine kleine Zahl negativer Reaktionen beobachtet. Das lässt sich natürlich der Tatsache zuschreiben, dass nur eine Minderheit von Reaktionen auf artfremde Eiweißstoffe und andere toxische Substanzen innerhalb 24 Stunden nach der Injektion auftreten. Die Mehrzahl der Reaktionen ist verzögert.

Zwar lässt sich die Empfehlung, nur kleine Toxoidmengen zu verwenden, schon als Fortschritt ansehen, doch zeigt sich andererseits, dass die Kriterien bei der Aufstellung des Impfplans nicht wissenschaftlich motiviert oder belegt waren, sondern mehr auf praktischen Gesichtspunkten beruhten. Sie orientierten sich in keiner Weise am Wohl der Empfänger. Auch wenn heutzutage die damaligen Untersuchungsmethoden nicht mehr als adäquat gelten, beruhen die gegenwärtigen Empfehlungen trotzdem noch auf diesen ungeeigneten Untersuchungsmethoden und Theorien.

Eine wirkliche Prüfung jeder Verfahrensweise unter Feldbedingungen muss doch von der Frage ausgehen: Verhindern Impfungen, dass Leute die Krankheit bekommen, und verhindern sie Epidemien?

Die Antwort ist, schon seit Beginn der Impfungen, ein klares Nein!

Fanning (1947) berichtete über einen Diphtherie-Ausbruch in einer hoch geimpften Gemeinschaft – einer modernen Privatschule für Mädchen jeden Alters, die den modernsten hygienischen Ansprüchen genügte.

Der Autor führte aus, der von ihm beschriebene Ausbruch verdiene Interesse, weil sich die Methoden der Diphtherie-Impfung und der Aufrechterhaltung des immunisierten Zustandes immer noch im Entwicklungsstadium befänden und alles wertvoll sei, was ein Licht auf die Wirksamkeit unserer gegenwärtigen Methoden werfen könne.

In seiner Zusammenfassung stellte er fest, der beschriebene Ausbruch zeige – und das sei alarmierend –, dass Diphtherieausbrüche auch in stark geimpften Gemeinschaften (mit 94 % vorgeimpften und 80 % Schick-negativen Teilnehmern) möglich seien. Er zeige auch, dass Impfungen in bestimmten Fällen beim Schutz gegen schwere Erkrankungen versagen und dass bei Schick-negativen Personen eine hohe Zahl negativer Reaktionen auftritt.

Völlig unlogisch, aber gar nicht überraschend, betonte Fanning die Notwendigkeit von Auffrisch-Antigendosen alle drei Jahre, wies aber auch auf den begrenzten Wert des Schick-Tests als eines Maßes für Diphtherie-Immunität hin. Bis auf den heutigen Tag wird die offensichtliche Erfolglosigkeit der Impfungen, einschließlich derer mit Diphtherietoxoid, durch Empfehlungen, eben noch häufiger mit offensichtlich unwirksamen Impfstoffen zu impfen, vertuscht.

In einem Bericht des Ausschusses für Diphtherie-Toxoid des Medical Research Council an den Medical Research Council (1962) wurde festgestellt, es sei schwierig, die immunisierenden Eigenschaften des einfachen Diphtherie-Formoltoxoids (FT), wie es in der Frühzeit der Diphtherie-Impfungen verwendet wurde, abzuschätzen. Interessanterweise bestand eine Komplikation darin, dass zum Zeitpunkt der früheren Untersuchungen die Krankheit bei Kindern sehr häufig war, „was ohne Zweifel zur Stimulierung der Immunität beitrug". Diese Schlussfolgerung war offensichtlich in keiner Weise durch Forschungsergebnisse gedeckt und abgesichert.

Zwischen 1931 bis 1934 wurde von Glenny und Barr (1931) das Alaun-präzipitierte Diphtherietoxoid (APT) in Großbritannien eingeführt und ersetzte schnell das FT. Dann wurde in den 50er Jahren der Zusammenhang zwischen Impfungen mit bestimmten Diphtherie- und Keuchhustenprophylaktika und provozierter Poliomyelitis-Paralyse bewiesen. Es zeigte sich, dass das Risiko am kleinsten war, wenn nur Alaun-freies Diphtherietoxoid oder der einfache Keuchhusten-Impfstoff verwendet wurden. Diese Ergebnisse führten zu den Empfehlungen des Gesundheitsministeriums (1957), dass nur nicht Alaun-präzipitierte Antigene bei Diphtherie-Impfungen, und im Allgemeinen einzeln und nicht kombiniert mit anderen Antigenen verwendet werden sollten.

Ich finde es höchst bedenklich, dass die Autoren ohne jeden Beweis, nur aufgrund eigener Vermutungen, argumentierten, eine gesunkene Diphtheriehäufigkeit zu dem Zeitpunkt, da ein stark verunreinigtes Diphtherietoxoid verwendet wurde, sei den vielen Verunreinigungen zu verdanken, „die durchaus einen Adjuvanseffekt gehabt haben können".

Das Editorial kam zu dem Schluss, dass das einfache Diphtherieformol-Toxoid (FT), wie es gegenwärtig in einer weitgehend gereinigten Form hergestellt wird, nicht für Primärimpfungen gegen Diphtherie geeignet sei. Um eine adäquate Primärimmunisierung mit einem solchen gereinigten Antigen zu erreichen, sei es wesentlich, es mit einem Adjuvans wie Keuchhusten-Impfstoff oder einem mineralischen Träger zu kombinieren. „Es scheint wünschenswert, kleinen Kindern eine Kombination des Keuchhusten-Impfstoffs mit Diphtherie- und Tenatustoxoiden (ein Dreifachimpfstoff), und älteren Personen, die bisher nicht geimpft sind, eine Kombination der Diphtherie- und Tetanustoxoide zu verabreichen, die zusätzlich einen mineralischen Träger aufhalten, etwa das Aluminiumhydroxid des Aluminiumphosphats." Sie argumentierten: „Obwohl man einwenden könnte, dass derartige Kombinationen ein leichtes Risiko für provozierte Poliomyelitis enthalten, ist dieses Risiko heute, wo in so großem Umfang Kinderlähmungs-Impfungen durchgeführt werden, weit geringer als in der Vergangenheit. Es wird auch nicht größer werden, falls Poliomyelitis in der Bevölkerung weiterhin wenig verbreitet ist. Wird der Dreifachimpfstoff nach Impfung mit dem Poliomyelitis-Impfstoff verabreicht, wie im Impfplan 0 des gesundheitsministeriellen Rundschreibens (1961) vorgesehen, dürfte das Risiko praktisch zu vernachlässigen sein."

Ich hoffe, der Leser sieht, was auch ich sehe: Feststellungen, beruhend auf bloßen Vermutungen und reinem Wunschdenken, nicht auf Forschungsergebnissen, und wichtige Entscheidungen, beruhend allein auf bürokratischen Erwägungen. Die Erfahrungen der folgenden Jahrzehnte bewiesen ja, dass provozierte Kinderlähmung bei Kindern, denen man den Dreifachimpfstoff (DPT) und den Polio-Impfstoff verabreicht hatte, weiterhin auftrat [Strebel u. a. (1995)]. Diese Autoren befassten sich mit 51 (aufgrund der Definitionskriterien auf 31 reduzierten) Fällen provozierter Kinderlähmung bei rumänischen Kindern, auftretend innerhalb 30 Tagen nach meist antibiotischen, aber auch DPT- und Vitamin-D-Injektionen. Charakteristischerweise waren die Fälle weit häufiger, wenn die Injektionen nach der Polio-Schluckimpfung verabreicht wurden, im Vergleich zur Verabreichung vor oder gleichzeitig mit der Polio-Schluckimpfung. Die gesamte Häufigkeit provozierter Polio in Rumänien war 14-mal so hoch wie die in den USA gemeldeten Fälle. Bei allen Fällen trat Residualparalyse 60 Tage nach Ausbruch der Krankheit auf. Das bedeutet, dass es wahrscheinlich noch viel mehr Paralysefälle gegeben hatte, aber da sich die Autoren entschlossen hatten, nur Fälle innerhalb 60 Tagen nach den Impfungen miteinzubeziehen, entsprachen die späteren Fälle nicht der neuen Polio-Definition.

Interessanterweise behaupteten in einer anderen Untersuchung Sutter u. a. (1992), DPT-Injektionen stellten ein erhöhtes Risiko für provozierte Poliomyelitis dar. Im Verlauf der Untersuchung eines Poliomyelitis-Ausbruchs in Oman hatte ein im Vergleich zu Kontrollgruppen signifikant höherer Prozentsatz von Fällen DPT-Injektionen innerhalb 30 Tagen vor dem Ausbruch der impfbedingten Paralyse erhalten. Der Prozentsatz von durch DPT-Injektionen provozierter Paralyse betrug bei 5–11 Monate alten Kindern 35 %. Die Autoren stellten fest, zwar überwögen die Vorteile der DPT-Impfung das Risiko einer Folgeparalyse. Doch sprächen ihre Daten nachdrücklich dafür, dass man während eines Ausbruchs einer Infektion mit dem wilden Poliovirus unnötige Injektionen (wie DPT) unbedingt vermeiden müsse. Trotzdem klingt diese Empfehlung hohl: Bei der Polio-Epidemie in Oman handelte es sich um keinen natürlichen Polio-Ausbruch. Er war vielmehr vollständig durch die Polio-Impfung verursacht, denn vor der Einführung der Polio-Impfung dort gab es in Oman keine Kinderlähmung.

Sutter u. a. (1991) berichteten über diesen großen Ausbruch von 118 Fällen von Kinderlähmung des Typ 1 „… bei weniger als zwei Jahre alten Kindern trotz eines Impfprogramms, das kürzlich mit 3 Dosen des oral eingenommenen Poliovirus-Impfstoffs (OPV) bei 12 Monate alten Kindern eine Dichte zwischen 67 und 87 % erreicht hatte". Ich überlasse es dem Urteil des Lesers zu entscheiden, ob der Ausbruch trotz oder wegen des Impfprogramms in einem Land auftrat, in dem vor es diesem Impfprogramm keine Polio gegeben hatte.

Ähnliche Erfahrungen machte man in Taiwan. Kim-Farley u. a. (1984) schrieben: „Taiwan war seit 1975 frei von größeren Kinderlähmungsausbrüchen, doch vom 29. Mai bis 26. Oktober 1982 wurden 1031 Fälle paralytischer Poliomyelitis des Typ 1 den Gesundheitsbehörden Taiwans gemeldet. Vor dem Ausbruch wurden annähernd 80% der Kleinkinder mit mindestens 2 Dosen des trivalenten OPV am 1. Geburtstag schluckgeimpft." Die Autoren argumentierten, der Impfstoff sei immerhin noch zu 82% wirksam gewesen, und versuchten zu zeigen, dass 65% der Kinder, deren Impfstatus bekannt war (ein sehr löchriges Registriersystem, wenn man bedenkt, dass es sich um ein einmalig konzentriertes Impfprogramm der jüngsten Zeit handelte) keinen Polio-Impfstoff, 19% eine Dosis, 8% zwei Dosen und 8% drei oder mehr Dosen erhalten hatten. Aber selbst wenn es so war – sollte der Impfstoff seine Empfänger nicht vor Kinderlähmung schützen?

Zurück zur Diphtherie. Wenn Injektionen mit Diphtherietoxoid nicht gegen Diphtherie schützen und tatsächlich zu Paralyse führen können, was war dann die Ursache für die zwischen 1970 und 1983 beobachtete niedrigere Diphtheriehäufigkeit?

Vielleicht trägt der Blick auf eine andere Infektionskrankheit, die Masern, zur Einsicht bei, dass Krankheiten neben dem 2–4-jährigen epidemischen Zyklus ihre eigene, langfristige Dynamik entwickeln.

Die Amischen, eine religiöse Gruppe, die überall in den Vereinigten Staaten lebt und deren Mitglieder aus religiösen Gründen in der Regel Ausnahmen von der Pflichtimpfung verlangen, meldeten zwischen 1970 und 1987 keinen einzigen Masernfall [Sutter u. a. (1991)]. Das war auch der Zeitraum, in dem aus der übrigen, sehr gut geimpften Bevölkerung eine viel geringere Masernhäufigkeit gemeldet wurde, obwohl die 2–3-jährigen epidemischen Zyklen weiterhin auftraten. Dann aber gab es plötzlich bei den ungeimpften Amischen, wie auch bei der gut durchgeimpften Bevölkerung außerhalb, große Masernepidemien, wobei die Bevölkerung außerhalb zu 100% durchgeimpft war.

Eine sehr ähnliche Dynamik konnte bei Diphtherie beobachtet werden. Die Diphtheriehäufigkeit war in den Jahren zwischen etwa 1970 und 1983 dermaßen niedrig, dass man glaubte, die Diphtherie sei ausgerottet. Dann gab es plötzlich Ausbrüche in einigen Ländern der früheren Sowjetunion. Häufig ist zu hören, diese Epidemien seien aufgetreten, weil die Impfbereitschaft gesunken sei, und deshalb seien meist ungeimpfte Personen betroffen gewesen. Doch wird das durch die veröffentlichten Fakten nicht bestätigt. Hardy u. a. (1996) publizierten einen Überblick über die Diphtheriesituation in der früheren Sowjetunion. In der Zusammenfassung ihres Artikels im „Lancet" schrieben die Autoren, mögliche Faktoren, die zur Ausbreitung der Epidemie beigetragen hätten, seien eine sehr anfällige Kinder- und Erwachsenenpopulation, die sozioökonomische Instabilität, Bevölkerungsbewegungen und eine sich verschlechternde Gesundheits-Infrastruktur. Die aktuellen Impfempfehlungen sollten noch einmal überprüft werden, um sicherzustellen, dass die Immunität der Bevölkerung ausreiche, jedes erneute Auftreten von Diphtherie in Europa und Nordamerika zu verhindern.

Interessanterweise stellten die Autoren im Artikel selbst fest, dass die Krankheit in den einzelnen Ländern unterschiedlich häufig auftrat. Wenige Fälle wurden aus Estland und Litauen gemeldet (beide Länder leben aufgrund ihrer, im Vergleich zu den sonstigen Gebieten der früheren Sowjetunion, größeren Anstrengungen in relativem Wohlstand), während im Gegensatz dazu in Lettland 1994 eine Epidemie mit einer Häufigkeitsquote von 9,6 pro 100 000 und einem weiteren drei- bis vierfachen Anstieg im Vergleich zur erwarteten Häufigkeit auftrat. Auch die Altersverteilung ist interessant. Die höchste Häufigkeit trat bei den gut geimpften Altersstufen auf, die niedrigste Häufigkeit bei den jungen Erwachsenen (mit „... größerer Diphtherieimmunität bei jungen Erwachsenen in den südlichen Ländern, die in den 60er und 70er Jahren der Krankheit bereits ausgesetzt waren" ... „Andere Länder haben berichtet, dass der Anteil der Fälle bei Erwachsenen nach Einführung der Impfungen anstieg", S. 1741). Die niedrige Impfrate kann für diese Situation nicht verantwortlich gemacht werden, da laut Hardy u. a. (1996) die Impfbereitschaft hoch ist. 90 % der 10-jährigen Kinder haben mit 9 Jahren eine 2. Auffrischimpfung erhalten.

Hardy u. a. (1996) erwähnten, die sowjetischen Streitkräfte könnten bei der Einführung und Ausbreitung des toxigenen Corynebacterium diphtheriae eine Rolle gespielt haben. Und Diphterieausbrüche bei Soldaten und in Kasernen seien in Russland immer gemeldet worden. Die ersten Diphtheriefälle in Moskau traten bei paramilitärisch organisierten Bauarbeitern auf. Zwischen 1980 und 1989 wurden während des Krieges in Afghanistan der WHO von Afghanistan 13 628 Diphtheriefälle gemeldet. Zwischen Mai 1988 und Februar 1989 wurden mindestens 100 000 Sowjetsoldaten aus Afghanistan abgezogen. Es ist eine gut belegte Tatsache [obwohl sie von Hardy u. a. (1996) nicht erwähnt wird], dass die Armee schon immer das bevorzugte Impfziel war. So ist es sehr wahrscheinlich, dass die sowjetischen Streitkräfte in Afghanistan, die dann zurückgezogen wurden, durch die Impfungen infiziert waren und die Diphtherie-Epidemie ausbreiteten.

Wenn übrigens die Diphtherietoxoid-Impfungen wirken, warum sollten dann die gut durchgeimpften westlichen Länder mit Diphtherieepidemien rechnen und Vorkehrungen gegen eine mögliche von der früheren Sowjetunion ausgehende Ausbreitung der Diphtherie treffen?

Wir jedoch teilen ihre Sorge, denn wir wissen um die vielleicht interessanteste, gut dokumentierte Tatsache, dass Schweden 1983/84 [Rappuoli

u. a. (1988)] Diphtherieausbrüche in einer voll durchgeimpften Population erlebte. Ähnliche Ausbrüche gab es in Dänemark und Deutschland [Simonsen u. a. (1987)].

Rich (1996) berichtete, die in der Ukraine 1995 durchgeführte Diphtherie-Impfkampagne habe keinen landesweiten Schutz gewährt. Das Gesundheitsministerium habe sich über das Versagen der Impfungen Gedanken gemacht und eine spezielle Untersuchung angeordnet. Eine Erklärung lautete, Impfstoffe, die man von humanitären Hilfsorganisationen des Westens erhalten habe, seien „nicht sehr wirksam".

Nach Dittman (1996) hat die Bevölkerung der Ukraine in den letzten Jahren mehr als 30 Millionen Dosen Impfstoff erhalten. Alle Impfstoffe hatten den WHO-Qualitätsansprüchen für Impfstoffe entsprochen und waren von den staatlichen Lizensierungsbehörden oder dem Qualitätssicherungssystem der UNICEF akzeptiert worden. Die in Kiew und Odessa in enger Zusammenarbeit zwischen ukrainischen und amerikanischen Institutionen durchgeführte Untersuchung bestätigte die hohe Immunogenität der Impfstoffe und zeigte, dass die Zielstrategie, die gesamte Bevölkerung mit wenigstens einer Injektion, und die Altersgruppen zwischen 30 und 40 Jahren mit drei Injektionen zu impfen, wissenschaftlich gerechtfertigt erschien.

Erst 1995 gab es die ersten Anzeichen für einen Rückgang der Epidemie nach Häufigkeit und Sterblichkeitsrate in den neuen unabhängigen Staaten wie Aserbaidschan, Lettland, Litauen und Moldawien. Die ersten Anzeichen für einen Rückgang der Diphtheriehäufigkeit sind auch in der Russischen Föderation zu bemerken, von wo die Epidemie 1990 ihren Ausgang nahm. Russland ist das einzige Land, das über eine eigene staatliche Impfstoffherstellung verfügt. Giesecke (1996) schrieb, die Anzahl der Diphtheriefälle in Russland sei in den ersten fünf Monaten 1996 um 58 %, verglichen mit derselben Periode 1995, zurückgegangen. Lettland berichtete, der entsprechende Rückgang in diesem Land betrage 72 %. Es scheint eine deutliche Unterbrechung des vorher stetig ansteigenden Verlaufs gegeben zu haben.

Doan u. a. (1996) versicherten, die Diphtheriehäufigkeit gehe besonders in den Gebieten, wo größere Impfanstrengungen unternommen worden seien, eindeutig zurück. Doch stellten sie die Überlegung an, dass die Situation mit einem nicht 100%ig wirksamen Impfstoff sehr komplex sei. Dann werde nämlich die Anfälligkeit für die Krankheit durch Massenimpfungen nur reduziert, nicht aber beseitigt. Und eine hohe Impfdichte sei erforderlich, um Übertragungsvorgänge zu unterbrechen. Doch was sie für eine Auswirkung der Impfungen hielten (ein leichter Rückgang in der Wachstumsrate der Epidemie kurz nach ihrer Kulmination, gefolgt von einem absoluten Rückgang), gilt auch für die natürliche Dynamik von Epidemien, da alle Epidemien sich selbst begrenzen. Auch ist es so, dass der Prozentsatz der geimpften Patienten zunimmt, wenn die Häufigkeit der Krankheit zurückgeht. Aber heißt es nicht immer, dass die geimpften Personen von der Krankheit verschont bleiben? Die Autoren betonten, dieser Umstand sei kein Hinweis auf die Unwirksamkeit des Impfstoffs, sondern eher auf die anhaltenden, zunehmend erfolgreichen Bemühungen der Regierung, alle infrage kommenden Erwachsenen im Land zu impfen. Ich stimme mit dieser Feststellung insofern überein, als steigende Fallzahlen bei Geimpften bei steigender Impfdichte ein Zeichen für intensivere Impfanstrengungen sind. Doch sind sie ebenso ein Zeichen für unwirksame Impfstoffe.

Rich (1996, S. 1245) schrieb in diesem Zusammenhang, aufgrund ihrer Erfahrungen mit dem früheren sowjetischen/Comecon-Raum sei sie zu der Einsicht gekommen, dass es immer noch schwarze Löcher und Unsicherheitsbereiche im Hinblick auf weniger günstige Informationen gebe.

Ein anderer Artikel im „Lancet" gibt Anlass zu berechtigter Sorge. Laut Schneerson u. a. (1996) führen Impfungen mit dem Diphtherietoxoid nur zu unvollständiger Immunität. Außerdem kann Diphtherie auch bei Individuen mit einer Serumkonzentration von 0,01 internationalen Einheiten Antitoxin oder mehr auftreten. Niemals ist die Wirksamkeit von Diphtherietoxoiden in einer Doppelblind-Placebo-kontrollierten Untersuchung mit Zufallsauswahl bewertet worden. In vielen Ländern sind Diphtherieausbrüche bei voll geimpften und Schick-negativen Individuen beschrieben worden, und die Wirksamkeit des Toxoids bei offenen Untersuchungen reichte von 45 bis 90 %.

Wenn die Autoren in ihrem Artikel dann fortfahren: „Trotz der weniger als optimalen Wirksamkeit der Impfstoffe verschwand die Diphtherie fast völlig, als 60 % oder mehr einer Gesamtbevölkerung mit dem Diphtherietoxoid geimpft waren", so klingt das ziemlich hohl. Es ist eine riesige Unterstellung, dass ein unwirksamer und ungeprüfter Impfstoff eine Krankheit, die bis dahin weit verbreitet war, fast ausgerottet haben soll. Man denke hier wieder an das oben erwähnte Beispiel der Amischen.

Wenn ein Kind durch Impfungen deutlich beschädigt oder gar getötet wird, so gilt das immer als Zufall. Doch wenn die Häufigkeit einer Krankheit zurückgeht, eindeutig parallel zum Rückgang anderer Krankheiten, gegen die kein Impfstoff existiert oder der existierende Impfstoff nicht massenhaft angewendet wurde (Pest), wird das immer dem Impfstoff zugeschrieben.

Bessere Ernährung und andere inhärente Faktoren beeinflussen die Häufigkeit von Infektionskrankheiten. Es gibt nicht den geringsten Beweis dafür, dass Impfungen jemals eine Krankheit ausgerottet hätten, während eine Menge Beweise dafür vorliegen, dass Impfungen Krankheiten verursachen, selbst solche, die sie angeblich verhindern.

# 10.1 Quellennachweis

1. Benn, E. C. und Alstead, S., 1931.
   Diphtherie-Hemiplegie.
   Lancet; 21. Nov.: 1131–1133.
2. Blum, J., 1932.
   Der Altersfaktor bei aktiver Diphtherie-Impfung von Kindern.
   JAMA; 98 (19): 1627–1629.
3. Leete, H. M., 1938.
   Das Herz und die Diphtherie.
   Lancet; 15. Jan.: 136–139.
4. Helle, E.-P., J., Koskenvuo, K., Heikkila, J., Pikkarainen, J. u. a., 1978.
   Myokardiale Komplikationen der Impfungen.
   Ann clin Res; 10: 280–287.
5. Koskenvuo, K., 1976.
   Plötzliche Todesfälle bei finnischen Rekruten.
   Br med J; 2: 1413–1415.
6. Davidson, S., Rotem, Y., Bogkowski, B. und Rubenstein, E., 1967.
   Corynebacterium diphtheriae-Endokarditis.
   Am. J med Sci; 271 (3): 351–353.
7. Horst, R., van der, Dyer, D. und Hallett, A., 1976.
   Fulminante diphtheritische Mitralklappen-Endokarditis.
   Arch Dis Child; 51: 227–228.
8. Tiley, S. M., Kociuba, K. R., Heron, L. G. und Munro, R., 1993.
   Infektive Endokarditis, bedingt durch nicht toxigenes Corynebacterium diphtheriae: Bericht über sieben Fälle und Überblick.
   Clinical inf Dis; 16: 271–275.
9. Amsel, S. G., Hanucoglu, A., Frid, D. und Wolyvovics, M., 1986.
   Myokarditis nach Dreifach-Impfung.
   Arch Dis Child; 61: 403–405.
10. Werne und Garrow, I., 1946.
    Tödlicher anaphylaktischer Schock. Auftreten bei eineiigen Zwillingen nach einer zweiten Injektion des Diphtherietoxoids und Keuchhusten-antigens.
    JAMA; 131 (9): 730–735.

11. Kojis, F. G., 1942.
Serumkrankheit und Anaphylaxie: Analyse der Fälle bei 6211 mit Pferdeserum gegen verschiedene Infektionen behandelten Patienten.
Am J Dis Child; 64: 93 und 313.

12. Rutstein, D. D., Reed, E. A., Langmuir, A. D. und Rogers, E. S., 1941.
Sofortige Serumreaktionen beim Menschen.
Int med; 68: 25.

13. Fanning, J., 1947.
Diphtherieausbruch in einer hoch geimpften Gemeinschaft.
B Med J; 22. März: 371–373.

14. Anonymus, 1962.
Unwirksamkeit des gereinigten Diphtherieformoltoxoids bei Primärimpfungen gegen Diphtherie.
B Med J; 21. Juli: 149–151.

15. Strebel., P. M., Ion-Nedelcu, N., Baughman, A. L., Sutter, R. W. u. a., 1995.
Intramuskuläre Injektionen innerhalb 30 Tagen nach Polio-Schluckimpfung – Risiko für impfassoziierte paralytische Poliomyelitis.
N Eng J Med; 332 (8): 500 – 506.

16. McCloskey, B. P., 1950.
Beziehung von Impfungen zum Ausbruch von Kinderlähmung.
Lancet; 1: 659–663.

17. Sutter, R. W., Patriarca, P. A., Suleiman, J. A., Brogan, S. u. a., 1992.
Zuschreibbares Risiko von DPT-Injektionen (Diphtherie- und Tetanustoxoid und Keuchhusten-Impfstoff) für provozierte paralytische Poliomyelitis während eines großen Ausbruchs in Oman.
J infec Dis; 165: 444–449.

18. Sutter, R. W., Patriarca, P. A., Brogan, S., Malankar, R. P. G. u. a., 1991.
Ausbruch paralytischer Poliomyelitis in Oman: Beweise für weitverbreitete Übertragung bei voll geimpften Kindern.
Lancet; 338: 715–720.

19. Kim-Farley, R. J., 1984.
Ausbruch einer paralytischen Poliomyelitis in Taiwan.
Lancet; 8. Dezember: 1322.

20. Sutter, R. A., Markowitz, L. E., Bennetch, J. M., Morris, W. u. a. 1991.
Masern bei den Amischen: vergleichende Untersuchung der Schwere von Masern bei häuslichen Primär- und Sekundärerkrankungen.
Dis; 163: 12–16.

21. Hardy, I. R. B., Dittmann, S., Sutter, R. W., 1996.
    Gegenwärtige Situation und Bekämpfungsstrategien in Bezug auf ein
    Wiederaufleben der Diphtherie in den neuerdings unabhängigen Staaten
    der früheren Sowjetunion.
    Lancet; 347: 1739–1744.
22. Rappuoli, R., Perugini, M. und Falsen, E., 1988.
    Molekularepidemiologie des 1984–86 erfolgten Diphtherieausbruchs in
    Schweden.
    New Engl J Med; 318: 12–14.
23. Simonsen, O., Kjeldsen, K., Bentzon, M. W. und Heron, I., 1987.
    Diphtherieanfälligkeit bei geimpften Populationen vor und nach der
    Ausrottung indigener Diphtherie in Dänemark.
    Acta pathol microbiol immunol scand Sect C; 95: 225–231.
24. Rich, V., 1996.
    Versagen der Diphtherie-Impfung in der Ukraine.
    Lancet; 347: 1686.
25. Dittman, S., 1996.
    Diphtherie-Kampagne in der Ukraine.
    Lancet; 348: 1244.
26. Giesecke, J., 1996.
    Diphtherie in Osteuropa.
    Lancet; 348: 486.
27. Vitek, C. R., Brennan, M. B., Gotway, C. A., Bragina, V. Y. u. a.,
    1999.
    Diphtherierisiko bei Schulkindern der russischen Föderation im Zeit-
    raum seit der letzten Impfung.
    Lancet; 353: 355–358.
28. Schneerson, R., Robbins, J. B., Taranger, J., Lagergard u. a., 1996.
    Ein Toxoidimpfstoff gegen Keuchhusten und Diphtherie? Neu zu ler-
    nende Lektionen.
    Lancet; 348: 1289–1292.

# 11. Tetanus und Tetanus(Toxoid)-Impfstoff

Tetanus ist eine sehr schwere neurologische Erkrankung, assoziiert mit einem anaeroben Mikroorganismus: Clostridium tetani. Dieser Organismus gedeiht in einer Umwelt ohne Sauerstoff und erzeugt Tetanustoxin, das auf das Nervensystem einwirkt und Krämpfe und Tod bei etwa 20 bis 40 % der Opfer verursacht. Es ist eine infektiöse, aber nicht übertragbare Krankheit.

Typischerweise leiden Patienten mit Tetanus an Depressionen und durch Starre und Reflexkrämpfe der Atemmuskeln bewirkte Atembeschwerden. Einatmen von Fremdsubstanzen in die Lunge aufgrund von Schluckbeschwerden und Anhäufung von Speichel. Schließlich kommen die Mageninhalte hoch, was zu Asphyxie führt und durch falsche Ernährung noch verschlimmert wird. Die Patienten leiden auch an darauf folgendem Lungenkollaps und sekundärer Lungeninfektion. Schließlich kommt es wegen der Asphyxie oder sympathetischen Überaktivität zu Kreislaufversagen [Cole & Youngman (1969)].

Nach der Rekonvaleszenz bleiben viele Patienten reizbar, schlafen schlecht, haben Anfälle, Muskelkrämpfe, reduzierte Libido, und zeigen orthostatische Hypotonie und elektroenzephalographische Anormalitäten [Illis & Taylor (1971)].

Tetanus bekommt man normalerweise durch eine tiefe Stichwunde. Das Tetanustoxin breitet sich dann schnell im ganzen Zentralnervensystem aus und verwandelt synaptische Hemmung in Erregung.

Die Tetanuserkrankung ist übrigens die beste Illustration dafür, warum Impfstoffe, einschließlich des Tetanustoxoid-Impfstoffs, nicht wirken: Der Impfstoff wird direkt in den Blutstrom injiziert. Das Pathogen wird also, wie bei einer tiefen Stichwunde, unmittelbar in den Blutstrom eingeführt. Es ist eine wohl bekannte Tatsache, dass Patienten, die eine Tetanuserkrankung gehabt haben, keine Immunität entwickeln: Sie bleiben Tetanus-anfällig. Sowohl die Krankheit als auch die Impfstoffinjektionen wirken als Auslöser für einen unnatürlichen, schädlichen Immunprozess: eine Sensibilisierung [Wright (1901), Parfentjev u. a. (1955) und viele andere].

Viele Menschen entwickeln gerade aufgrund der Toxoid-Injektionen Tetanus, wie unten gezeigt werden wird.

Aufgrund meiner intensiven Forschungen kann ich mit voller Überzeugung sagen, dass viele SIDS-Babys, denen man DPT- oder DT-Impfstoffe verabreichte, gerade deswegen Tetanus bekamen. Diese Feststellung beruht auf den Symptomen, die sie charakteristischerweise nach DPT- und DT-

Impfungen aufweisen: Reizbarkeit, Krämpfe (oft durch die kleinste Bewegung oder das leiseste Geräusch ausgelöst), Schlafstörungen, Schluckbeschwerden, Heraufwürgen des Mageninhalts, Erstickungsanfälle und sogar Knochenbrüche aufgrund der intensiven Krämpfe.

Das Wichtigste dieser Symptome ist vielleicht Hypoxie (Sauerstoffnot), die zum Erstickungstod führen kann. Tatsächlich erlitten viele Babys einen Tod im Kinderbett aufgrund einer durch DPT-Impfung verursachten Tetanuserkrankung.

Wie sicher und wie wirksam ist die Tetanustoxoid-Prophylaxe?

Cunningham (1940) berichtete über Anaphylaxie bei einer gesunden Krankenschwester, die sich freiwillig für eine Injektion mit Tetanustoxoid zur Verfügung stellte. Drei Wochen nach der Injektion hatte sie nach einem Tennisspiel plötzlich Schüttelfrost, unmittelbar gefolgt von einer intensiven Urticaria, die von einer merklichen Hautreizung eingeleitet und begleitet wurde. Lippen, Zunge und Augenlider schwollen an, was große mentale Erregung verursachte. Diese Symptome milderten sich erst nach einer Injektion Adrenalin. Trotzdem wurde ihr schon vier Wochen später eine weitere Injektion Tetanustoxoid verabreicht. Dieses Mal wurde ihr zugleich Adrenalin gespritzt. Fünf Minuten später kam es bei der Krankenschwester zu Ohrenklingen und Hautreizung. Es wurde ihr schwarz vor den Augen, sie brach zusammen. Man spritzte ihr erneut Adrenalin und behandelte sie mit den üblichen Schockmethoden. Als sie ihr Bewusstsein wiedergewann, hatte sie Schüttelfrost, Erbrechen und Diarrhöe.

Interessanterweise stellte Cunningham (1940) die Frage, ob vielleicht die erste Reaktion durch das Tetanustoxoid verursacht gewesen sei, da sie drei Wochen nach der Injektion auftrat. Ohne aber irgendeinen Beweis dafür vorlegen zu können, stellte er auch die Hypothese auf, dass diese erste Reaktion mit irgendeinem Wirkstoff in der Ernährung oder einem anderen Allergen zusammenhängen könnte. Nach meiner Meinung ist unentschuldbar, dass er nichts über verzögerte Reaktionen auf die Verabreichung toxischer Substanzen wusste. Leider wurde diese Art Spekulation in der Impfstoffforschung der folgenden Jahre zur Norm. Trotz zwei Toxoidinjektionen verfügte die Krankenschwester drei Monate nach der zweiten Injektion Tetanustoxoid nur über einen mäßigen Titer von 0,2 internationalen Einheiten.

Bagratuni (1952) beschrieb den Fall eines Patienten, der vom Rad stürzte, wobei ihm ein Pedal das Fleisch über der linken Augenbraue aufriss. Innerhalb einer halben Stunde nach diesem Unfall wurde er von einem Arzt behandelt, der die Wunde reinigte und nähte. Dem Kranken wurde auch „eine prophylaktische Injektion und Antitetanus-Serum" in den linken Deltamuskel verabreicht. Am nächsten Tag fühlte er sich gut, außer leichtem Kopfweh hinter dem linken Auge, das zwei Tage lang anhielt. Neun Tage später fühlte er sich müde und hatte Schwierigkeiten, das linke Auge zu schließen. In der Nacht wachte er zweimal wegen eines unwillkürlichen Schließens der Kiefer auf, durch das er sich auf die Zunge biss. Beim Aufwachen waren die linke und rechte Seite seines Gesichtes steif, auch der Kiefer links war steif. Die Symptome machten Fortschritte, bis zu einer vollständigen linksseitigen Gesichtslähmung und Trismus. Schlucken aber konnte er, seine Temperatur war normal. Der Arzt schickte ihn ins Krankenhaus, wo ihm 200 000 Einheiten des Antitetanus-Serums intravenös verabreicht wurden und 100 000 Einheiten intramuskulär. Sein Zustand verschlechterte sich stetig bis zu dem Punkt, dass er nicht mehr schlucken konnte und wegen der Zungenbisse nachts immer wieder aufwachte. Acht Tage nach Verabreichung des Serums besserte sich sein Gesundheitszustand, und 18 Monate nach der anfänglichen Verletzung wurde der Patient als symptomlos bezeichnet, trotz einer minimalen Gesichtsasymmetrie. Für mich liegt auf der Hand, dass der Patient Tetanus nicht von seinen oberflächlichen Abschürfungen und dem Riss bekam, sondern an einer Serumkrankheit und Tetanussymptomen aufgrund des Antitetanus-Serums litt.

Turner u. a. (1958) untersuchten Prophylaxe und Behandlung von Tetanus bei Patienten in Manila (Philippinen) und kamen zu einer Anzahl interessanter Ergebnisse.

Erstens wiesen sie nach, dass maximale Antitoxinspiegel erst mehrere Tage nach einer Antitoxin-Injektion erreicht wurden. Von Zeit zu Zeit wurden Proben kommerziell hergestellten, therapeutisch verwendeten Tetanus-Antitoxins getestet. Unweigerlich zeigte sich, dass sie Antitoxin in Mengen enthielten, die weit über die auf dem Etikett jeweils angegebenen hinausgingen. Indessen stammten die Antitoxinmengen, die die Autoren in ihren Tabellen angaben, von den Etiketten, nicht von ihren eigenen Analysen.

Die ersten 10 Patienten gehörten zu einer Reihenuntersuchung, bei der jeder kurz nach Betreten des Krankenhauses eine intramuskuläre Injektion von in Pferdeserum eingeschlossenem Antitoxin erhielt. Vor der Injektion entnommene Serumproben waren alle negativ in Bezug auf Tetanus-Antitoxin. Nach sechs Stunden waren die Werte immer noch niedrig, nach 24 Stunden unterschiedlich hoch. Aber die meisten Patienten wiesen relativ hohe Serumspiegel auf. Doch erst 48 bis 72 Stunden nach den intramuskulären Injektionen wurden die maximalen Niveaus erreicht.

Die Autoren stellten auch fest, dass Mehrfachdosen des Tetanus-Antitoxins offensichtlich nicht notwendig waren.

In scharfem Gegensatz zu dem nach den intramuskulären Injektionen beobachteten Antitoxin-Niveau zeigten alle Patienten sechs Stunden nach der intravenösen Injektion einen hohen Serumspiegel. Hohe Spiegel wurden auch während der ganzen 7-Tages-Periode, die einer einzelnen Injektion Antitoxin folgte, aufrechterhalten.

Interessanterweise entwickelte sich die experimentell ausgelöste Krankheit bei Kaninchen immer fulminant. Alle therapeutischen Maßnahmen erwiesen sich als weitgehend unwirksam. Typische Tetanusspasmen traten innerhalb 3–4 Tage nach Einimpfung von Tetanussporen in den Oberschenkelmuskel eines Beins auf. Fast unweigerlich kam es innerhalb 48 Stunden nach den ersten Symptomen lokalen Tetanus' zum Tod. Keines der 60 Kaninchen blieb am Leben, alle starben innerhalb 48 Stunden.

Wenn man bedenkt, dass die Autoren weit höhere Antitoxin-Inhalte fanden, als auf dem Etikett der kommerziellen Präparate angegeben war, fragt man sich, wie viele Patienten wohl an fulminantem Tetanus starben, der nicht durch eine Wunde, sondern durch den „therapeutischen" Eingriff verursacht war.

Bei einem anderen Experiment entwickelten von den 12 geimpften Kaninchen 10 Tetanus und starben innerhalb sechs Tagen. Zwei überlebende Tiere blieben während der zweimonatigen Beobachtungszeit normal und angeblich uninfiziert, aber ihre Blutproben wurden in die Titeruntersuchungen nicht mit einbezogen und nicht weiter diskutiert. Doch meiner Meinung nach waren gerade diese Tiere interessant, und ihre Serumproben hätten die bedeutsamsten Resultate ergeben.

Die Autoren dieses Artikels beschäftigten sich auch mit der Auswirkung von Penicillin auf die Tetanuserkrankung. Man bemerkte keinen signifikanten Unterschied in der Lebensdauer der Versuchstiere, wenn große Penicillindosen zusätzlich zum Antitoxin verabreicht wurden.

Was sehr wichtig ist: Die Autoren zitierten eine Untersuchung von Martin und McDowel (1954), die zeigte, dass eine Tetanuserkrankung keine Immunität gegenüber einer zweiten gewährt, und bestätigten dies durch eigene Beobachtungen.

Interessanterweise führten Vaishnava u. a. (1966) einen kontrollierten Test mit dem Antitetanus-Serum (A.T.S.) bei der Behandlung von Tetanus durch und zeigten, dass 45,6 % der Patienten, die Antiserum erhalten hatten, starben, verglichen mit der Sterblichkeitsquote von 41,0 %, 49,6 % und 47,7 % bei Patienten, die 10 000, 30 000 bzw. 60 000 Einheiten A.T.S. empfangen hatten. Diese Daten beweisen klar die Gefahren und Unwirksamkeit des Antiserums. Die kleinen Unterschiede in der Sterblichkeitsquote können ohne weiteres zufällig sein. Es zeigte sich, dass die Über-

266

lebensquote vom Alter der Patienten beeinflusst war: Je höher das Alter, desto schlechter die Prognose. Und je kürzer die Inkubationszeit, desto schlimmer der Zustand. Figur 2 der Autoren zeigt, dass bei den Patienten, denen kein A.T.S. verabreicht worden war, eine weit niedrigere Sterblichkeitsquote auftrat, verglichen mit den anderen drei Gruppen, denen man zwischen 10 000 und 60 000 Einheiten A.T.S. verabreicht hatte. Die nach Tagen aufgeschlüsselte Sterblichkeitsquote wies dieselben charakteristischen Merkmale auf wie die Atemaufzeichnungen von Babys nach Impfungen (siehe Kapitel über Tod im Kinderbett und DPT) mit maximaler Häufigkeit von Todesfällen am 2. Tag und einem Anstieg am 7. Tag. Die Autoren kamen zu dem Schluss, Antiserum sei bei der Behandlung von klinischem Tetanus ohne großen Wert.

Blumsterin und Kreithen (1966) beschrieben periphere Neuropathie nach Verabreichung von Tetanustoxoid. Einem 23-jährigen weißen Medizinstudenten, der sich beim Tennisspielen das Knie aufgeschürft hatte, wurden 0,5 ccm flüssiges Tetanustoxoid in den rechten Delta-Muskel gespritzt. Sieben Stunden nach der Injektion, also um 23 Uhr, wachte er auf und stellte fest, dass sich rechts Fallhand entwickelt hatte. Am nächsten Morgen zeigte sich eine vollständige motorische und sensorische Lähmung am ganzen Verlauf des rechten Radialnervs. Seine Anamnese ergab Asthma in der Kindheit und das Auftreten von Heuschnupfen im Alter von 20 Jahren. Eine Geschichte seiner Impfungen wurde in dem Artikel nicht gegeben, doch ist sehr wahrscheinlich, dass der Patient zuvor geimpft und deshalb sensibilisiert worden war.

Edsell u. a. (1967) veröffentlichten einen Artikel über exzessive Zusatzimpfungen mit Tetanustoxoid. Sie stellten fest, dass der Tetanus-Antikörperspiegel bei 45 Kindern, die zu Routine- oder Notfallzusatzimpfungen mit Tetanustoxoid gekommen waren, 40- bis 2500-mal so hoch wie das minimale Protektionsniveau waren. Antikörper-Spiegel von 22 anderen Patienten mit allergischen oder Arthus-ähnlichen Reaktionen auf Tetanustoxoid befanden sich ebenfalls ohne Ausnahme über der Schutzschwelle, und alle außer einem waren viele Male höher. Die Autoren kamen zu dem Schluss, dass Auffrischimpfungen mit Tetanustoxoid unnötig häufig und viel zu reichlich vorgenommen werden. Das kann nur dazu führen, dass die Leute hochgradig sensibel auf Tetanustoxoid reagieren, ohne dass der Schutz einer ja schon bestens geschützten Bevölkerung dadurch signifikant verbessert würde.

Andere Autoren, z. B. in einem Artikel im „Medical Journal of Australia" (1954), empfahlen ebenfalls Vorsicht in Bezug auf zu reichliche Verwendung des Tetanustoxoids.

Häufig ist zu hören, die Verabreichung des Tetanustoxoids habe zur Ausrottung des Tetanus in den Streitkräften geführt. Aber stimmt das wirklich oder ist es nur Einbildung? Edsell u. a. (1967) bemerkten, Erfahrungen aus Kriegszeiten könnten keine Informationen über die Dauer der Tetanus-Immunität liefern. Es gab in der Tat Berichte über klares Impfversagen bei den Streitkräften Amerikas, Kanadas und Großbritanniens, ebenso im zivilen Sektor. Bessere Hygiene im Zweiten Weltkrieg war wahrscheinlich wichtiger als die Impfungen.

Nebenwirkungen auf Tetanustoxoid-Impfungen sind nicht selten. Pollard und Selby (1978) berichteten über rezividierende Neuropathie aufgrund von Tetanustoxoid bei einem Patienten, der drei Episoden einer demyelinisierenden Neuropathie hatte. Jede trat nach einer Injektion des Tetanustoxoids auf.

Church u. a. (1985) beschrieben Reaktionen auf Tetanustoxoid und stellten fest, dass Tetanustoxoid mit Reaktionen bei 3 bis 13 Empfängern assoziiert werden konnte. Eine dieser Reaktionen ist wiederholte Abszessbildung. Die Autoren beschrieben den Fall eines 5-jährigen Kindes, das nach zwei DPT-Injektionen keine Reaktionen aufwies, doch nach der dritten DPT-Injektion im sechsten Monat einen Abszess entwickelte. Eine vierte DPT-Injektion mit 18 Monaten führte ebenfalls zu unmittelbarem lokalen Erythem, und während mehrerer Wochen entwickelte sich ein Abszess mit 5 bis 6 cm Durchmesser.

Baptist (1984) beschrieb den interessanten Fall eines 11 Monate alten Kindes, das in eine Badewanne mit heißem Wasser fiel und mit Verbrennungen zweiten Grades an etwa 30 % des Körpers ins Krankenhaus eingeliefert wurde. Zu diesem Zeitpunkt war der Junge mit drei Monaten gegen Diphtherie-Tetanustoxoid-Pertussis geimpft worden und hatte eine Diphtherie-Tetanus-Auffrischimpfung erhalten. Die Verbrennungen wurden mit Silber-Sulfadiazin, Verschlussverbänden und Flüssigkeiten sowie alle sechs Stunden intravenös gespritzten 25 000 Einheiten flüssigen Penicillins pro Kilogramm Gewicht behandelt. Eine Woche nach der Einlieferung ging der Appetit des Kindes zurück, und man bemerkte Gliederstarre und geballte Fäuste. Es war reizbar und ängstlich, aber mental sehr wach. Zwei Wochen lang blieb sein Zustand unverändert, mit intermittierendem Trismus und Schluckbeschwerden. Dann trat eine plötzliche Entwicklung von Karies der oberen Schneidezähne auf, gefolgt von Osteomyelitis der Oberkieferkante, Anämie und hypoproteinämischem Ödem. Nach Verlegung auf die Kinderstation erkannte man Tetanus aufgrund von Trismus, Risus sardonicus und Muskelstarre, die sich am siebten Tag nach den Verbrennungen zeigten. Es wurde keine Behandlung eingeleitet, und das Kind entwickelte Atemstillstand, was künstliche Beatmung erforderte, Enterokolitis, overwhelming sepsis und disseminierte intravaskuläre Koagulation, woran es 38 Tage nach Einlieferung starb. Ich kann mir kein besseres Beispiel für fehlerhaften Umgang mit einem Fall vorstellen, der sich ursprünglich sehr leicht hätte behandeln lassen. Es ist mir ganz klar, dass das Kind, das ja erst acht Monate vor seiner Verletzung ein dreifaches Antigen erhalten hatte, keine Diphtherie-Tetanus-Auffrischimpfung brauchte. Denn die mit seinen Verbrennungen verbundene Immunsuppression wurde durch die Zusatzimpfung nur noch verschlimmert und durch das intravenös gespritzte Penicillin intensiviert. Offensichtlich entwickelte der Junge eine Woche nach der Auffrischimpfung Tetanus aufgrund des Impfstoffs, was noch durch das intravenös gespritzte Penicillin intensiviert wurde. Man weiß, dass intensive Immunsuppression von plötzlich ausbrechender Zahnkaries begleitet sein kann. Der Autor gab zu, dass das Kind klassische Symptome von Tetanus aufwies, die man hätte erkennen müssen, die aber nicht erkannt wurden. Er gab ebenfalls zu, dass angemessene Prophylaxe in Form von Tetanus-Immunglobulin hätte durchgeführt werden müssen, aber nicht durchgeführt wurde, und dass Penicillin gegen das Tetanustoxin unwirksam ist.

Doch war der Autor immer noch der Überzeugung, dass der Tetanus durch die kleineren Verbrennungen, nicht durch die ungeeignete Verabreichung des DT-Impfstoffs bei einem Kind, dessen Immunsystem durch die Verbrennungen bereits unterdrückt war, verursacht war.

Eibl u. a. (1984) beschrieben anormale T-Lymphozyten-Subpopulationen bei gesunden Personen nach Tetanus-Auffrischimpfungen.

Sie zeigten, dass elf gesunde Freiwillige, wenn man sie mit einem üblichen Antigen (Tetanustoxoid) auffrisch-impfte, ein signifikantes Absinken des OKT4/OKT8-Verhältnisses aufwiesen, wie man es von AIDS-Patienten kennt. Das niedrigste Verhältnis trat zwischen 3 und 14 Tagen nach der Impfung auf und normalisierte sich dann wieder. Die Autoren stellten die Frage, ob es nicht sinnvoll wäre, Blutspender nach dieser durch die Tetanustoxoid-Impfung ausgelösten Immunsuppression zu untersuchen.

Busch u. a. (1994) erörterten solche Untersuchungen von Blutspendern nach idiopathischer CD4+-T-Lymphozytopenie.

In diesem Zusammenhang ist sicher von Interesse, dass im letzten Jahrzehnt reichliches Datenmaterial zusammengetragen wurde, das einen Anstieg von Fällen der Immunsuppression beweist, verbunden mit dem Abbau der T4- und T8-Zellen, besonders bei Kindern. Dieser Zusammenhang ist ähnlich dem bei AIDS-Patienten beobachteten, doch ohne dass die Kinder AIDS-Virus-positiv sind [Smith u. a.(1993); Lobato u. a. (1995) und viele andere]. Smith u. a. (1993) untersuchten 230 179 Fälle im AIDS-Meldesystem des CDC und führten Interviews, Überprüfungen von ärztlichen Protokollen und Laboranalysen von Blutproben Erwachsener und Jugendlicher durch, die der CDC-Falldefinition idiopathischer CD4+-T-Lymphozytopenie entsprachen. Sie untersuchten ihre Sexualkontakte, Familienkontakte und Personen, die ihnen Blut gespendet hatten.

Ihre Untersuchungen konzentrierten sich schließlich auf 47 Patienten, von denen 31 interviewt wurden. 29 von ihnen hatten keine identifizierten Risikofaktoren für eine HIV-Infektion. 19 Personen hatten Erkrankungen, die der AIDS-Definition entsprachen (18 hatten opportunistische Infektionen), 25 wiesen Zustände auf, die der AIDS-Definition nicht entsprachen und 3 waren asymptomatisch. Von den 28 Patienten, deren Blut getestet wurde, hatten 14 T-Zellen-Anormalitäten (8 hatten CD4+-T-Lymphozytenbefunde mit weniger als 300 Zellen pro Kubikmillimeter, und sechs CD8+-T-Lyphozytopenie – weniger als 250 Zellen pro Kubikmillimeter).

Es gab keinen neuen Übertragungserreger, der bei ihren Kontaktpersonen, die alle immunologisch und klinisch normal waren, Lymphozytopenie erzeugt hätte.

Eine plausible Erklärung dafür ist, dass die oben beschriebene gesundheitliche Verfassung durch die überreichliche Anwendung von Tetanusauffrischimpfungen, entweder mit DPT oder einzeln verabreicht, verursacht war.

Crone und Reder (1992) berichteten über schweren Tetanus bei geimpften Patienten mit hohen Anti-Tetanus-Titern. Bei einem Patienten nahm die Krankheit tödlichen Verlauf, einen hatte man hyperimmunisiert, um kommerzielles Tetanusimmunglobulin zu erzeugen, und zwei Patienten waren ein Jahr vor Entwicklung der Symptome geimpft worden. Die Autoren drängten die Ärzte, nicht vor einer Tetanus-Diagnose zurückzuschrecken, nur weil die Patienten geimpft sind und über einen angeblich schützenden Antikörperspiegel verfügen, doch im übrigen klassische klinische Symptome aufweisen.

Perez-Trallero u.a. (1993) beschrieben neutralisierende Antikörper bei 6-jährigen Kindern nach fünf Dosen Tetanustoxoid. Sie zitierten Maselle u.a. (1991), die über 9 Neugeborenen-Tetanusfälle bei Kindern mit hoher Antitoxin-Antikörper-Konzentration berichteten. Die Mütter der Kinder hatten mehrfach Auffrischdosen Tetanustoxoid während der Schwangerschaft erhalten.

Alles in allem genommen ist Tetanus in entwickelten Ländern eine sehr seltene Krankheit und stellt keine unmittelbare Gefahr dar. Das ist vor allem besserer Hygiene zu verdanken. Der Tetanustoxoid-Impfstoff ist für die Prävention von Tetanus unwirksam, er ist gefährlich und führt häufig zur Entwicklung von Immunstörungen, was dann wieder schwere Immunsuppression oder Überstimulierung des Immunsystems und eine Anzahl gesundheitlicher Probleme, u. a. chronisches Erschöpfungssyndrom, zur Folge hat.

Der beste Schutz gegen Tetanus ist eine gute Versorgung der Wunde, gute Sauerstoffversorgung und guter Vitamin-C-Status, der übrigens gegen alle Arten von Infektionen Schutz gewährt.

# 11.1 Quellennachweis

1. Cole, L., und Youngman, H., 1969.
   Behandlung von Tetanus.
   Lancet; 17. Mai: 1017–1020.
2. Illis, L. S. und Taylor, F. M., 1971,
   Neurologische und elektroenzephalographische Folgen von Tetanus.
   Lancet; 24. April: 826–830.
3. Cunnigham, A. A., 1940.
   Anaphylaxie nach Injektion von Tetanustoxoid.
   Brit med J; 19. Okt.: 522–523.
4. Bagratuni, 1952.
   Kopftetanus.
   Brit med J; 1. März: 461–463.
5. Turner, T. B., Velsco-Joven, E. A., und Prudovski, S., 1958.
   Untersuchungen zu Prophylaxe und Behandlung von Tetanus. II. Behandlungsmethoden.
   Bull Johns Hopkins Hosp; 102: 71–84.
6. Martin, H. L., und McDowel, F., 1954.
   Rezidivierender Tetanus: ein Fallbericht.
   Ann int Med; 41: 159.
7. Edsell, G., Elliott, M. W., Peebles, T .C., Levine, L., und Eldred M. C., 1967.
   Überreichliche Tetanustoxoid-Injektionen.
   JAMA; 202 (1): 111–113.
8. Pollard, J. D., und Selby, G., 1978.
   Rezidivierende Neuropathie aufgrund von Tetanustoxoid.
   J Neurol Sci; 37: 113–125.
9. Eibl, M. M., Mannhalter, J. W., und Zlabinger, G., 1984.
   Anormale T-Lymphozyten-Subpopulationen in gesunden Personen nach Tetanusauffrischimpfungen.
   N Engl J Med; 310 (3): 198–199.

10. Smith, D. K., Neal, J. J., Holmberg, S. D., und Arbeitsgruppe des CDC für idiopathische CD4+-Lympozytopenie, 1995.
Unerklärte opportunistische Infektionen und CD4+-Lymphozytopenie ohne HIV-Infektion.
N Engl J Med; 328 (6): 373–379.
11. Lobato, M. N., Spira, T. J., Rogers, M. F. und Labor-Arbeitsgruppe. 1995.
CD4+-Lymphozytopenie bei Kindern: fehlende Beweise für einen neuen Erreger des erworbenen Immunschwächesyndroms.
Ped infect Dis J; 14: 527–535.
12. Crone, N. E., und Reder, A. T., 1992.
Schwerer Tetanus bei geimpften Patienten mit hohen Anti-Tetanus-Titern.
Neurology; 42: 761.
13. Church, J. A. und Richards, W., 1985.
Wiederholte Abszessbildung nach DPT-Impfungen: Zusammenhang mit Hypersensitivität auf Tetanustoxoid.
Pediatrics; 75 (5): 899–900.
14. Perez-Trallero, E., Cilla, G., Urbieta, M., Dorronsoro, M. und Saez-Dominguez, J. R., 1993.
Neutralisierende Antikörper bei 6-jährigen Kindern nach fünf Dosen Tetanustoxoid.
Vaccine; 11 (6): 619–620.

# 12. Unspezifisches Stresssyndrom und Impfung

## 12.1 Ein Tribut an Hans Selye

Seit Menschen Impfstoffe verabreicht werden, waren sich die Leute, die sie verabreichten, der Reaktionen auf die Impfstoffe immer durchaus bewusst. Solche Reaktionen reichten von leichten lokalen Störungen über schwere systemische Störungen mit bleibenden Schäden bis zum Tod. Eine zeitliche Beziehung zwischen den Impfinjektionen und den Reaktionen wurde durchaus auch als Hinweis auf eine Kausalbeziehung aufgefasst.

Die Ärzte waren sich außerdem sehr wohl im Klaren darüber, dass die Reaktionen, besonders die systemischer Natur, häufig verzögert auftraten. Doch verlor sich dieses Wissen offensichtlich, seit Säuglingsimpfungen in den Vereinigten Staaten Pflicht und/oder Gegenstand staatlicher „Präventions"-Politik gegen ansteckende Krankheiten wurden. Diese Politik machte andererseits natürlich die Impfungen auch profitabel.

Säuglinge können nicht sprechen, und da Krankheitssymptome bei Babys häufig sehr unauffällig sind, entgehen sie nur allzu oft der Aufmerksamkeit. Das Problem wird noch dadurch verschärft, dass Säugetiere einschließlich des Menschen auf schädliche Substanzen, Verletzungen und Wunden symptomatologisch unspezifisch reagieren.

1936 veröffentlichte Dr. Hans Selye seinen ersten Artikel: *„Ein von unterschiedlichen schädlichen Erregern erzeugtes Syndrom."* Es war das erste Mal, dass das *„Syndrom einer Reaktion auf Verwundungen als solches"* dargestellt wurde.

Das bedeutet, dass lebende Organismen ein allgemeines, unspezifisches Reaktionsmuster aufweisen, einen sehr allgemeinen Verteidigungsmechanismus, mit dem sie Schäden begegnen, die von einer Vielzahl möglicher Krankheitsverursacher bedingt sind.

Selye widmete sein ganzes Leben der Erforschung und Definition des Unspezifischen Stresssyndroms oder Allgemeinen Adaptionssyndroms, seiner Pathologie und Symptomatologie. Die Pathologie des Unspezifischen Stresssyndroms enthält u. a. Vergrößerung der Nebennierenrinde (als Ergebnis gesteigerter Aktivität der Nebennieren), intensive Atrophie des Thymus, der Milz und aller Lymphstrukturen, Anzeichen für Punktblutung in der Lunge, dem Thymus, dem Pericardium und anderen inneren Organen sowie im Brustkorb, Geschwürbildung an der Magenwand und am Zwölffingerdarm, Verschwinden der eosinophilen Zellen aus dem Blutkreislauf, eine Anzahl chemischer Veränderungen in der Zusammensetzung der Körperflüssigkeiten und Gewebe, Veränderungen in der Viskosität und den Gerinnungseigenschaften des Blutes (Anwesenheit von nicht gerinnendem, flüssigem Blut) und Zeichen für Störungen der Körpertemperatur-Steuerung (Überhitzung oder Unterkühlung).

Unter den klinischen Symptomen des Unspezifischen Stresssyndroms befinden sich allgemeine Abgeschlagenheit, Übelkeit, belegte Zunge, Reflux, Otitis media, Infektionen der oberen Atemwege, rinnende Nase, Druck in den Augen, feuchte Haut, gestörte (erhöhte oder unter-normale) Körpertemperatur, Hautausschlag, Weichheit der Leber und Milz, diffuse Schmerzen in den Gelenken, Magen-Darm-Beschwerden, Verlust von Appetit und Gewicht, Durchfall und/oder Verstopfung.

Selye (1937) stellte drei Stufen beim Unspezifischen Stresssyndrom fest:

1. Die Alarmstufe. Der Körper ist schwer bedrängt und mobilisiert alle Kräfte zur Verteidigung. Die Kortikoid-Aktivität steigt steil an.
2. Die Stufe des Widerstands. Der Körper entwickelt seine maximale Fähigkeit, dem Angriff zu widerstehen und
3. Die Stufe der Erschöpfung. Alle Verteidigungsmittel sind erschöpft, und unter Umständen kapituliert der Organismus. Man kann die Stufe der Erschöpfung auch als Krisispunkt auffassen, dem meist die Genesung folgt.

Im Allgemeinen kann kein Organismus ein dauerndes Alarmstadium aufrechterhalten. Wird der Organismus mit einem so heftigen Angriff konfrontiert, dass die Lebenskräfte der dauernden Gefahr nicht gewachsen sind, tritt innerhalb Stunden oder Tagen der Tod ein.

Mikroprozessor-Cotwatch-Atemaufzeichnungen bei Erwachsenen mit chronischem Erschöpfungssyndrom zeigen, dass sich, falls der Angriff lange genug fortgesetzt wird und der Körper den Gegner nicht abschütteln kann, ein vier bis sieben Tage dauerndes Stadium wiederholter Alarmperioden entwickelt, zwischen denen immer wieder Stresserholungen auftreten. So erklärt sich, weshalb ein Organismus an chronischen Erschöpfungszuständen leiden kann.

Auf der Alarmstufe geben die Zellen der Nebennierenrinde die das Hormon enthaltenden Körnchen in den Blutkreislauf ab und die Blutdichte steigt. Gewichtsverlust tritt ein. Auf der Stufe des Widerstands reichert die Nebennierenrinde Reserven sekretorischer Körnchen an. Das Blut wird wieder flüssiger, und das Körpergewicht geht bis auf normal zurück. Aber unter dauernder Angriffswirkung verliert der Körper allmählich seine erworbene

Adaptionseigenschaft. Die Erschöpfungssymptome gleichen in vieler Hinsicht denen der Alarmstufe, und der Organismus erliegt möglicherweise der Gefahr. Trotzdem kann der Organismus auch im Stadium der Erschöpfung eine erneute Anstrengung zur Mobilisierung sämtlicher Verteidigungskräfte unternehmen, so dass diese Stufe in der Regel als Krisispunkt erscheint, nach dem sich die meisten Organismen wieder erholen. Aber ein gestresster Organismus kann in jedem Stadium des Unspezifischen Stresssyndroms sterben.

Die ursprünglichen Forschungen Selyes konzentrierten sich auf die Drüsenaktivität. Wenn ein Körper Stress ausgesetzt wird, beeinflusst das seine hormonelle Aktivität. Das ist besonders gut für Reaktionen auf Impfinjektionen belegt. Die Unfähigkeit, sich auf einen Angriff durch Impfungen einzustellen, führt zu den klassischen Krankheitssymptomen, wie sie wiederholt von Selye beschrieben wurden. Unter bestimmten Bedingungen führt die exzessive Produktion des Hormons Mineralokortikoid-Desoxykortikosteron – DOC – zu Gehirnverletzungen. Ist das mit Gefäßverletzungen, die ebenso für das Unspezifische Stresssyndrom typisch sind, gekoppelt, kann die Zerstörung großer Teile des Gehirns die Folge sein. Was das Verhalten des Individuums betrifft, so manifestieren sich diese destruktiven Veränderungen in Reizbarkeit und destruktiver Aggression. Auch Schlaflosigkeit oder unwiderstehliches Schlafbedürfnis sind Wirkungen eines hormonellen Ungleichgewichts, das bei einem Angriff entstehen kann. Möglicherweise treten dabei Depressionen mit Selbstmordtendenzen auf. Andere Wirkungen sind gesteigerte Wahrnehmungsfähigkeit und Dissoziation des Ichs und des Es.

Bei Nervenzusammenbrüchen können bestimmte Adrenalinprodukte Halluzinationen und Delirien infolge hohen Fiebers oder von Verbrennungen auslösen. In genetisch dafür prädisponierten Individuen verursachen außerdem DOC-ähnliche Hormone u. U. Anfälle periodischer Lähmungen. Ganz ähnliche Lähmungen treten auch bei Personen auf, bei denen ein Nebennierentumor einen Überfluss des DOC-ähnlichen Hormons erzeugt: Aldosteron. Bei Affen, denen man im Übermaß DOC zuführte, war dieser Typ Lähmung von intensiven Epilepsie-ähnlichen Attacken oder Krämpfen begleitet. Erleichtert wurde der Zustand dieser Tiere durch Entzug von Salz und erschwert durch vermehrte Zuführung von Salz. Andere Experimente lieferten den Beweis, dass große Mengen DOC eine Nierenerkrankung bei Ratten verursachten, sehr ähnlich der menschlichen Nephrosklerose. Tiere, die nicht endendem Stress ausgesetzt wurden, zeigten sexuelle Störungen. Bei Stress schrumpfen die Geschlechtsdrüsen und werden weniger aktiv, im Verhältnis zur Vergrößerung und gesteigerten Aktivität der Nebennieren.

Das lässt sich durch eine Verschiebung in der Hormonproduktion der Hypophyse erklären. Die Hypophyse muss so viel adrenokortikotrophes Hormon (ACTH) zur Lebenssicherung produzieren, dass ihr nichts anderes übrigbleibt, als die Produktion anderer Hormone einzuschränken. Ein gutes Beispiel dafür ist die Verlangsamung oder überhaupt das Aufhören des Wachstums von jungen Tieren bei Stress. Säugende weibliche Tiere und stillende Frauen hören bei Stress u. U. mit der Milchproduktion auf. Bei Männern werden Sexualtrieb und Spermaproduktion verringert.

Besonders sensibel auf allgemeinen Stress reagiert der Verdauungstrakt. Bei jeder Art Stress treten Anzeichen für Reizbarkeit und Erregung der Verdauungsorgane auf. Appetitverlust ist eins der ersten Symptome, wenn jemand krank wird. Das kann begleitet sein von Erbrechen, Durchfall oder Verstopfung. Magen- und Darmgeschwüre können sich praktisch über Nacht entwickeln. Man weiß, dass sich nach langen Frustrationen häufig Colitis ulcerosa entwickelt. Viele Stoffwechselkrankheiten sind weitgehend Anpassungskrankheiten. Exzessiver Gewichtsverlust oder Gewichtszunahme gehören ebenfalls in diese Kategorie. Ein weiteres klassisches Beispiel ist Diabetes. Diabetes ist nicht immer auf eine Insuffienz der Insulinproduktion zurückzuführen. Sie wird oft durch eine übermäßige Produktion adaptiver Hormone wie ACTH, somatotrope Hormone (STH, ein Wachstumshormon) und verschiedene entzündungshemmende Hormone verursacht. Auch Hypoglykämie geht häufig mit chronischer Erschöpfung einher. Dabei spielt Glukagon eine wesentliche Rolle. Es ist ein Anti-Insulinstoff der Bauchspeicheldrüse – ein „Stresshormon". Unter dem Einfluss einer Anzahl von Stressfaktoren wurde sowohl bei Tieren als auch beim Menschen ein plötzlicher Anstieg der Glukagonkonzentration im Blut nachgewiesen.

Paul Lemonde zeigte, dass während der Alarmreaktion eine merkliche Leber- (hepatische) Insuffizienz auftritt. Das ist von besonderer Bedeutung, weil Kortikoide normalerweise in der Leber umgewandelt und zerstört werden. Besonders deutlich wurde die Wichtigkeit der Leber für den Widerstand des Organismus gegenüber einer großen Anzahl toxischer Substanzen durch die Entdeckung der katatoxischen Steroide. Diese Substanzen führen zur Bildung einer Anzahl entgiftender Enzyme, die viele im Blut zirkulierende schädliche Substanzen inaktivieren. Meine Auffassung dazu ist: Vitamin C als allgemeine Entgiftungssubstanz spielt unbedingt eine bedeutsame Rolle bei der Unterstützung des Körpers in Stresssituationen. Das würde erklären, warum Vitamin-C-Reserven bei Stress und Krankheit abgebaut werden. Es würde auch die unmittelbaren positiven Wirkungen von Vitamin C bei Krankheiten und sogar als Heilfaktor bei Krebs erklären.

276

Die allgemeinste Erscheinungsform des Zusammenbruchs jeglichen Widerstandes gegenüber Stress ist der Schock. Ein unter dem Einfluss eines intensiven Angriffs, einer Verletzung oder Vergiftung stehender Mensch kann ein Syndrom entwickeln, das durch substantielles, lebensbedrohliches Absinken des Blutdrucks und durch Sinken der Temperatur unter normal charakterisiert ist, und der Betreffende kann sterben, ohne irgendein Anzeichen für eine spezifische Verletzung eines vitalen Organs aufzuweisen. So ist Schock als eine ganz besondere Erscheinungsform des Unspezifischen Stresssyndroms aufzufassen. Autopsien zeigen normalerweise die für die Alarmreaktion charakteristische Triade: Vergrößerung der Nebennierenrinde, thymikolymphatische Atrophie und Blutungserosionen im kardiorespiratorischen und Gastrointestinaltrakt. Wir werden hier Zeuge des Zusammenbruchs der Verteidigungsmaßnahmen des Körpers überhaupt, nicht einer speziellen Wirkung einer besonderen Krankheitsursache. Injektionen fremder Proteine können schwere Reaktionen dieser Art verursachen – allergische Anaphylaxie oder Hypersensitivität. Der Körper reagiert auf diese fremden Substanzen mit einer intensiven Entzündungsreaktion. Rheumatische und rheumatoide Krankheiten beim Menschen gehören zur selben Kategorie. Das lässt sich durch die positiven Wirkungen einer Verabreichung entzündungshemmender Hormone bei diesen Krankheiten belegen. Herdinfektionen (Entzündungen) können zu generalisierten Erkrankungen wie Arthritis, Asthma, Allergien usw. führen.

Werfen wir nun einen Blick auf die Reaktionen auf Impfungen. Solche Reaktionen spiegeln die Realität des Unspezifischen Stresssyndroms wider, wie sie durch den Mikroprozessor-Atemmonitor aufgezeichnet werden.

## 12.2 Mikroprozessoraufzeichnungen des Unspezifischen Stresssyndroms beim Atmen

Unsere Forschungen über Impfreaktionen bei Babys beruhen auf Untersuchungen der Atmung von Babys mit Hilfe eines zuverlässigen, mit Sensor ausgestatteten, batteriebetriebenen Atemmonitors – Cotwatch (Wiegenwächter). Der Sensorarm wird auf fester Grundlage unter die Matratze gelegt. Der Aufzeichnungsvorgang belästigt und behindert das Kind in keiner Weise, da nichts an seinem Körper oder Kleidern befestigt wird. Die Elektronik verarbeitet alle vom Sensor erfassten Bewegungen und registriert Atem, Herzschlag und andere Bewegungen. Nur Atemverzögerung löst Alarm aus. Da Herzschlag und Atmung 100%ig getrennt registriert werden, gibt der Wiegenwächter sinnvolle Informationen über die Atmung. Die

Verwendung des Wiegenwächters enthüllte die Existenz eines stressbedingten Atemmusters, das mit dem Unspezifischen Stresssyndrom einhergeht.

Ursprünglich beruhte diese Entdeckung auf den von Eltern, die den Wiegenwächter bei der Beobachtung der Atmung ihrer Babys benutzten, berichteten und aufgezeichneten Alarmsignalen. Die Alarmsignale traten charakteristischerweise gehäuft auf: mehrere kurze Alarmstöße innerhalb etwa 15 Minuten und zu kritischen Stunden. Sie gingen entweder dem Ausbruch von Krankheitssymptomen (einer gewöhnlichen Erkältung, einer Infektion der oberen Atemwege, einer Mittelohrentzündung oder beim Zahnen) voraus oder folgten irgendwelchen Beschwerden, die von Erschöpfung über Zigarettenrauch und Behandlung durch Besucher bis zu Impfungen reichen.

Es gab eine innere Entsprechung zwischen den Alarmsignalen, wie wir sie nannten, und der Natur der Belästigungen. Wenn das Kind eine Krankheit ausbrütete, gingen die Signale den Symptomen voraus. War das Kind dagegen erschöpft oder wurde es geimpft, folgten die Signale den Vorgängen. Als Regel ließ sich aufstellen, dass ein Kind, das eine normale Erkältung entwickelte, eine oder zwei Nächte vor Auftreten der Symptome eine oder zwei Häufungen von Alarmsignalen aufwies, während ein Kind zwei Wochen, bevor voll entwickelte Symptome einer Lungenentzündung auftraten, fünf bis zehn Häufungen von Alarmsignalen pro Nacht zeigte.

Bei allen Babys traten lange Zeiten ohne jedes Alarmsignal auf.

Um die Daten in Bezug auf die Atmung der Babys objektiver zu machen, entwickelte Leif Karlsson einen Atemmonitor auf Mikroprozessorbasis, der Informationen über den Atem aufzeichnet und speichert und sie dann in Form von Computerausdrucken reproduziert.

Es gibt mehrere Möglichkeiten, die vom Mikroprozessor aufgezeichneten Ateminformationen darzustellen. Das Programm lässt sich je nach Bedürfnissen des Forschers modifizieren. In unseren Untersuchungen haben wir zwei grundlegende Darstellungsweisen verwendet. Erstens die sog. Rohaufzeichnung der Atmung. Sie besteht aus einer Reihe nach Stunden eingeteilter Histogramme, neu beginnend nach 120 Einheiten an der Y-Achse entlang und bis zu 30 Einheiten an der X-Achse heraufreichend (Figur 1). Die zweite Darstellungsweise enthält u. a. 24-stündige Zusammenfassungen gewichteter Apnoe-Hypopnoe-Dichte in vertikalen Kolumnen (Figuren 2–4). Die Grundinformationen werden so verarbeitet, dass nur Ereignisse (Apnoen und Hypopnoen) von zwischen 6–20 Sekunden Dauer dargestellt werden. Die Ereignisse zwischen 6 und 15 Sekunden Dauer sind meist Apnoen, die über 15 Sekunden meistens Hypopnoen. Die Ereignisse werden logarithmisch gewichtet, so dass auch einige Ereignisse mit längerer Dauer dargestellt werden.

Die mit dem Wiegenwächter aufgenommenen Alarmsignale zeigen die Existenz des stressbedingten Atemmusters, wie wir es nannten. Es handelt sich um ein flaches (nur 5 % des Volumens des nicht stressbedingten Atmens), mit Stress assoziiertes Atmen. Charakteristischerweise tritt es gehäuft jeweils innerhalb etwa 15 Minuten, im Schlaf und zu kritischen Stunden auf.

Der Mikroprozessor- und der Standard-Cotwatch befinden sich in Kästen gleicher Art. Auch der Sensorarm ist derselbe. Der Unterschied zwischen beiden Geräten besteht nur in der Elektronik. Das Mikroprozessorgerät kann parallel zum Standardgerät benutzt werden. Es speichert alle Ateminformationen und verarbeitet sie so, dass die Ereignisse (Apnoen und Hypopnoen) in Form von Histogrammen aufgezeichnet werden. Ist die Batterie leer, wird sie ersetzt, und das Datensammeln erfolgt für ein Minimum von drei Wochen oder länger, je nachdem, welche Minimalzeit für das Gerät gewählt wird. Dieses System ermöglicht unaufhörliche, niemals unterbrochene Aufzeichnungen.

Beide Geräte sind voll batteriebetrieben. Die vertikalen Aufzeichnungen der Atmung von Babys nach Impfungen deckten eine Anzahl Fakten auf. In erster Linie enthüllten sie ein Muster mit hohen Ausschlägen gestressten Atmens, das sich sehr deutlich an das allgemeine Muster der kritischen Tage anlehnte. Figur 2 zeigt Atemaufzeichnungen von zwei Babys nach der 3. und 1. DPT-Injektion, und zwar über 18 Tage. Sie vergleicht außerdem diese Aufzeichnungen mit dem Muster der Tagesverteilung von Todesfällen von 41 Babys, die, wie von Coulter und Fisher (1991), Walker u. a. (1987) und Bernier u. a. (1982) veröffentlicht, nach DPT-Impfungen starben. Die 4. Graphik ist, der Linie folgend, eine schematische Darstellung der drei Stufen des Unspezifischen Stresssyndroms von Selye. Sie beruht auf dem Verlauf der Aktivität der Nebennierenrinde bei Individuen, die dem Unspezifischen Stresssyndrom ausgesetzt waren.

Zunächst zeigen die Atemaufzeichnungen der beiden Babys nach DPT-Impfungen die Existenz der drei Stufen des Unspezifischen Stresssyndroms: die Alarmstufe, die Stufe des Widerstands und die Stufe der Erschöpfung, oder, in diesen Fällen, den Krisispunkt. Die Atemaufzeichnungen der beiden Babys wurden auch deshalb parallel zueinander gesetzt, weil sie zeigen, dass sich die Amplitude der Ausschläge bei gestresstem Atmen je nach Schwere des Angriffs im Verhältnis zur Widerstandskraft des Babys unterscheidet. Die Amplitude der Ausschläge unterschied sich tatsächlich merklich. Das Maximum der gewichteten Apnoe-Hypopnoe-Dichte (WAHD) bei Baby 2 (erste DPT-Impfung) betrug etwa 2500, während der Maximalwert der WAHD bei Baby 1 (dritte DPT-Injektion) um die 14 000 betrug. Doch waren es bemerkenswerterweise bei beiden Babys weitgehend dieselben Tage, an denen die hohen Ausschläge gestressten Atems aufgezeichnet wurden. Die maximalen Ausschläge wurden an Tag 2 aufgezeichnet, dann um Tag 5 herum. Der 16. Tag war sehr deutlich ein Krisispunkt, nach dem sich bei beiden Babys die Ausschläge des gestressten Atems beruhigten und sich die Babys wieder erholten. Doch können sich die drei Phasen des Unspezifischen Stresssyndroms praktisch bis ins Unendliche wiederholen. Das lässt sich sehr deutlich am chronischen Erschöpfungssyndrom ablesen.

Das maximale Stressniveau beim Atem nach DPT-Injektionen oder anderen Angriffen variiert stark von Kind zu Kind. Manche Babys weisen auch verzögerte Reaktionen auf. Während anfangs (während der ersten beiden Wochen) vielleicht nur ein leichter Anstieg beim Stressniveau des Atmens zu verzeichnen ist, beginnt mit dem 15.–16. oder dem 20.–25. Tag das Stressniveau des Atmens zu steigen und erreicht das Drei- oder Vierfache, verglichen mit dem Stressniveau des Atmens in den ersten beiden Wochen.

Die Verteilung der 41 Babys, die nach Verabreichung des DPT-Impfstoffs starben, folgt deutlich dem Verlauf der gestressten Atmung bei den beiden Babys. Das zeigt, dass die DPT-Impfungen und der Tod dieser 41 Babys kausal miteinander verbunden waren. Es ist offensichtlich, dass mehr Babys an Tagen starben, an denen Babys nach DPT-Injektionen höhere Ausschläge gestressten Atmens zeigen. Diese Tage sind kritische Tage, und ihre Zahl beim einzelnen Kind hängt von der Schwere des Angriffs und der individuellen Reaktion auf den Angriff ab. Es ist eine gut belegte Tatsache, dass Injektionen eines beliebigen Antigens den Betreffenden so sensibilisieren, dass weitere Injektionen desselben Antigens mehr Reaktionen auslösen [Wright (1901), Goodall (1918), Darcy (1966)]. Unsere Mikroprozessoraufzeichnungen stimmen mit diesen gut belegten Beobachtungen völlig überein. Eine weitere Bestätigung für unsere Daten ergibt sich aus den Arbeiten von Watson u. a. (1981). Diese Autoren beobachteten die von einer Anzahl Babys gezeigten Symptome drei Wochen, bevor die Babys im Kinderbett starben (Fallbabys), und die Symptome von Kontrollbabys, die sich wieder erholten. Die durchgezogene Linie stellt die Fallbabys, die gestrichelte Linie die Kontrollbabys dar. Wieder ist sehr deutlich, dass Tag 16 einen Krisispunkt darstellte, nach dem sich der Zustand der Fallbabys verschlimmerte, so dass sie am 21. Tag nach Auftreten der Symptome starben, während es den Kontrollbabys besser ging und sie sich wieder erholten. Sehr instruktiv ist auch, dass sich der Gesamtverlauf der Verteilung der beobachteten und aufgezeichneten Symptome weitgehend mit dem Verlauf unserer Aufzeichnungen deckt. Der Umstand, dass die Fallbabys weniger Symptome aufwiesen, wurde von Watson u. a. (a. a. O.) so interpretiert, dass hier die Qualität der elterlichen und ärztlichen Pflege eine Rolle spielte, wodurch die Symptome abgemildert wurden.

## 12.3 Impfreaktionen und das Unspezifische Stresssyndrom

Alle Geimpften, deren Atmung mit dem Mikroprozessor-Cotwatch aufgezeichnet wurde, zeigten Reaktionen auf die Impfinjektionen. Es treten zwar individuelle Unterschiede in der Amplitude der Ausschläge bei gestresstem Atmen auf, doch die Ausschläge selbst sind weitgehend an denselben kritischen Tagen zu verzeichnen.

Eine Häufung entweder des Auftretens negativer Reaktionen oder von Todesfällen um die Tage herum, an denen Babys höhere Ausschläge bei gestresstem Atmen aufweisen, ist in der medizinischen Literatur, die sich mit negativen Reaktionen oder Todesfällen nach Impfungen befasst, gut belegt.

Landrigan und Witts (1973) legten sehr interessante Daten über die Tagesverteilung des Ausbruchs neurologischer Störungen nach Impfungen mit dem lebenden Masernvirus vor. Ihre Figur 1 zeigt eine deutliche Häufung der Ausbrüche entweder von fiebrigen Krämpfen oder von anderen Störungen um die Tage 3, 7–10, 13, 15, 18 und 25 herum. Es ist ganz klar, dass die Impfungen mit dem lebenden Masernvirus eine Reaktion auslösten, die sehr charakteristisch für das Unspezifische Stresssyndrom ist. Pollock u. a. (1984) haben sieben Fälle des Todes im Kinderbett innerhalb sechs Wochen nach Impfungen aufgelistet. Die drei Todesfälle in der DPT-Gruppe ereigneten sich am 4., 20. und 37. Tag, die anderen vier in der DT-Gruppe am 2., 5., 37. und 40. Tag. Das Kind, das 20 Tage nach der zweiten DPT-Adsorbat-Injektion starb, hatte sich seit der Impfung unwohl gefühlt, mit Anfällen hohen Geschreis drei- bis viermal pro Tag und das zehn Tage lang, gefolgt von einer Periode exzessiven Schlafbedürfnisses. Das hohe Geschrei trat vier Tage (am 16. Tag) vor dem Tod des Babys am 20. Tag noch einmal auf. Drei der gestorbenen Babys wiesen keine sichtbaren postvakzinalen Symptome auf. Zwei Babys in der DT-Gruppe starben an Infektionen der Atemwege. Ein Kind hatte am dritten Tag nach der DPT-Impfung einen Krampf, und ein Baby am fünften Tag nach der DT-Impfung. Myoclonische Epilepsie entwickelte sich bei einem Kind etwa einen Monat nach der ersten DPT-Dosis und bei zwei Babys in der DT-Gruppe; bei einem Kind acht Tage und beim anderen sechs Wochen nach der Injektion. Das dritte Kind hatte eine Konvulsion mit transitorischer Hemiplegie fünf Wochen nach der Injektion. Die Autoren beschrieben viele Fälle von Geschrei, Schlaffheit, Blässe, starren Augen usw. innerhalb 24 Stunden nach DPT- oder DT-Impfungen.

Hirtz u. a. (1983) befassten sich mit 40 Krämpfen, die bei 39 Babys nach einer Anzahl verschiedener Impfungen auftraten. Sie belegten eine Häufung dieser Reaktionen an Tag 1, 2, 3–6, und 7–10. Die meisten Babys, die nach Impfungen starben, wiesen eine Pathologie vergleichbar mit der Pathologie des Unspezifischen Stresssyndroms auf. Die üblichsten Autopsiebefunde zeigten u. a. Punktblutung in der Lunge, dem Thymus, dem Pericardium und in der Brusthöhle. Häufig geben flüssiges, nicht geronnenes Blut und Anzeichen für gestörte Körpertemperatursteuerung den Erforschern des Plötzlichen Kindstodes Rätsel auf [Goldwater u. a. (1990), Goldwater (1992), Denborough u. a. (1982)].

Tatsache ist, dass alle Publikationen, die sich mit Tod oder dem Auftreten negativer Reaktionen auf eine große Anzahl von Impfstoffen befassen, Beweise für eine Häufung solcher Reaktionen um die Tage herum erbringen, an denen auch wir höhere Ausschläge beim gestressten Atmen von Babys nach Impfungen aufgezeichnet haben. Es gibt nicht den Schatten eines Zweifels daran, dass Impfungen Babys töten und zu Krüppeln machen können.

## 12.4 Quellennachweis

1. Selye, H., 1936.
   Ein von verschiedenen schädlichen Erregern erzeugtes Syndrom.
   Nature; 4. Juli, 138: 32.
2. Selye, H., 1937.
   Studien über Adaption.
   Endocrinolgy; 21 (2): 169–188.
3. Selye, H., 1978.
   Der Stress des Lebens.
   McGraw-Hill Book Co.
4. Coulter, H. L. & Fisher, B. L., 1991.
   Dreifach-Impfung – Ein Schuss ins Dunkle.
   Barthel & Barthel Verlag, Berg.
5. Walker, A. M., Hershel, J., Perera, R. S., Thompson, R. S. und Knauss, T. A., 1987.
   Diphtherie-Tetanus-Keuchhusten-Impfungen und Plötzlicher Kindstod.
   Amer J Publ Health; 77 (89): 945–951.

6. Bernier, R. H., Frank, J. A. und Dondero, T. J., 1982.
   Diphtherie-Tetanustoxoid-Keuchhusten-Impfung und Plötzlicher Kindstod in Tennessee.
   J Pediatrics; 101 (3): 939–984.
7. Hoffmann, H. J., Hunter, J. C. und Hasselmeyer, R. N., 1982.
   SIDS und DPT.
   Proc. 17th Immunol. Conf. 18.–19. Mai, Atlanta: 79–88.
8. Griffin, M. R., Ray, W. A., Livengood, J. R. und Schaffner, W., 1988.
   Risiko für Plötzlichen Kindstod nach Impfungen mit Diphtherie-Tetanus-Keuchhusten-Impfstoff.
   N Engl J Med; 319: 618–623.
9. Wright, A. E., 1901.
   Veränderungen der bakteriziden Kraft des Blutes durch Typhus-Impfungen, mit Bemerkungen über die wahrscheinliche Signifikanz dieser Veränderungen.
   The Lancet; 14. Sept.: 715–723.
10. Darcy, D. A., 1966.
    Gesteigerte Reaktion eines „akutphasigen" Serumproteins auf wiederholte Gewebeschädigungen bei der Ratte.
    Br J Pathol; 480–487.
11. Watson, E., Gardner, A. S. und Carpenter, R. G., 1981.
    Epidemiologische und soziologische Untersuchung unerwarteter Todesfälle bei Babys in neun Gebieten Südenglands.
    Med Sci Law; 21 (2): 89–98.
12. Landrigan, P. J. und Witte, J. J., 1973.
    Neurologische Störungen nach Impfungen mit dem lebenden Masernvirus.
    JAMA; 223 (13): 1459–1462.
13. Pollock, T. M., Miller, E., Mortimer, J. Y. und Smith, G., 1984.
    Symptome nach Primärimpfungen gegen DPT und DT.
    The Lancet; 21. Juli: 146–149.
14. Hirtz, D. G., Nelson, K. B. und Ellenberg, J. H., 1983.
    Anfälle nach Impfungen in der Kindheit.
    J Pediatrics; 102 (12): 14–18.
15. Goldwater, P. N., Williams, V., Bourne, A. J., Byard, R. W., 1990.
    Plötzliches-Kindstod-Syndrom: ein möglicher Hinweis auf die Verursachung.
    Med J Aust; 153: 59–60.
16. Goldwater, P. N., 1992.
    Neubewertung des SIDS-Rätsels: eine epidemiologische und klinikopathologische Studie.

J Paediatr Child Health; 28: Suppl 1 S 21–25.

17. Denborough, M. A., Galloway, G. J. und Hopkinson, K. C., 1982.
    Maligne Hyperpyrexie und Plötzlicher Kindstod.
    The Lancet; 13. Nov.: 1068–1072.

18. Stanton, A. N., 1984.
    Überhitzung und Tod im Kinderbett.
    The Lancet; 24. Nov.: 1199–1201.

19. Dunne, K. P. und Matthews, T. G., 1988.
    Hypothermie und Plötzlicher Kindstod.
    Arch Dis Child, 63: 438–440.

# 13. Babyschüttelsyndrom und „Münchhausens Nachfolger"

## 13.1 Babyschüttelsyndrom

In letzter Zeit hat es geradezu eine Epidemie des sog. Babyschüttelsyndroms gegeben. Immer wieder wurden Eltern, gewöhnlich die Väter, oder andere Betreuer (Kindermädchen) angeklagt, ein Baby so sehr geschüttelt zu haben, dass dauernder Gehirnschaden, ja sogar der Tod eintrat.

Warum? Haben sich die Menschen, die Kindstötung begehen oder den Trieb haben, Babys schwer zu verletzen, in nie dagewesener Weise vermehrt? Oder hat es eine noch dubiosere Bewandtnis damit?

Vor einiger Zeit begann ich mit Nachfragen bei Anwälten oder den angeklagten Eltern selbst, um Gutachten zu erstellen. Eine genaue Untersuchung der Geschichte dieser Fälle brachte wirklich eigenartige Dinge zutage: In jedem einzelnen Fall tauchten die Symptome kurz nach Impfungen des Babys auf.

Ich untersuchte also die Krankengeschichte der Babys anhand der Protokolle der Betreuerinnen und Mediziner und konnte bald feststellen, dass diese Babys, kurz bevor sie Krankheitssymptome der beschriebenen Art entwickelt hatten, die zu schweren Gehirnschäden oder zum Tod führten, eine oder mehrere der sog. Routineimpfungen bekommen hatten (HepB, DPT, Polio und Hib).

Die normale Situation ist, dass ein Baby geboren wird und anfangs prächtig gedeiht. Im Alter von etwa zwei Monaten werden ihm dann gewöhnlich die ersten Injektionen der oben geschilderten Art verabreicht [manchmal erhält es ganz kurz nach der Geburt eine Hepatitis-B-Injektion, wenn sich Mutter und Kind noch im Krankenhaus befinden. Wie durch die Protokolle des Vaccine Adverse Event Reporting System (VAERS) in den USA dokumentiert ist, stirbt eine große Anzahl von Babys heute innerhalb Tagen oder zwei bis vier Wochen ab der Geburt, nachdem sie eine Hepatitis-B-Impfung erhalten hat]. Das Baby hört auf, sich normal zu entwickeln, sein Gesundheitszustand verschlechtert sich. Es weist normalerweise Anzeichen für eine Infektion der oberen Atemwege auf. Dann kommen die 2. und 3. Injektion und die Tragödie nimmt ihren Fortgang: Das Kind schreit intensiv und untröstlich, trinkt nicht mehr gut, übergibt sich, hat Schwierigkeiten beim Schlucken, wird reizbar, schläft nicht mehr und hat sogar Krämpfe. Sein Gesundheitszustand, vor allem seine Gehirnfunktionen, verschlechtern sich zusehends. Diese Verschlechterung kann schnell oder schleichend vor sich gehen, bis die Eltern bemerken, dass etwas mit ihrem Kind nicht in Ordnung ist und es eilends zum Arzt oder ins Krankenhaus bringen. Interessanterweise werden sie dort unweigerlich gefragt, wann das Baby geimpft worden ist. Hört der Arzt oder das Personal, dass das Baby tatsächlich „immunisiert" ist, versichert man den Eltern, es gebe keinen Anlass zur Sorge, und schickt sie wieder nach Hause: „Geben Sie Ihrem Baby Panadol!" Sind sie weiter der Ansicht, die Reaktionen ihres Babys seien besorgniserregend, werden sie als ängstlich oder Querulanten eingestuft.

Die Eltern gehen also nach Hause, und das Kind stirb oder bleibt am Leben – aber in höchst problematischer Verfassung.

Die Eltern denken nicht daran, dass ein Zusammenhang zwischen diesen Reaktionen und den Impfungen bestehen könnte, bis ihnen vielleicht mein Artikel über das „Babyschüttelsyndrom – Zusammenhang mit den Impfungen" (Nexus, August/September 1998: 335–38 u. 87) in die Hände fällt. Sie finden ihn entweder im Internet oder erhalten ihn per Post, von einem Unbekannten in einem Umschlag ohne Absenderadresse zugesandt.

Ich füge hier die Abschrift eines Formulars zur „Information" mit „Einverständniserklärung" bei, zu dessen Unterzeichnung man die Eltern in dem Krankenhaus, wo das Baby geboren wird, auffordert. **Es schlägt der Gerechtigkeit, der Fairness und allen Prinzipien der Menschenwürde ins Gesicht.**

### „Hepatitis B
### Was Eltern wissen sollten.

*Das Hepatitis-B-Virus (HBV) oder Serum-Hepatitis-Virus kann in jedem Lebensalter Infektionen auslösen. Es kann zu chronischer Infektion der Leber und schweren Erkrankungen führen, besonders, wenn es in der Kindheit erworben wird. Doch zeigen sich Anzeichen für eine solche Infektion möglicherweise erst Jahre später, wenn beim Kind Leberversagen oder Leberkrebs auftreten.*

*Es ist wichtig, dass Sie Ihr Kind durch die Hepatitis-B-Impfung schützen lassen, weil eine im frühen Alter erworbene Infektion mit größerer Wahrscheinlichkeit zu chronischer Lebererkrankung führt. Mehr als 95 % der Kinder, die alle empfohlenen Dosen der Hepatitis-B-Impfung erhalten haben, sind gegen die vom Hepatitis-B-Virus verursachten Krankheiten geschützt. Die Impfungen haben, soweit bekannt, keine Nebenwirkungen.*

*Laut Angaben der Amerikanischen Akademie der Kinderärzte braucht Ihr Kind drei Dosen des Hepatitis-B-Impfstoffes, um voll gegen eine Hepatitis-B-Infektion geschützt zu sein. Normalerweise geschieht die 1. Impfung bei der Geburt, die Impfung mit der 2. Dosis mit ein bis zwei Monaten, und eine dritte Dosis wird zwischen 6 und 18 Monaten verabreicht.*

*Auf Anweisung Ihres Kinderarztes und aufgrund der Empfehlung der Amerikanischen Akademie der Kinderärzte hat Ihr Kind die 1. Dosis des Hepatitis-B-Impfstoffs während seines Aufenthaltes im ........... erhalten.*

286

*Diese Impfung ist aber nicht wirksam, wenn Ihr Kind nicht zwei weitere Dosen erhält. Es liegt in Ihrer Verantwortung, Ihr Kind zur 2. und 3. Impfung in die Praxis Ihres Kinderarztes zu bringen.*

*Denken Sie daran: Ihr Kind ist nicht geschützt, solange es nicht alle drei Impfungen erhalten hat.*

*Vorstehendes Formular habe ich gelesen und verstanden. "*

Mehrere Aussagen in diesem Musterbeispiel medizinischer Prosa sind einfach falsch, ja faustdicke Lügen.

Erstens sind viele Nebenwirkungen des Hepatitis-B-Impfstoffs bekannt und in angesehenen medizinischen Zeitschriften veröffentlicht (weitere Einzelheiten s. o.).

Zweitens waren Hepatitis-B-Impfungen ursprünglich für Erwachsenengruppen mit hohem Risiko gedacht, wie aktive Homosexuelle, Prostituierte und Angehörige der medizinischen Berufe. Nur weil diese Gruppen mit hohem Risiko, einschließlich der medizinischen Berufe, die Impfungen ablehnten, entschloss sich die Amerikanische Akademie der Kinderärzte, neugeborene Babys damit zu beglücken und ihnen den Impfstoff zu injizieren: Man zitierte George Peter, MD, der sagte, neugeborene Babys würden geimpft, weil sie „erreichbar sind". Tatsächlich: In dem Augenblick, in dem Eltern ihr Kind zu einem Arzt bringen, wird es „erreichbar" für dessen tödliche Injektionen.

Drittens ist es einfach nicht wahr, dass die Hepatitis-B-Impfungen die Empfänger gegen die Krankheit schützen: Es ist bekannt, dass auch Geimpfte Hepatitis B bekommen haben [Ballinger und Clark (1994)].

Viertens ist es nicht wahr, dass drei Dosen erforderlich sind, um Schutz vor der Krankheit zu gewähren. Auch 20 Dosen werden den Empfänger nicht schützen, wie in diesem Artikel weiter gezeigt werden wird, da der Hepatitis-B-Impfstoff wie alle anderen Impfstoffe nicht immunisiert, sondern sensibilisiert. Er macht den Empfänger anfälliger für die Krankheit, die, durch die Impfungen angeblich verhindert wird, ja auch noch für andere, nicht auf den Impfstoff bezogene bakterielle und virale Infektionen. Der dem Hepatitis-B-Impfstoff beiliegende Waschzettel führt Erkrankungen der oberen Atemwege als mögliche Impffolge an.

Der Satz: „Auf Anweisung Ihres Kinderarztes und aufgrund der Empfehlung der Amerikanischen Akademie der Kinderärzte hat Ihr Kind die erste Dosis ... erhalten ...", ist einfach unglaublich, um das Mindeste zu sagen. Haben die Leute, die dieses Formular entworfen haben, denn gar keinen Sinn für Anstand und keinen gesunden Menschenverstand mehr? In ihrem fehlgeleiteten Machttrieb sind sie offensichtlich so verblendet, dass es ihnen gar nichts mehr ausmacht, anderen auf nicht verfassungskonforme, illegale

Art ein gefährliches medizinisches Verfahren aufzuzwingen, das das Risiko schwerer Schädigungen, ja des Todes enthält. Da wird immer von Totalitarismus gesprochen! Die USA sind totalitär in ihrem System der Schulmedizin. Wo ist der Kinderarzt, der eine Impfung, ohne überhaupt mit den Eltern gesprochen zu haben, anordnen dürfte? Wie können sie es wagen, Eltern dieses Formular zur Unterzeichnung vorzulegen, nachdem das Kind bereits geimpft ist, ohne dass die Eltern ihre Erlaubnis gegeben haben und ohne dass sie zuverlässig über die realen, gut belegten Reaktionen auf diesen tödlichen Impfstoff informiert worden sind? Ist irgendwer noch überrascht, dass dann Eltern, wenn ihr Baby Reaktionen auf diesen tödlichen Impfstoff zeigt, gerade von den Leuten angeklagt werden, die die Impfungen veranlasst und ganz offensichtlich die Schädigung und/oder Tod des Kindes verursacht haben? Ich habe es mit eigenen Augen gesehen: Ein Kinderarzt, der die tödlichen Injektionen verabreicht hatte, saß aufgeblasen vor Gericht und machte unter Eid die Falschaussage, der Schaden könne nur dadurch verursacht sein, dass der Vater oder ein anderer Betreuer (ein Kindermädchen) das Kind heftig geschüttelt habe. Dabei hätte der Arzt selbst als der wirkliche Verbrecher in Handschellen abgeführt werden müssen.

Früher hätte man den Tod durch Impfungen noch als „Plötzlichen Kindstod" bezeichnet, besonders wenn die Symptome und pathologischen Befunde minimal waren. Heute werden, wie oben erwähnt, die Eltern oder zumindest ein Elternteil (gewöhnlich der Vater) mit erschreckend zunehmender Häufigkeit angeklagt, das Kind „zu Tode geschüttelt" zu haben. Die Angeklagten „gestehen" dann vielleicht sogar, das Baby geschüttelt zu haben, und geben als Grund dafür an, sie hätten das Baby still daliegen sehen, es habe nicht mehr geatmet und/oder einen glasigen Blick gehabt. Und dann hätten sie in ihrem Versuch, es wiederzubeleben, eben sanft geschüttelt, was ja nur natürlich ist. Und wie es die Ironie des Schicksals will: Manchmal retten sie dem Baby das Leben wirklich, nur um dann angeklagt zu werden, die inneren Verletzungen hervorgerufen zu haben, aufgrund deren das Baby zu atmen aufhörte, die aber in Wirklichkeit schon da waren, als die Leute ihr Baby schüttelten, um es wiederzubeleben. (In einem meiner Expertengutachten schrieb ich sinngemäß: Das schnelle, kompetente Eingreifen der Babysitterin rettete dem Kind das Leben. Und jetzt läuft sie Gefahr, lebenslänglich dafür zu bekommen!)

Was die Eltern auch sagen oder tun, alles wird gegen sie verwendet. Brechen sie in Tränen aus und zeigen Emotionen, heißt es, damit verraten sie ihre Schuldgefühle. Und gelingt es ihnen, selbstbeherrscht und ohne Emotionen aufzutreten, nennt man sie berechnend und hält sie deshalb für schuldig.

288

Ein anderes Szenario: Die Eltern versuchen, die Symptome ihres Kindes einem diensthabenden Arzt im Krankenhaus oder in einem Sprechzimmer zu beschreiben und kennen sich nicht im Geringsten aus, was da mit ihrem Baby passiert ist. Später entdecken sie schockiert und erschreckt, dass der Arzt oder ein anderes Mitglied des Personals, während sie, die Eltern, die von ihnen beobachteten Symptome schilderten, zwei ominöse Worte ins Protokoll geschrieben hatten: „Babyschüttelsyndrom."

Bei vielen dieser Eltern endete es so, dass sie angeklagt, ja sogar ins Gefängnis gesteckt wurden, und das für ein Verbrechen, das jemand anders begangen hatte. Einige dieser Fälle wurden dann doch noch durch Freispruch in der Berufung geklärt, oder die Eltern gewannen sie aufgrund von Gutachten, die bewiesen, dass die Impfungen Ursache der beobachteten Verletzungen oder des Todes waren. Doch allein Gott und ein guter Anwalt können Eltern oder Betreuer retten, die zufälligerweise sozial benachteiligt, ungebildet oder vorbestraft sind, vor allem wegen Gewalttätigkeit, oder wenn ihre Lebensgeschichte schon einen ähnlich „unerklärten" Todesfall eines Babys, für das sie verantwortlich waren, aufweist oder, noch schlimmer, wenn ein durch Impfungen verletztes Baby einen gebrochenen Arm oder Schädelbruch hatte. Manchmal gibt man den glücklicheren Eltern die Möglichkeit zu einem „Deal": Gestehen sie und/oder geben ihre Schuld zu, bekommen sie nur ein paar Jahre. Wenn nicht, sagt man ihnen, das könne auf 20 und noch mehr Jahre Gefängnis hinauslaufen. Ich habe persönlich von einem Sozialarbeiter in den Vereinigten Staaten gehört, dass viele Pflegeeltern in US-Gefängnissen verkümmern: Zuerst zwingt man sie, die ihnen anvertrauten Kinder zu impfen, und wenn dann Nebenwirkungen oder der Tod eintreten, klagt man sie dessen an.

Selbstverständlich gibt es auch die Möglichkeit, dass bei manchen dieser Fälle Kindstötung oder Kindsmisshandlung vorliegt, doch gibt es keinen einsichtigen Grund, warum sich plötzlich so viele Eltern oder Betreuer auf diese Art verhalten sollten. Es ist unglaublich unsensibel und gefühllos, die bestürzten Eltern immer sofort zu verdächtigen und einer Verletzung ihres eigenen Babys anzuklagen.

In vielen Fällen sagt man wohlmeinenden Verteidigern, sie dürften in einem Gerichtssaal nicht von Impfungen sprechen. Die Verteidiger finden dann den Ausweg, wenigstens zu erwähnen, dass die nachweislichen Verletzungen wie Hämorrhagen im Gehirn und an der Netzhaut schon da waren, bevor das Kind sterbend oder tot aufgefunden wurde. Wenn das Kind zuvor geimpft worden ist, zeigen sich gewöhnlich frühere, zum Teil ausgeheilte Hämorrhagen. Doch hilft dieser Trick nicht viel, weil dann nämlich die Anklage behauptet, der Angeklagte habe das Kind schon viele Male vor

Eintreten des Todes misshandelt. In meinem Brief an einen dieser Anwälte schrieb ich: „Das ist gerade so, wie wenn man bei einem Erschossenen argumentierte, das Gewehr und die Kugeln seien ganz zufällig da und hätten nichts mit den beobachteten Verletzungen und dem Tod zu tun, und stattdessen die Person anklagte, die den Erschossenen als Erste fand. Sie habe seinen Tod verursacht, weil sie ihn in ihrem Versuch, ihn wiederzubeleben, geschüttelt habe. Political Correctness hat auch ihre Grenze."

Werfen wir jetzt einen Blick auf die medizinische Literatur, die sich mit dem Babyschüttel-Syndrom und Kindsmisshandlung befasst.

Caffey (1972 und 1974) beschrieb das Syndrom des kindlichen Schleudertraumas als Ergebnis eines manuellen Schüttelns, wobei das Kind an den Extremitäten gehalten wird, verbunden mit intrakraniale und intraokuläre Blutungen verursachenden Schlägen, was zu dauernden Gehirnschäden und geistiger Zurückgebliebenheit führt. Er bezog sich dabei auf seinen fast 30 Jahre vor den oben erwähnten Arbeiten veröffentlichten Artikel, in dem er „die ersten sechs, 1945 geschlagenen Babys", wie er das nannte, schilderte. Die wesentlichen Elemente dieser Schilderung waren subdurale Hämatome, intraokuläre Blutungen und multiple Traktionsveränderungen der Röhrenknochen. Diese Befunde wurden zum Kriterium für den „Nachweis", dass ein Kind vor Entwicklung dieser Symptome geschüttelt worden sei.

Reece (1993) analysierte Kindsmisshandlung mit tödlichem Ausgang und das Syndrom des Plötzlichen Kindstods als kritische diagnostische Entscheidungen. Er betonte, es sei für Kinderärzte, Hausärzte, Pathologen und Kinderschutzbünde sehr schwierig, zwischen einem unerwarteten Kindstod im Sinne von SIDS und einem von Kindsmisshandlung verursachten Tod zu unterscheiden. Einerseits müssen sie Beispiele vermuteter Kindsmisshandlung melden und andere Kinder der Familie schützen, und auf der anderen Seite stimmen sie alle darin überein, dass das Wissen in diesem Bereich sehr lückenhaft ist und viele Fälle unklar sind.

Duhaime u. a. (1992) schrieben: „… Patienten mit intraduralen Hämorrhagen und bisher ohne Verletzungen müssen zusätzlich klinische und radiografische Befunde von Schlagverletzungen am Kopf, unerklärten Knochenbrüchen oder Verletzungen der weichen Gewebe aufweisen, wenn man die Möglichkeit spontaner intrakranialer Hämorrhagen, wie sie, allerdings selten, aufgrund von vaskulären Missbildungen oder Blutgerinnungsstörungen auftreten können, völlig ausschließen will."

Doch schon 1985 warnten Forscher vor Fehldiagnosen bei Kindsmisshandlungen. Kirschner und Stein (1985) schrieben: „Obwohl die Berichte der Eltern in allen Fällen zuverlässig und im Einklang mit den Ergebnissen der physischen Untersuchungen des Kindes waren, verfehlten die beteiligten

Ärzte die richtige Diagnose. Zu diesen Fehldiagnosen trugen nicht nur mangelnde Erfahrung mit schweren Erkrankungen in der Kindheit und Todesfällen von Kindern bei, sondern höchstwahrscheinlich auch eine argwöhnische und/oder feindselige Einstellung." Es ist also nicht strittig, dass manche Eltern und Betreuer die oben erwähnten Verletzungen durch Kindsmisshandlung verursachen, doch muss man bei der Interpretation ähnlicher pathologischer Befunde sehr vorsichtig sein. Sie können durch ganz andere Faktoren verursacht sein und brauchen nichts mit mechanischen Verletzungen und Kindsmisshandlungen zu tun zu haben.

Niemals vergesse ich den Vater eines zehn Wochen alten Kindes, der, nachdem er in der Berufung vom „Babyschüttelsyndrom" freigesprochen worden war, sinngemäß sagte: „Wir wissen immer noch nicht, was unser Kind getötet hat!" Es kam ihm nicht in den Sinn, und niemand sagte es ihm, dass es die Impfungen waren, die sein Kind getötet hatten. Das Alter des Kindes deutet stark auf diese Möglichkeit hin.

Was also kann ebenfalls Gehirnschwellung, intrakraniale Blutungen, Hämorrhagen an der Netzhaut, Schädelbrüche und andere Knochenbrüche verursachen?

Seit Einführung der Massenkinderimpfung füllen Berichte über schwere Gehirnschäden, kardiovaskuläre, Stoffwechsel- und andere Verletzungen die Seiten der medizinischen Zeitschriften. Tatsächlich benutzt man Impfstoffe wie den Keuchhusten-Impfstoff, um bei Labortieren Enzephalomyelitis auszulösen: experimentelle allergische Enzephalomyelitis [Levine und Sowinski (1973)]. Sie ist charakterisiert durch Gehirnschwellung und Hämorrhagen, und zwar in einem Ausmaß, das dem von mechanischen Verletzungen verursachten ähnelt [Iwasa u. a. (1985)].

Munoz u. a. (1981) untersuchten biologische Aktivitäten des kristallinen Pertussigentoxins (eines von Bordetella pertussis produzierten Toxins. Bordetella pertussis ist ein Keuchhusten-Erreger und aktiver Bestandteil aller Typen des Keuchhusten-Impfstoffs, ob ganzzellig oder azellulär) und stellten fest, dass winzige Mengen von Pertussistoxin Hypersensivität gegenüber Histamin (noch 84 Tage nach Verabreichung festgestellt), Leukozytose, Insulinproduktion, erhöhte Produktion von IgE- und G1-Antikörpern gegen Hühnereier-Albumin, Anfälligkeit für anaphylaktischen Schock und vaskuläre Durchlässigkeit der quergestreiften Muskeln verursachten. Die 546-Nannogramm/Maus-Dosis tötete 50 % der Mäuse. Typischerweise traten die Todesfälle verzögert auf. Wenn 5 Mikrogramm Perussistoxin verabreicht wurden, nahmen die meisten Mäuse nicht zu, und der Tod trat am 5. Tag ein. Die letzte Maus starb am 8. Tag. Eine 1-Mikrogramm-Dosis eines Präparats tötete vier von fünf Mäusen. Vom 2. bis zum 5. Tag nahmen sie zunächst zu, dann blieb ihr Gewicht nahezu konstant, bis sie starben. Auch die eine, die 16 Tage lang am Leben blieb (dann wurde sie getötet), hatte an den Tagen, an denen die anderen starben, Krisen (ihre Gewichtszunahme hörte auf).

Wenn Labortiere Symptome von Impfschäden entwickeln oder sterben, wird das interessanterweise niemals dem Zufall zugeschrieben. Man spricht niemals von „Rattenschüttel-Syndrom". Aber wenn Kinder dasselbe Symptom nach Verabreichung derselben Impfstoffe entwickeln und/oder sterben, heißt es, das ist Zufall, oder es ist von ihren Eltern und anderen Betreuern verursacht. Und wenn all diese Erklärungen nichts mehr helfen, spricht man von mysteriösen Unfällen. Bacon u. a. (1978) beschrieben ein zwei Monate altes Baby, das Gehirn- und Netzhaut-Hämorrhagen entwickelte. Sie folgerten, das sei auf eine unschuldige Ursache zurückzuführen. Mit dieser Folgerung hatten die Eltern wirklich Glück, aber jeder denkende Mensch wäre doch wenigstens auf den Gedanken gekommen, dass dieses Baby aufgrund seines Alters, genau bevor es die für Impfreaktionen typischen Symptome entwickelte, geimpft worden sein musste.

Verzögerte Reaktionen sind die Norm, nicht die Ausnahme. Das ist als Folge der immunologischen, intravaskulären Komplexierung eines partikulären Antigens (ganzzellige oder azelluläre Keuchhustenorganismen) erklärt worden [Wilkins (1988)]. Doch den Impfern bereiten die verzögerten Reaktionen große Schwierigkeiten. In der Regel setzen sie höchst irrelevante Zeitgrenzen, bevor sie überhaupt eine Kausalbeziehung zwischen Impfungen und den Reaktionen darauf akzeptieren. Die von ihnen gezogene Zeitgrenze beträgt normalerweise 24 Stunden bis zu 7 Tagen. Doch die meisten Impfreaktionen sind verzögert, weshalb die meisten Fälle nicht auf die Impfungen bezogen werden.

Man muss nur einen Waschzettel zum Hepatitis-B-Impfstoff durchlesen, um zu sehen, dass neben lokalen Reaktionen eine Anzahl neurologischer Symptome auftreten kann, wie Parästhesie, Paralyse (einschließlich Bell-Lähmung), Neuropathie und Neuritis (u. a. Guillain-Barré-Syndrom, Optikus neuritis und Multiple Sklerose).

Devin u. a. (1996) beschrieben Netzhauthämorrhagen und schwere neurologische Verletzungen wie Nervenblindheit, verursacht durch Hepatitis-B-Impfungen. In der Tat sind es die Netzhauthämorrhagen, die immer so enthusiastisch als sicheres Anzeichen für Kindsmisshandlungen betrachtet werden, obwohl sie auch von Impfungen verursacht werden können und verursacht werden.

Goetting und Sowa (1990) beschrieben Netzhaut-Hämorrhagen, die nach Herz-Lungen-Wiederbelebung bei Kindern auftraten.

Sogar Netzhautablösung hat eine gängige, nicht traumatische Erklärung. Die wichtigsten Publikationen in dieser Hinsicht sind jene, die Netzhautablösungen mit immunologischen Angriffen wie Impfungen in Verbindung bringen.

Ingram (1965) beschrieb mit atopischer Dermatitis und Katarakten in Verbindung stehende Netzhautablösungen.

Goffstein und Burton (1982) erarbeiteten Kriterien, traumatische von nicht traumatischen Ablösungen zu unterscheiden.

Eine durch Gehirnschwellung bedingte Ausbuchtung der Fontanelle wurde von Jacob und Mannino (1979) als direkte Reaktion auf den DPT-Impfstoff beschrieben. Sie schilderten den Fall eines sieben Monate alten Babys, das neun Stunden nach der dritten DPT-Impfung eine Ausbuchtung der vorderen Fontanelle entwickelte, Fieber bekam und reizbar wurde. Die Autoren führten das auf die Impfungen zurück.

Blaue Flecke und Neigung zu Blutungen sind eins der charakteristischen Symptome einer Blutgerinnungsstörung – Thrombozytopenie –, einer bekannten Nebenwirkung vieler Impfungen. Ihre ersten Anzeichen sind Bildung blauer Flecken und Blutungen sowie petechienartiger Hautausschlag. Thrombozytopenie kann zu Gehirn- und anderen Hämorrhagen führen [Wörner u. a. (1981)].

Andere Blutgerinnungsstörungen wie disseminierte intravaskuläre Koagulation werden mit immunologischen Verletzungen in Zusammenhang gebracht, wie sie durch Impfungen bedingt sein können.

Krämpfe, die einer von 1750 Injektionen des DPT-Impfstoffs [Cody u. a. (1981)] folgen können, führen u. U. zu unerklärlichen Stürzen von Kleinkindern, die sich schon aufsetzen oder stehen können. Die Auswirkungen können lineare Schädelbrüche und andere Brüche sein. Wenn man bedenkt, dass Babys normalerweise ein Minimum von 3 Dosen des DPT- und OPV-Impfstoffs bekommen, dann beträgt das Risiko für die Entwicklung eines Krampfes eins zu 580, und bei 5 Dosen steigt das Risiko auf eins zu 350. Das bedeutet, dass eine große Zahl von Babys im Alter zwischen 2 und 6 Monaten und mit etwa 18 Monaten und zwischen 5 und 6 Jahren Krämpfe nach Impfungen entwickelt. Die Krämpfe treten oft auf, wenn die Eltern oder sonstige Betreuungspersonen nicht aufpassen: Das Kind fällt einfach, während es auf dem Boden steht oder sitzt, auf den Rücken oder auf den Arm.

All dies kann als Ergebnis mechanischer Verletzungen fehlinterpretiert werden, besonders, weil sich die Impfer strikt weigern, zuzugeben, dass Impfungen schwere Verletzungen verursachen können. Oder sie geben nur ein Lippenbekenntnis in Bezug auf eventuelle Impfschäden ab. Solche

Schäden können inzwischen von unzähligen Impfstoffen verursacht sein, die im Rahmen verheerender Impfpläne mit bis zu 18 Impfungen verabreicht werden, und mit denen Babys innerhalb sechs Monaten nach der Geburt geimpft werden sollen.

Die Gerichte übersehen häufig die gut belegten gängigen alternativen Erklärungen für die beobachteten Verletzungen und erkennen nicht, dass die „Experten", die behaupten, nichts als heftiges Schütteln könne Netzhaut-Hämorrhagen verursachen, voreingenommen sind und dass diese Aussagen nur die Vorurteile und Unwissenheit der Gutachter reflektieren. Solche „Experten" gehen dann nach Hause und raten Eltern weiterhin, ihre Kinder impfen zu lassen. So verursachen sie, ohne sich zu schämen, mehr und mehr Fälle impfgeschädigter Babys und Kinder.

## 13.2 „Münchhausens Nachfolger"

Der Ausdruck wurde für Individuen geprägt, die ein Kind töten oder verletzen, um die Aufmerksamkeit auf sich selbst zu lenken. Er wurde häufig in den 80er Jahren verwendet, und zwar in Fällen, bei denen Versuche unternommen wurden, den Plötzlichen Kindstod zu erklären.

Nach Meadows (1995) ist „Münchhausens Nachfolger" ein bombastischer Ausdruck, ursprünglich geprägt zu journalistischen Zwecken. Man gebrauchte ihn für Erwachsene, die sich selbst mit falschen Krankheitsgeschichten wichtig machten, gerade wie der fiktive Baron von Münchhausen, der auf Kanonenkugeln reiste. Heute wird der Begriff auf Eltern von Kindern angewendet, die angeblich krank sind, wobei die Eltern oder Elternstelle vertretenden Personen diese Krankheiten aber nur erfunden haben.

Während der Ausdruck einige Berechtigung haben mag, wenn man diese spezielle Form der nachweislichen Kindsmisshandlung durch Eltern beschreiben will, die ihr Kind langsam vergiften oder es unnötigen, häufig gefährlichen und aggressiven medizinischen Behandlungen aussetzen, wurde er in jüngster Zeit von Ärzten im Vereinigten Königreich dazu benützt, die wirklich beobachteten Nebeneffekte von Impfungen gegen Masern, gegen Masern, Mumps und Röteln und gegen Masern und Röteln (M, MMR und MR) zu verschleiern. Viele Tausende Kinder im Vereinigten Königreich entwickelten 1994 nach Impfungen dieser Art Autismussymptome, die mit typischen Magen-Darm-Störungen verbunden sind.

Das „Bulletin für medizinische Ethik" veröffentlichte 1994 und 1995 zwei Artikel, die sich mit diesem Problem befassten. Im Artikel vom Oktober 1994 („Ist Ihre Masern-Injektion wirklich notwendig?") hieß es, im November 1994 werde die englische Regierung eine Massenimpfung gegen Masern durchführen mit dem Ziel, jedes Kind zwischen 5 und 16 Jahren zu erreichen. Man behauptete, Zweck dieser Kampagne sei es, eine Epidemie zu verhindern, die sich sonst im Jahr 1995 mit bis zu 200 000 Erkrankungen und bis zu 50 Todesfällen ausbreiten würde. Der Artikel zeigte aber auch, dass seit 1990 in England und Wales jährlich nur 8000–10 000 Masernfälle aufgetreten waren und dass es zur gleichen Zeit in Schottland eine Epidemie mit nur 5000 Fällen gegeben hatte. Zwischen Mai und August 1994 war die Melderate in England und Wales drastisch gefallen. Es gab also nichts, was deutlich auf eine drohende Epidemie hingewiesen hätte.

In einem neunseitigen Artikel der Augustausgabe 1995 stellte das „Bulletin für medizinische Ethik" u. a. fest, dass am 14. September 1992 das Gesundheitsministerium zwei Serien des MMR-Impfstoffs hastig aus dem Verkehr gezogen habe, nachdem Informationen über das Risiko von Mumps-Meningitis nach Verabreichung dieser Impfstoffe in die Presse gelangt waren. Beide Serien enthielten den Urabe-Mumps-Impfstoffstamm, der nachweislich bei einem von 1044 Geimpften Mumps-Meningitis ausgelöst hatte [Anonymus (1994)].

Aufgrund der Masern-Epidemiologie war es keineswegs ausgemacht, dass 1995 eine Masern-Epidemie ausbrechen würde. Auch gab es ganz gewiss keine Rechtfertigung für eine begleitende Röteln-Impfung. Die Massenkampagne war geplant als experimentelle Alternative zu einem 2-Dosen-Impfplan gegen Masern, Mumps und Röteln. Die Regierung führte die Eltern bewusst in die Irre, was die Notwendigkeit einer solchen Kampagne und das relative Risiko von Masern und Masernimpfungen betraf. Das Gesundheitsministerium verstieß gegen das Gesetz der Europäischen Union über Kontrakte und Angebote, um sicherzugehen, dass bestimmte pharmazeutische Firmen vertraglich verpflichtet wurden, die Impfstoffe für die Kampagne zur Verfügung zu stellen. Das alles muss ein Geschenk des Himmels für die Arzneimittelhersteller gewesen sein, weil die Vorräte an Masern- und Röteln-Impfstoffen, auf denen sie 1992 sitzen geblieben waren und für die praktisch kein Bedarf mehr war, zu veralten drohten. Die britische Regierung machte an die 22 Millionen Pfund locker, um die nahe am Verfallsdatum befindlichen Masern- und Röteln-Impfstoffe aufzukaufen.

Aber die Impfkampagne brachte nur sehr wenig. Tatsächlich traten 1995 in England und Wales zweimal so viele Fälle serologisch bestätigter Röteln auf wie 1994: 412 gegen 217. Sechs Rötelnfälle bei schwangeren Frauen wurden gemeldet. Die Daten zeigen außerdem, dass im ersten Viertel 1995 mehr Masernfälle angezeigt wurden als im ersten Viertel 1994. Trotzdem behaupteten staatliche Ärzte immer wieder, dass die Übertragung von Masern bei Schulkindern gestoppt worden sei. Higson (1995) schrieb, zwei Beamte des Gesundheitsministeriums hätten versucht, einen Erfolg der Masern- und Röteln-Impfungen vorzuspiegeln, indem sie Daten verwendeten, die sich für den jährlichen Vergleich der Maserninfektionen nicht eigneten. Sie schrieben, die von den öffentlichen Gesundheitsbehörden über die Masernmeldungen gesammelten Daten gäben keinen Hinweis darauf, dass die sehr teure Kampagne irgendeinen Vorteil erbracht hätte.

An die 1500 Eltern nahmen an einer Gruppenaktion teil, weil ihre Kinder Schäden erlitten hattten, zumeist in Form von Magen-Darm-Problemen und Autismus.

Wakefield u.a. (1998) veröffentlichten einen Artikel im „Lancet". Sie berichteten über eine Reihe von Kindern mit chronischer Enterokolitis und regressiver Entwicklungsstörung, die 1–14 Tage (Mittel 6,3) nach Impfungen gegen M, MMR und MR auftraten.

Wakefield u.a. (1998) zitierten die Autismus-Theorie des „opioiden Exzesses". Damit ist gemeint, dass autistische Störungen aus einem unvollständigen Abbau und einer exzessiven Absorption von darmabhängigen Peptiden aus Nahrungsmitteln, u.a. Gerste, Roggen und Hafer, sowie Milch und dem Milchprodukt Kasein entstehen, was durch Impfschäden am Darm verursacht wird. Diese Peptide können zentral-opioide Auswirkungen haben, direkt oder mittels der Bildung von Liganden mit Peptidase-Enzymen, die zum Abbau endogener Opioide des Zentralnervensystems erforderlich sind, was dann zu Störungen der normalen Neuroregulation und Gehirnentwicklung durch endogene Enzephaline und Endorphine führt.

Als ich mich letztes Jahr auf einer Vortragsreise durchs Vereinigte Königreich befand, kam eine Anzahl Eltern zu mir und beklagte sich. Wenn ihre Kinder nach Impfungen Verhaltens- und Magen-Darm-Probleme der oben beschriebenen Art entwickelten, sage man ihnen, statt dass die Ärzte ihnen halfen, immer wieder, die Kinder bildeten sich die Symptome nur ein oder wollten nur die Aufmerksamkeit auf sich lenken. Man verwendete den Begriff „Münchhausens Nachfolger". Das löste eine Menge Schwierigkeiten und Eheprobleme aus und brachte den Opfern der Impfungen gar nichts. Die Geschichten der Eltern waren tatsächlich erschreckend.

Kurz gesagt, die Impfkatastrophen nehmen zu. Impfungen führen nicht nur nicht zur Verbesserung der Gesundheit der Kinder und anderer Empfänger, sondern sie verursachen auch schwere gesundheitliche Probleme und Schwierigkeiten für die Familien der Geimpften, weil die Opfer der Impfungen zu Opfern ihrer eigenen Einbildung gemacht werden. Eltern kleiner Kinder im Impfalter sollten sich jedenfalls ihr eigenes Urteil bilden und sich gut über die wirklichen Gefahren dieses unwissenschaftlichen, unnötigen und schädlichen aggressiven medizinischen Verfahrens informieren. Eltern, die sich in Sicherheit wiegen, wenn sie der offiziellen Impfpropaganda folgen, könnten eines Tages ein böses Erwachen erleben: Sie könnten selbst als Verursacher der Schäden angeklagt werden, die den Impfungen anzulasten sind.

Auch bitte ich die praktizierenden Ärzte dringend, nach eigenem Urteil und eigenen Beobachtungen zu entscheiden, und die von den Impfungen hervorgerufenen Katastrophen gründlich zu untersuchen. Sie sollten damit beginnen, wirklich auf ihre Patienten und besonders die Eltern kleiner Kinder zu hören, wenn von Nebenwirkungen der Impfungen berichtet wird.

Die Unfähigkeit, zuzuhören und die wahren Verhältnisse zu beobachten, hat eine Sorte von praktizierenden Ärzten herangezüchtet, die eher krank als gesund machen. Sie sind mehr Ankläger als Helfer. Und sie kehren letzten Endes, ob bewusst oder unbewusst, doch mit erschreckend zunehmender Häufigkeit, die Katastrophen unter den Teppich, die durch die völlig unnütz von ihnen zusammengebrauten tödlichen Wirkstoffe und sogenannten Dienstleistungen verursacht sind. Vielleicht sollte der Ausdruck „Münchhausen-Bumerang" für diese Angehörigen der medizinischen Berufe eingeführt werden, die die Opfer ihrer eigenen Eingriffe und der Impfungen im Besonderen auf dem Gewissen haben.

Gerne möchte ich alle, die immer noch denken, das Risiko von Impfverletzungen werde durch den Nutzen der Impfungen aufgewogen, daran erinnern, dass Infektionskrankheiten vorteilhaft für Kinder sind. Sie stimulieren und entwickeln nämlich das Immunsystem und stellen Meilensteine der kindlichen Entwicklung dar. Wer Masern gehabt hat, verfügt nicht nur über eine lebenslange spezifische Immunität gegenüber Masern, sondern auch über eine unspezifische Immunität gegenüber einer Reihe anderer schwerer Erkrankungen: degenerative Erkrankungen der Knochen und Knorpel, bestimmte Tumoren, Hautkrankheiten und immunoreaktive Krankheiten [Ronne (1985)]. Wer Mumps gehabt hat, verfügt über einen Schutz gegen Eierstockkrebs [West (1966)]. Es besteht keine Notwendigkeit für den Versuch, Kinder gegen Infektionskrankheiten zu schützen.

Und was noch mehr ist: Nach den immunologischen Forschungen der Schulmedizin immunisieren Impfungen nicht. Sie sensibilisieren stattdessen und machen die Rezipienten anfälliger für Krankheiten [Craighead (1975)]. Es sind die geimpften Kinder, die an chronisch schlechter Gesundheit leiden (Asthma und anhaltende Ohrinfektion sind nur zwei von vielen Beispielen für impfbedingte Nebenwirkungen) und Nebenwirkungen in Form von Krankheiten wie Pneumonie oder atypischen Masern entwickeln, die ein

12–15%iges Sterblichkeitsrisiko aufweisen. Und solche Kinder haben dann auch Schwierigkeiten, unschädliche Krankheiten wie Windpocken durchzustehen, weil ihr Immunsystem durch die Impfungen unterdrückt ist.

Hiermit fordere ich alle Eltern dringend auf, sich selbst ein paar Fragen zu stellen:

Haben Sie schon bemerkt, wie häufig man Impfungen mit Drohungen, Zwang, Vorwürfen und Geldstrafen durchzusetzen versucht und dann Eltern Schäden vorwirft, die eindeutig zu Lasten der Impfungen gehen? Würden Sie sich so einem Druck beugen, wenn für ein anderes Produkt mit dem gleichen Fanatismus geworben würde? Würden Sie nicht Verdacht schöpfen und sich fragen, was stimmt mit diesem Produkt nicht, wenn man es dem Verbraucher derart aufzudrängen versucht? Sollten Sie nicht misstrauisch gegenüber einem medizinischen System sein, das einen solchen Druck auf Sie ausübt, ja Ihre demokratischen Rechte verletzt, die garantieren, dass Sie selbst über Ihre eigene und die Gesundheit ihrer Kinder bestimmen? Ein medizinisches System, das dann aber keine Verantwortung für Impfschäden übernimmt, ein medizinisches System, das Ihnen unrechtmäßig Ihr verfassungsmäßig und gesetzlich garantiertes Recht nimmt, Ihre Wahl zu treffen, ohne mit Schikanen und Vorwürfen traktiert zu werden?

## 13.3 Quellennachweis

1. Ballinger, A. B. und Clark, M. KL., 1994.
   Schwere akute Hepatitis-B-Infektion nach Impfungen.
   Lancet; 344: 1292.
2. Caffey, J., 1972.
   Über Theorie und Praxis des Schüttelns von Kindern.
   Am J Dis Child; 124 (Aug.): 1972.
3. Caffey, J., 1974.
   Syndrom des kindlichen Schleudertraumas: manuelles Schütteln des an den Extremitäten gehaltenen Kindes mit durch Schleudertrauma ausgelösten intrakranialen und intraokulären Blutungen, verbunden mit bleibendem Gehirnschaden und geistiger Zurückgebliebenheit.
   Pediatrics; 54 (4): 396–403.
4. Reece, R. M., 1993.
   Tödliche Kindsmisshandlung und Plötzlicher Kindstod.
   Pediatrics; 91: 423–429.
5. Duhaime, A. C., Alario, A. J., Lewander, W. J. u.a. 1992.
   Kopfverletzungen bei sehr kleinen Kindern: Mechanismen, Arten von

Verletzungen und ophthalmologische Befunde bei 100 unter 2 Jahre alten Patienten im Krankenhaus.
Pediatrics; 90 (2): 179–185.

6. Kirschner, R. H. und Stein, R. J., 1985.
Fehldiagnosen von Kindsmisshandlung.
Am J Dis Child; 139: 873–875.

7. Levine, S., und Sowinski, R., 1973.
Hyperakute allergische Enzephalomyelitis, bedingt durch Keuchhusten-Impfung – ihre quantitative Bestimmung und die im Impfstoff enthaltenen ursächlichen Faktoren.
Japan J Med Sci Biol; 38: 53–65.

8. Munoz, J. J., Aral, H., Bergman, R. K. und Sadowski, P., 1981.
Biologische Aktivitäten des kristallinen Pertussistoxins von Bordetella pertussis. Infektion und Immunität; (Sep): 820–826.

9. Wilkins, J., 1988.
Was ist „signifikant" bei DPT-Reaktionen (ein Brief)?
Pediatrics; 1988, 81 (6): 912–913.

10. Goetting, M. G. und Sowa, B., 1990.
Netzhaut-Hämorrhagen nach Herz-Lungen-Wiederbelebung bei Kindern: eine ätiologische Bewertung.
Pediatrics; 85 (4): 585–588.

11. Devin, F., Roques, G., Disdier, P., Rodor, F. und Weiller, P. J., 1996.
Verschluss der zentralen Netzhautvene nach Hepatitis-B-Impfung.
Lancet; 347 (8. Juni): 1626.

12. Ingram, R. M., 1965.
Netzhautablösungen im Zusammenhang mit atopischer Dermatitis und Katarakt.
Br J Ophthalmol; 49: 96.

13. Goffstein, R. und Burton, T. C., 1982.
Unterscheidung traumatischer Netzhautablösungen von nicht traumatischen.
J Ophthalmology; 89: 361–368.

14. Jacob, J. und Mannino, F., 1979.
Erhöhter intrakranialer Druck nach Diphterie-, Tetanus- und Keuchhusten-Impfung.
Am J Dis Child; 133: 217–218.

15. Wörner, S. J., Abildgaard, C. F. und French, B. N., 1981.
Intrakraniale Hämorrhagen bei Kindern mit idiopathischer thrombozytopenischer Purpura.
Pediatrics; 67 (4): 453–460.

16. Cody, C. L., Baraff, L. J., Cherry, J. D., Marcy, S. C. und Manclark, 1981.
    Natur und Häufigkeitsrate negativer Reaktionen im Zusammenhang mit DPT- und DT-Impfungen bei Säuglingen und Kindern.
    Pediatrics; 68 (5): 650–660.
17. Meadows, R., 1995.
    Was stimmt und was stimmt nicht? „Münchhausens-Nachfolger-Syndrom."
    Arch Dis Child; 72: 534–538.
18. Anonymus. 1994.
    Lancet; 343: 105–106.
19. Higson, N., 1995.
    Bewertung der Masern-Impfkampagne.
    Br Med I; 311: 62.
20. Wakefield, A. J., Murch, S. H., Anthony, A., Linell, J. u. a. 1998.
    Ileal-lymphoide noduläre Hyperplasie, unspezifische Kolitis und umfassende Entwicklungsstörung bei Kindern.
    Lancet; 351 (28. Febr.): 637–41.
21. Ronne, T., 1985.
    Masernvirus-Infektion ohne Hautausschlag in der Kindheit im Zusammenhang mit Erkrankungen im Erwachsenenleben.
    Lancet; 5. Jan.: 1–5.
22. West, R. O., 1966.
    Epidemiologische Untersuchungen von Erkrankungen der Eierstöcke.
    Cancer; Juli: 1001–1007.
23. Craighead, J. E., 1975.
    Workshop-Bericht über Verschlechterung des Gesundheitszustandes nach Impfung mit inaktivierten Mikrobenimpfstoffen.
    I Infect Dis; 1312 (6): 749–754.

# 14. Die negativen Auswirkungen der Impfungen bestätigen die Homöopathie

Ein ausführliches Studium der medizinischen Literatur, wobei ich mich besonders mit den Nebenwirkungen der Impfungen befasste, enthüllte mir interessante, unerwartete Tatsachen, die mich veranlassten, die Grundprinzipien der Homöopathie in meine Überlegungen miteinzubeziehen. Nach diesem Studium konnte ich nicht umhin, den Schluss zu ziehen, dass die beobachteten und dokumentierten negativen Auswirkungen der Impfungen ungewollt das Grundkonzept der Homöopathie bestätigen.

Homöopathie ist ein System der pharmakologischen Medizin. Die homöopathischen Lehren sind ein Regelsystem zur Verabreichung genau definierter Heilmittel, unter Berücksichtigung der individuellen Voraussetzungen jedes Patienten.

Seit etwa 180 Jahren sind die Grundprinzipien der Homöopathie in der Praxis getestet worden. Ihre wissenschaftliche Gültigkeit ist schlüssig nachgewiesen.

Die Theorie der Homöopathie besitzt acht Elemente [Coulter (1980)]:
1. Die Reaktivität des Organismus auf äußere Reize: Die Krankheit ist Ausdruck der Anpassungsbemühung des gesamten Organismus.
2. Die biphasische Wirksamkeit von Heilmitteln.
3. Das „Prüfen".
4. Ultrasensitivität des Organismus auf die Simile-Arznei.
5. Die infinitesimale Dosis.
6. Nur ein einziges Mittel.
7. Das Gesetz der Ähnlichkeit.
8. Das Heringsche Gesetz des Auftretens von Symptomen und der chronischen Erkrankung.

## 1. Die Reaktivität des Organismus auf äußere Reize
Krankheit ist Teil der Anpassungsbemühung des gesamten Organismus. Die symptomatischen Änderungen haben Vorrang vor den strukturellen und pathologischen Änderungen.

Alle lebenden Organismen antworten auf Umweltreize. Leben ist kontinuierliche Anpassung und Adaptierung des inneren Beziehungsgefüges des Organismus auf die äußeren Beziehungen. Lebewesen halten ein dynamisches Gleichgewicht in Harmonie mit ihrer sich verändernden Umgebung aufrecht, indem sie sich mittels ihres Drüsen- und Nervensystems automatisch anpassen. Gesunde Organismen passen sich sofort und adäquat an.

Hans Selye (1978) nannte diesen Prozess ein Unspezifisches Stresssyndrom oder Allgemeines Adaptionssyndrom. Es handelt sich um eine ganzheitliche generelle Reaktion auf beliebige Reize, Angriffe, Verletzungen oder schädliche Substanzen irgendwelcher Art und ist nach den Experimenten Selyes weitgehend vom Nervensystem unabhängig. Es ist allen Körpergeweben, ja jeder einzelnen Zelle angeboren. Manchmal gelingt der Balanceakt nicht vollständig, und der Organismus wird krank. Er sendet Krankheitssignale aus – Symptome. Symptome stellen die Totalität der Reaktionen des Patienten auf einen gegebenen Angriff dar.

Die Homöopathie betrachtet alle Krankheiten als ganzheitliche Phänomene und spricht niemals von Lokalerkrankungen oder Lokalbehandlungen. Selyes Unspezifisches Stresssyndrom oder Allgemeines Adaptionssyndrom (GAS) ist der stimmigste moderne Ausdruck der Realität, die hinter diesem Prinzip der Homöopathie steckt. Selye erkannte, dass im GAS alle Organe affiziert sind und an der Reaktion und dem Balanceakt des Körpers teilnehmen. Im Gegensatz dazu ist das Gros der allopathischen Mediziner sich dieses Tatbestandes meist nicht bewusst und spricht von Zielorganen (Magen, Lunge, Darm usw.), statt die allgemeine (systemische) Natur der Krankheit anzuerkennen, wie es die Homöopathie und Selye tun.

Nach den Lehren der Homöopathie muss der Arzt den natürlichen Verlauf und die Stadien der Krankheit eines Patienten respektieren. Andernfalls läuft er das Risiko, die akuten Konditionen zu chronischen zu machen. Hautausschläge im Besonderen sind dadurch, dass der Körper eine äußere lokale Erkrankung entwickelt, der Weg der Natur, innere Krankheiten zu heilen, die die lebenswichtigen Organe bedrohen.

Natürliche Infektionskrankheiten in der Kindheit sind ein unbedingt erforderlicher, natürlicher Prozess, durch den der schnell wachsende Organismus sein Gleichgewicht findet. Versucht man diese Krankheiten durch Impfungen, Hyperimmunserum-Globuline, Antibiotika und fiebersenkende Mittel zu unterdrücken, so verdrängt man sie und das Ungleichgewicht tief in den Körper, wo sie die inneren Organe angreifen, und verursacht dadurch weit schwerere Krankheiten wie Asthma, chronische Bronchitis, Ekzeme, Allergien, ja sogar Krebs. Der enorme Anstieg in der Häufigkeit dieser Krankheiten und das Auftauchen einer großen Vielzahl von Immunschwächen, die seit Einführung der Massenimpfungsprogramme die Menschheit und vor allem die Kinder quälen, ist in der medizinischen Literatur gut belegt. Dazu gehören u. a. eine allgemeine variable Immunschwäche in der Kindheit, später ausbrechende Immunglobulinschwäche, idiopathische, „erworbene" Agammaglobulinämie, akute Diphtherie-Tetanus-impfbedingte hämolytische Anämie, Chronisches Erschöpfungssyndrom, eosinophile leukämoide Reaktion, Multiple Sklerose, Krebs, Tuberkulose, T-Zellen-Leukämie, Lymphadenopathie, systemischer Lupus erythematosus, AIDS – die Liste ist schier endlos.

Doch ist möglich, dass einige dieser Krankheiten eine andere Ätiologie aufweisen, nämlich Kontaminierung von Impfstoffen durch tierische Viren, im besonderen Retroviren, die, was ihren Zusammenhang mit AIDS, Leukämie und Krebs betrifft, notorisch sind [Kyle (1992)].

Ronne (1985) wies einen Zusammenhang zwischen in der Biografie fehlenden Masern bzw. einer Masernansteckung in der Kindheit ohne Entwicklung eines echten Hautausschlags (vielleicht wegen Injektionen von Immunserum-Globulin nach der Ansteckung) einerseits und immunoreaktiven Krankheiten andererseits nach: talgabsondernden Hautkrankheiten, degenerativen Erkrankungen der Knochen und Knorpel und bestimmten Tumoren. Nach seiner Hypothese stört die Anwesenheit von für das Masernvirus spezifischen Antikörpern zur Zeit der akuten Infektion die Entwicklung spezifischer zytolytischer Reaktionen und ermöglicht dem intrazellulären Masernvirus, die akute Infektion zu überleben.

Meiner Meinung nach tritt dieser Mechanismus auch bei Masern-Impfungen auf, die die Produktion von masernspezifischen Antikörpern stimulieren. Doch ohne die vollständige Entfaltung des allgemeinen Entzündungsprozesses entwickelt der Körper nicht die richtige natürliche Immunität. Das greift in die natürlichen Prozesse ein und macht den Empfänger der Masern-Impfung für spätere, weit schwerere Autoimmunerkrankungen anfällig. Der gut belegte enorme Anstieg von Kinderkrebs ist eine ernste Mahnung an uns alle, noch einmal über die Sicherheit der von der Schulmedizin benutzten Medikamente nachzudenken, besonders über die Wirksamkeit und Sicherheit der bei Massenimpfungen unserer Kinder verwendeten Impfstoffe.

Die richtigen homöopathischen Heilmittel bringen im Allgemeinen viele Symptome zum Vorschein, die bis dahin unterdrückt worden waren. Früher von diversen Salben unterdrückte Hautausschläge und von Antibiotika unterdrückte Katarrhbeschwerden können zu rheumatischen Problemen führen. Die Rückkehr und der Rückgang der ursprünglichen Symptome ist dann das beste Anzeichen dafür, dass der Patient wirklich geheilt ist.

## 2. Die biphasische Wirksamkeit von Heilmitteln

Hahnemann, Begründer der Homöopathie, stellte fest, dass eine einem kranken oder gesunden Menschen verabreichte Arznei zwei aufeinander folgende Symptommuster auslöst. Das erste heißt „Primärsymptome" und stellt die unmittelbare Auswirkung der Arznei auf den Organismus dar. Das zweite, die „Sekundärsymptome", ist die Reaktion des Organismus auf die unmittelbare Arzneimittelwirkung. Die Sekundärsymptome sind mehr oder weniger das Gegenteil der Primärsymptome.

Die Beziehung zwischen Primär- und Sekundärsymptomen ist bis zu einem gewissen Grad eine Funktion der Dosis. Wird einem Patienten eine große Dosis verabreicht, treten die Primärsymptome mit allzu großer Heftigkeit auf, während auch die Sekundärreaktion gestört ist. Verabreicht man ihm eine kleine Dosis, ist der Primäreffekt minimal und wird schnell vom Sekundäreffekt (dem Verschwinden der Symptome des Patienten) abgelöst. Hahnemann beobachtete auch: Wenn die Primärsymptome der einer gesunden Person verabreichten Arznei mit den Symptomen der kranken Person identisch sind, wirken die Sekundärsymptome der Arznei so, dass sie die Symptome des Patienten beseitigen und ihn gesunden lassen.

Die allopathische Medizin gibt der Hahnemannschen Entdeckung im sog. „Arndt-Schulz-Gesetz" Ausdruck: In kleinen Dosen hat jedes Mittel eine stimulierende Wirkung, während große Dosen behindernd wirken und sehr große Dosen tödlich sind. Karl Koetschau verfeinerte Anfang der 20er Jahre dieses Gesetz noch in Form der „Typenwirkungs-Hypothese". Nach dieser Hypothese gibt es drei typische Wirkungen von Arzneimitteln, die von der Dosis abhängen: 1. Bei kleinen Dosen ergibt sich ein stimulierender Effekt. 2. Bei mäßig großen Dosen wirkt das Mittel zuerst stimulierend, dann depressiv, wobei sich der Patient allmählich zum Normalzustand zurückbewegt. 3. Bei großen Dosen folgt einem kurzen stimulierenden Effekt eine schwere depressive Wirkung, die zum Tod führen kann. Bei gewissen Substanzen tritt der gegenläufige Effekt auf (der stimulierende Effekt ist depressiv).

Joseph Wilder (Anfang der 50er Jahre) schlug eine Neuformulierung des Arndt-Schulzschen und Koetschauschen Gesetzes vor. Sein „Gesetz der Anfangswerte" lautet wie folgt: Nicht nur die Intensität, sondern auch die Richtung der Körperreaktion auf einen Erreger hängen zu einem großen Grad von dem Niveau dieser Körperfunktion zu Beginn des Experiments ab. Je höher dieses „Anfangsniveau", desto kleiner ist die Reaktion auf funktionssteigernde und desto größer auf funktionssenkende Erreger. Bei extremerem Anfangsniveau zeigt sich eine zunehmende Tendenz zu überhaupt keiner Reaktion und zu paradoxen Reaktionen, d.h. zu einer Umkehr der üblichen Reaktionsrichtung.

Wright (1901) beschrieb die Wirkung unterschiedlicher Dosen des Typhus-Impfstoffs auf die bakteriziden Eigenschaften des Blutes. Die Typhus-

Impfungen wurden an Chirurgen in Ausbildung vorgenommen, und in fast jedem Fall wurden die Dosen der Primärimpfungen stark reduziert. In bestimmten Fällen wurde eine negative Phase einer verringerten bakteriziden Kraft des Blutes in der der Impfung unmittelbar folgenden Periode verzeichnet. Sie trat vor allem bei Patienten auf, die heftiger auf die Impfungen reagierten als andere.

Die bakterizide Kraft des Blutes sank von einem vergleichsweise hohen Durchschnittswert vor der Impfung bis zu einem Punkt, unterhalb dessen sie nicht mehr quantitativ bestimmt werden konnte. Bei diesen Fällen dauerte die negative Phase mindestens drei Wochen nach der Impfung noch an. Vor der fünften Woche zeigte sich eine sehr auffällige positive Phase erhöhter bakterizider Kraft. Wenn eine so kleine Dosis des Typhus-Impfstoffs verabreicht wurde, dass sie keine merkliche konstitutionelle Reaktion auslöste, war es möglich, dass bei manchen Personen eine positive Phase erhöhter Resistenz, ohne die Ausbildung einer negativen Phase, schon 24 Stunden nach der Impfung auftrat. Eine Verabreichung großer Dosen, die konstitutionelle Reaktionen auslöste, erschien nicht ratsam. Wright (a. a. O.) beobachtete auch, dass es eine absolute Grenze zu geben scheint, nach der die bakterizide Kraft des Blutes durch Impfungen mit sterilisierten Kulturen des Typhus-Bazillus nicht mehr gesteigert werden kann, und diese Grenze entspricht gewöhnlich dem Niveau vor den Impfungen. Als sich Wright selbst eine größere Dosis verabreichte, trat eine negative Phase auf, ohne dass sie von einer definitiven positiven Phase abgelöst worden wäre. Erst nach zwei Monaten gewann sein Blut zeitweise dieselbe bakterizide Kraft zurück, wie sie eine Woche vor der Impfung gemessen worden war. Daraus zog er den Schluss, dass das Auftreten oder Nichtauftreten einer negativen Phase verminderter bakterizider Kraft nach der Impfung und ihre Dauer von der Quantität des Impfstoffs und der Widerstandskraft der geimpften Person bestimmt wird.

### 3. Das „Prüfen"

Hahnemann testete („prüfte") Hunderte von Heilmitteln an sich selbst. Wenn, so seine Lehre, ein gesunder Mensch, dem man ein Mittel verabreicht, bestimmte Symptome entwickelt, wird dasselbe Mittel einen Heilprozess bei einem kranken Menschen mit denselben Symptomen auslösen. Ärzte sollten alle Heilmittel an sich selbst testen. Tests mit Tieren sind weit weniger wertvoll, weil Tiere uns über ihre Empfindungen keine Auskunft geben können. Eine der besten Übungen dieser Art für die impfenden Ärzte wäre, sich selbst die gleichen Impfstoffe zu injizieren, die sie routinemäßig Babys verabreichen (und zwar in Dosen entsprechend ihrem Körpergewicht). Sie würden dann sehr schnell am eigenen Leib erfahren, wie sich Babys fühlen und welche Wirkungen die Impfungen auf sie haben. Wright (1901) testete tatsächlich die Typhus-Impfstoffe an sich selbst.

**4. Ultrasensitivität des Organismus auf die Simile-Arznei**
Hahnemann stellte fest, dass ein Kranker hypersensitiv auf die Arznei reagiert, die seine Symptome bei einem gesunden Menschen hervorruft. Koch (1891) stellte Hypersensitivität fest, als er demonstrierte, dass normale Tiere große Mengen Tuberkulin gut vertrugen, während tuberkulöse Tiere sehr heftig schon auf sehr kleine Dosen reagierten und einige innerhalb Stunden starben. Dieses Phänomen tritt auch auf, wenn einem Menschen ein Gift, ein Impfstoff, ein artfremdes Protein und praktisch jede fremde Substanz injiziert wird. Statt Immunität gegenüber der Substanz zu entwickeln, wird er ihr gegenüber sensibilisiert. Diese Regel wird bestätigt durch die Beobachtung, dass Kinder auf wiederholte Impfungen immer heftiger reagieren. In der Tat leiden geimpfte Erwachsene und Kinder nach wiederholten Injektionen verschiedener Impfstoffe oder Immunglobulinen an einer sog. Hyperimmunisierung. Hyperimmunisierung kann tödlich sein [Bishop u. a. (1966)].

1960 berichtete Cox, dass mit mehreren niedrigpotenten, inaktivierten Virus- oder Rickettsiaimpfstoffen geimpfte Tiere auf Reizungen mit schwereren Infektionen reagierten. Grayson u. a. (1961) bemerkten ein deutlicher ausgeprägtes Krankheitsmuster bei zuvor geimpften Personen, denen man experimentell einen lebendigen Trachomerreger ins Auge injiziert hatte. Mit großer Regelmäßigkeit berichteten in den letzten 30 Jahren mehrere Forschungsgruppen über das Auftreten eines atypischen Musters natürlich (oder nach Wiederholungsimpfungen) erworbener Masern bei Kindern, und zwar häufig mehrere Jahre nach Verabreichung eines inaktivierten oder lebenden Masernvirus.

Smith (1967) beschrieb eine fiebrige Erkrankung mit Pneumonie bei experimentell infizierten Rezipienten eines Mykoplasma- pneumoniae-Totimpfstoffs, die keine nachweisbaren Antikörper produzierten. Andere [Kapikian u. a. (1969), Fulginiti u. a. (1969) und viele andere] berichteten von ungewöhnlich schweren Atemerkrankungen bei Säuglingen und Kleinkindern, die nach Impfungen mit Formaldehyd-inaktivierten Impfstoffen natürliche Infektionen mit dem Masern- oder Respiratory-Syncytial-Virus entwickelten. Diese Beobachtungen zeigen, dass Virusinjektionen, ob mit abgeschwächten oder lebenden Viren, häufig den Rezipienten sensibilisieren und zu einem ausgeprägteren Krankheitsbild nach einer natürlichen Ansteckung oder zusätzlichen Impfung führen.

306

Der Sensibilisierungsprozess bezieht sich auf alle in den Blutkreislauf injizierten artfremden Proteine oder schädliche Substanzen. Das „Medical Journal of Australia" (1959) veröffentlichte einen anonymen Artikel über wiederholte Schlangenbisse. Der Artikel zitiert Parrish und Pollard (1959), die zu dem Schluss kamen, es gebe keinen Beweis für erworbene Immunität des Menschen nach wiederholten Schlangenbissen. Stattdessen habe eine Anzahl von wiederholt gebissenen Personen Allergie (Hypersensitivität) auf das Schlangengift entwickelt.

Osterholm u. a. (1988) untersuchten die Wirksamkeit des Haemophilus-influenza-B-Polysaccharid-Impfstoffs bei Kindern in Minnesota und kamen zu dem Ergebnis, dass Impfungen mit dem Hib-Impfstoff nicht vor der Hib-Typ-Erkrankung schützten. In einer anderen Veröffentlichung [Daum u. a. (1989)] wurde nachgewiesen, dass bei mit diesem Impfstoff geimpften Kindern invasive Hib-Erkrankung innerhalb etwa einer Woche mit größerer Häufigkeit auftrat.

Trotz der Unterbrechung der Keuchhusten-Impfungen 1979 untersuchte Schweden 1986/87 zwei japanische azelluläre Impfstoffe [Storsaeter u. a. (1987)]. Die Untersuchungen wurden abgeschlossen, ohne dass eine Empfehlung zur Einführung von Keuchhusten-Impfungen ausgesprochen worden wäre, „... da Bedenken in Bezug auf die Möglichkeit einer höheren Sterblichkeitsrate durch invasive Krankheiten, die von verkapselten Bakterien in Impfrezipienten verursacht waren, auftraten. Auch die Wirksamkeit, die aufgrund der Keuchhusten-Diagnose während der Untersuchung definiert worden war, war geringer als erwartet." [Hinman & Orenstein (1990)]. Die schwedischen Gesundheitsbehörden zogen daher den Lizenzantrag für die japanischen azellulären Keuchhusten-Impfstoffe zurück [Anonymus (1989)].

Während der Untersuchung entwickelten elf von 2847 Kindern, denen man einen der beiden Impfstoffe verabreicht hatte, invasive Infektionen, und vier starben. Diese Häufigkeit konnte, verglichen mit der geschätzten Häufigkeit von nur einer Infektion, nicht akzeptiert werden [Arbeitsgruppe zur Untersuchung des Keuchhusten-Impfstoffs (1988)].

Das ist kaum überraschend, wenn man weiß, dass die größte Häufung von invasiven Infektionen bei Kindern im Alter zwischen zwei und sechs Monaten auftritt. Es ist das Alter, in dem man Babys routinemäßig die ersten zwei oder drei DPT-Impfungen verabreicht. Die schwedische Untersuchung bewies klar, dass der Keuchhusten-Impfstoff tatsächlich für invasive bakterielle Infektionen sensibilisiert, besonders für den überall verbreiteten Haemophilus influenza B und andere Schmarotzer. Die den DPT-Injektionen zu verdankende, starke Verringerung der Resistenz ist die direkte Ursache dafür, dass solche schweren, lebensbedrohlichen Infektionen begünstigt werden. Auch die gut bekannte Unwirksamkeit des Keuchhusten-Impfstoffs (die durch diese und andere schwedische Untersuchungen erneut bestätigt wurde) ist ein ernstes Warnsignal, dass man die DPT-Impfungen absetzen sollte. Keuchhusten ist zu einer milden Krankheit geworden [Taranger (1982)], und die Häufigkeit von Keuchhusten in Schweden und anderen Ländern, die nicht gegen Keuchhusten impfen, ist ebenso hoch wie in den Ländern mit weiter fortgesetzter Impfung. Als Japan das Impfalter auf zwei Jahre heraufsetzte, verschwand der Tod im Kinderbett, doch die Rate negativer Reaktionen auf den Impfstoff bei Zweijährigen blieb dieselbe [Cherry u. a. (1988)].

Hypersensitive Reaktionen auf Impfungen gegen Tetanus, Röteln und andere Krankheiten sind ebenso gut belegt [Benn und Alstead (1931), Blumstein und Kreithen (1966), Cunningham (1940), Holliday und Bauer (1983)].

Serumreaktionen oder Serumkrankheit sind Körperreaktionen auf artfremde Proteine. Die Dosis eines Serums hat einen merklichen Einfluss auf Häufigkeit und Schwere der Reaktionen. Frühere Injektionen sensibilisieren den Rezipienten derart, dass folgende Injektionen immer schwerere Reaktionen bei immer mehr Individuen hervorrufen [Goodall (1918a, b) und viele andere].

Serumreaktionen folgen auch bestimmten Zeitmustern. Die ersten Anzeichen einer Reaktion können verzögert auftreten, erscheinen aber interessanterweise immer an sog. kritischen Tagen. Impfungen verursachen also Reaktionen, die der Serumkrankheit nicht nur ähneln, sondern die auch nach dem gleichen Muster verlaufen. Atemaufzeichnungen von Babys mit einem Mikroprozessor-Atemmonitor [Karlsson und Scheibnerova (1991)] vor und nach DPT-Injektionen wiesen die Existenz des stressbedingten Atemmusters nach, das aus Episoden flachen Atmens besteht. Das SIBP ist durch hohe Ausschläge des flachen Atmens charakterisiert, wobei sich mehrere kürzere Episoden innerhalb etwa 15 Minuten in bestimmten (kritischen) Stunden und zu bestimmten (kritischen) Tagen zeigen. Es sind dieselben Tage wie die bei Serumreaktionen beobachteten kritischen Tage. Die hippokratischen Texte enthalten Lehren über die kritischen Tage. Die Siebentages-Periode der kritischen Tage ist wirksamer als andere Perioden. Als Nächstes kommt die Viertages-Periode (die Hälfte der Siebentages-Periode). Die Siebentages-Perioden werden folgendermaßen angesetzt: Die ersten beiden Wochen sind Tag 1–7 und 8–14. Woche drei beginnt an Tag 14, so dass die dritte Wochenperiode an Tag 20 endet. Das ist der Grund, weshalb Tag 40 und nicht Tag 42 kritisch ist, ähnlich der 60. und 80. Tag, und nicht der 63. oder 84. Tag [Coulter (1975)].

Der klare Beweis für ein Auftreten kritischer Tage in unseren Atemaufzeichnungen nach Impfungen oder anderen Angriffen gibt dem zeitlichen Zusammenhang zwischen DPT-Injektionen und Tod im Kinderbett besonderes Gewicht. Man erkennt ihn in Computerausdrucken der Atemaufzeichnungen von Babys nach Impfungen. Es handelt sich um den klaren Nachweis einer Kausalbeziehung zwischen Impfinjektionen und negativen Reaktionen einschließlich Todesfällen [Karlsson und Scheibnerova (1991)]. Ebenso wie Reaktionen auf Serum verzögert sein und 1–60 (oder noch mehr) Tage nach Verabreichung auftreten können, ist das auch bei Reaktionen auf Impfungen, einschließlich Todesfällen, möglich. Es ist in keiner Weise gerechtfertigt, das Auftreten möglicher negativer Reaktionen (einschließlich Todesfällen) nach Impfungen lediglich 48 Stunden oder zwei Wochen lang zu beobachten. Das Auftreten negativer Reaktionen kann auf die gleiche Art verzögert sein, wie es bei Serumreaktionen und bei negativen Reaktionen Erwachsener auf Impfungen nachgewiesen wurde.

## 5. Das Minimum oder die infinitesimale Dosis

Hahnemann entdeckte eine Methode, „die inhaltliche Struktur einer chemischen Form von ihrer chemischen Masse zu trennen". Die homöopathisch hohen Verdünnungen bilden Teil eines Forschungsgebietes, das sich mit den Auswirkungen physikalischer Feldphänomene auf Lösungsmittel befasst. Wasser kristallisiert in Mustern, die vom Barometerdruck abhängen. Diese Muster reproduzieren sich selbst, wenn das Eis schmilzt und das Wasser unter niedrigerem Druck wieder gefriert. Das ist ein anderer wichtiger Beweis für die wissenschaftliche Grundlage der Homöopathie.

Wenn wir überhaupt immunisieren wollen, sollten wir homöopathische Impfstoffe (Nosoden) verwenden. Dabei handelt es sich um Hochpotenz-Heilmittel, die durch methodische Ultraverdünnung von Impfstoffen erzeugt werden. Trotzdem sollte aber auch dann eine Impfung der Entscheidung des Individuums oder der Eltern kleiner Kinder überlassen bleiben.

## 6. Nur ein einziges Mittel

Hahnemann verabreichte niemals mehr als nur ein Mittel zu einem Zeitpunkt. Er argumentierte, es sei unmöglich, die Auswirkung mehrerer gleichzeitig verabreichter Mittel vorauszusagen. Clemens u. a. (1992) wiesen nach, dass sich „konkurrierende Verabreichung des PRP-T-Impfstoffs und DPT-Impfstoffs, sei es mit der gleichen Spritze oder an verschiedenen Stellen, mit den Antipertussis-Reaktionen auf eine Primärserie von Impfungen nicht vertrugen". Die Autoren waren sich der klinischen Bedeutung dieses Antagonismus nicht sicher, doch warnten sie vor der Hereinnahme neuer Impfstoffe in die schon existierenden Impfpläne.

## 7. Das Gesetz der Ähnlichkeit

Hahnemann beobachtete, dass Substanzen, die, in großen Dosen verabreicht, eine bestimmte Krankheit hervorrufen, in äußerst verdünnter Form den Heilungsprozess bei einem Kranken fördern, der an denselben Symptomen leidet, wie sie die Substanz bei dem Gesunden hervorruft. Sicher, das Prinzip der Impfungen ähnelt sehr diesem homöopathischen Gesetz der Ähnlichkeit. Doch unterscheiden sich die bei homöopathischer Impfung verwendeten homöopathischen Mittel (Nosoden) sehr stark von den allopathischen Impfstoffen. Und zwar in Folgendem:

1. Ihre Menge ist weit geringer (Ultraverdünnung).
2. Nur eine Nosode wird zu einem bestimmten Zeitpunkt verabreicht [Golden (1990)]. Wenn man sich überhaupt zu Impfungen entschließt, sollte man darauf achten, die homöopathischen Nosoden sehr sorgfältig und nur in ausgewählten Fällen anzuwenden, in denen es besser erscheint, die Krankheit zu verhindern, als das Kind die natürliche Krankheit bekommen zu lassen.

Die Gefahren allopathischer Impfstoffe sind in der medizinischen Literatur gut belegt. Die Nebenwirkungen der Impfungen sind den Nebenwirkungen der jeweiligen Infektionskrankheiten sehr ähnlich. Mumps- oder Masern-Meningitis werden von Mumps- und Masern-Impfungen ausgelöst, wie in der medizinischen Literatur ausführlich belegt ist [Landrigan und Witte (1973), Gray und Burns (1989a, b), Anonymus (1992)].

## 8. Das Heringsche Gesetz der Bewegung von Symptomen

Nach diesem Gesetz bewegen sich die Symptome, wenn die Krankheit vom akuten in ein chronisches Stadium übergeht, von der Oberfläche des Körpers ins Innere, vom unteren Teil des Körpers zum oberen, und von weniger lebenswichtigen Organen zu den lebenswichtigeren. Das gilt zum Teil auch für die Bewegung von Symptomen bei einer akuten Erkrankung. Bei korrekter homöopathischer Behandlung und wenn die Krankheit auf natürliche und für den Körper sinnvolle Weise verläuft, bewegen sich die Symptome von den lebenswichtigeren Organen zu den weniger lebenswichtigen, von den oberen Teilen des Körpers zu den unteren, vom Inneren zur Haut und vom Inneren zu den Extremitäten.

Bei typischen Masern tritt Hautausschlag zuerst an der Stirn und am Rumpf auf, um sich dann zu den Extremitäten hin zu bewegen. Das Muster atypischer Masern dagegen ist von hohem Fieber, Lungenentzündung mit Pleuraerguss und einer atypischen Verteilung (an Händen und Füßen) eines schweren hämorrhagischen Ausschlags sowie stark erhöhter Sterblichkeit charakterisiert.

Es liegt auf der Hand, dass atypische Masern einen Beweis für die Gültigkeit des Heringschen Gesetzes darstellen. Die Masern-Impfungen (sowohl mit dem lebenden als auch dem abgeschwächten Impfstoff) sensibilisieren die geimpften Kinder nicht nur für das Masernvirus, sondern sie treiben es auch tief in den Körper hinein, wo es die lebenswichtigen Organe, etwa die Lunge, attackiert. Ebenso ist auch atypischer Mumps bei geimpften Kindern beschrieben worden [Gunby (1880)].

Vielleicht ist der Zeitpunkt gekommen, um Homöopathie als das zu akzeptieren, was sie ist: das modernste und wissenschaftlichste medizinische System. Der gegenwärtigen Schulmedizin fehlt nicht nur eine Theorie von Krankheit und Gesundheit, sondern sie verabreicht ihre Mittel auch ganz zufällig und ohne dass sie ihre Wirkungen wissenschaftlich einwandfrei erklären könnte.

# 14.1 Quellennachweis

1. Coulter, H. L., 1980.
   Homöopathische Wissenschaft und moderne Medizin.
   North Atlantic Books, Berkeley, California.
2. Selye, H., 1978.
   Der Stress des Lebens.
   MacGraw-Hill Book Co. Toronto. 515pp.
3. Kyle, W. S., 1992.
   Affenretroviren, Polio-Impfstoff und Ursprung von AIDS.
   Lancet; 339: 600–601.
4. Ronne, T., 1985.
   Masernvirus-Infektion ohne Hautausschlag in der Kindheit und Erkrankungen im Erwachsenenalter.
   Lancet; 5. Sept.: 1–5.
5. Wright, A. E., 1901.
   Veränderungen der bakteriziden Kraft des Blutes durch Typhus-Impfungen, mit Bemerkungen über die wahrscheinliche Signifikanz dieser Veränderungen.
   Lancet; 14. Sept.: 715–723.
6. Koch, R., 1891.
   Fortsetzung der Mitteilungen über ein Heilmittel gegen Tuberkulose.
   Deutsche Medizinische Wochenschrift; 17: 101–102.

7. Bishop, W. B., Carlton, R. F. und Sanders, L. L., 1966.
Diffuse Vaskulitis und Tod nach Hyperimmunisierung mit Keuchhusten-Impfstoff.
New Engl J Med; 274 (11): 616–619.

8. Cox, H. R., 1960.
Der gegenwärtige Zustand der Polio-Impfstoffe.
III Med J; 118: 160–168.

9. Grayston, J. T., Wang, S. P., Lin, H. M., Tai, F. H., Khaw, O. K. und Woolridge, R. L., 1961.
Trachom-Impfuntersuchungen bei studentischen Freiwilligen des National Defence Medical Center. II. Reaktion auf experimentelle Augenimpfung mit dem auf Eiern kultivierten Trachom-Virus.
Chinese Med J; 8: 312–318.

10. Smith, E. W. S., und Haynes, R. E., 1972.
Änderungen in der Häufigkeit der Haemophilus-influenza-Meningitis.
Pediatrics; 50 (5): 723–727.

11. Kapikian, A. Z., Mitchell, R. H., Chanock, R. M., Shvedoff, R. A. und Stewart, C. E., 1969.
Epidemiologische Untersuchung veränderter klinischer Reaktivität auf Respiratory-Syncytial-(RS)-Virus-Infektion bei zuvor mit einem inaktivierten RS-Virus geimpften Kindern.
Am I Epidemiol; 89: 422–434.

12. Fulginiti, V. A., Arthur, J. H., 1969.
Veränderte Reaktivität auf Masern-Virus-Antigene bei Rezipienten des abgetöteten Masern-Virus-Impfstoffs.
J Pediatr; 75: 609–616.

13. Anonymus, 1959.
Wiederholter Schlangenbiss.
Med J Aust; Okt. 31: 653.

14. Parrish, H. M. und Pollard, C. B., 1959.
Auswirkungen wiederholter giftiger Schlangenbisse beim Menschen.
Am J Med Sci; 237: 277–286.

15. Osterholm, M. T., Rambeck, J. H., White, K. E. u. a., 1988.
Fehlende Wirksamkeit des Haemophilus-B-Polysaccharid-Impfstoffs in Minnesota.
J Amer Med Ass; 260 (10): 1423–1428.

16. Daum, R. S., Sood, S. K., Osterholm, M. T. u. a., 1989.
Verringerung der Serumantikörper gegen den verkapselten Haemophilus-influenza-Typ-B-Virus kurz nach Impfungen.
J Pediatrics; 114: 742–747.

17. Storsaeter, J., Olin, P., Renemar, B. u. a., 1988.
    Sterblichkeit und Krankheitshäufigkeit bei invasiven bakteriellen Infektionen während einer klinischen Untersuchung azellulärer Keuchhusten-Impfstoffe in Schweden.
    Ped Inf Dis J; 7 (9): 637–645.
18. Hinman, A. R. und Orenstein, W. A., 1990.
    Impfpraxis in entwickelten Ländern.
    Lancet; 335: 707–710.
19. Arbeitsgruppe zur Untersuchung des Keuchhusten-Impfstoffs.
    Placebo-kontrolliertes Experiment mit zwei azellulären Keuchhusten-Impfstoffen in Schweden – Schutzwirksamkeit und negative Wirkungen.
    Lancet 1988; 30. April: 955–960.
20. Anonymus, 1989.
    Lizenzantrag auf Keuchhusten-Impfstoff in Schweden zurückgezogen.
    Lancet; 14. Januar: 114.
21. Cherry, J. D., Brunell, P. A., Golden, G. S. und Karzon, D. T., 1988.
    Bericht der Forschungsgruppe über Keuchhusten und Keuchhusten-Immunisierung – 1988.
    Pediatrics (suppl.): 938–984.
22. Benn, E. C. und Alstead, S., 1931.
    Diphtheritische Hemiplegie.
    Lancet; 21. Nov.: 1131–1133.
23. Cunningham, A. A., 1940.
    Anaphylaxie nach Injektion des Tetanus-Toxoids.
    Br Med J; 19. Okt.: 522–523.
24. Blumstein, G. I. und Kreithen, H., 1966.
    Periphere Neuropathie nach Verabreichung von Tetanus-Toxoid.
    J Amer Med Ass; 198: 1030–1031.
25. Holliday, P. L. und Bauer, R. B., 1983.
    Polyradikuloneuritis nach Immunisierung mit Tetanus- und Diphtherie-Toxoiden.
    Arch Neurol; 40: 56–57.
26. Goodall, E. W., 1918.
    Serumkrankheit.
    Lancet; 2. März: 323–327.
    Zusammenfassung in ibid. 9. März: 361–370.
27. Coulter, 1981.
    Der kontrollierte klinische Versuch.
    Center for Empirical Medicine. Washington, D.C.

28. Karlsson, L. und Scheibnerova, V., 1991.
Zusammenhang zwischen Unspezifischem Stresssyndrom, DPT-Injektionen und Tod im Kinderbett. Vorabdruck eines bei der 2. Nationalen Impfkonferenz in Canberra 1991 vorgelegten Papiers: 1–9.

29. Scheibner, V., 1991.
Zusammenhang zwischen Unspezifischem Stresssyndrom, DPT-Injektionen und Tod im Kinderbett. Vorabdruck eines bei der 2. Nationalen Impfkonferenz in Canberra 1991 vorgelegten Papiers: 1–9.

30. Clemens, J. D., Ferreccio, C., Levine M. M., Horwitz, I., Rao, M. R., Edwards, K. M. und Fritzell, B., 1992.
Auswirkungen des Haemophilus-influenzae-Typ-B-Polysaccharid-Tetanus-Protein-Impfstoffkonjugats auf Reaktionen konkurrierend verabreichten Diphtherie-Tetanus-Keuchhusten-Impfstoffs.
J Amer Med Ass, 1992; 267 (5): 673–678.

31. Landrigan, P. J. und Witte, J. J., 1973.
Neurologische Störungen nach Impfungen mit dem lebenden Masernvirus.
J Amer Med Ass; 223 (13): 1459–1462.

32. Gray, J. A. und Burns, S. M., 1989.
Mumps-Meningitis nach Masern-, Mumps- und Röteln-Impfung.
Lancet; 2: 98.

# 15. Zusammenfassung

Nach ausführlichem Studium medizinischer Artikel über Impfungen, die in den letzten hundert Jahren veröffentlicht wurden, ergibt sich eine Anzahl Fakten, die wie folgt zusammengefasst werden können:

**1. Impfstoffe sind hoch schädliche Substanzen, bestehend aus in einer Lösung befindlichen bakteriellen oder viralen Komponenten**

Bei der Lösung handelt es sich um eine Salz- oder Wasserlösung, die Gewebefixiermittel (Formaldehyd, Aluminium-Phosphat, Aluminium-Hydroxid) und Konservierungsmittel (die Quecksilberverbindung Thiomersal) enthält. Die Lösungsflüssigkeit selbst wird häufig als „Placebo" bei Impfexperimenten verwendet. Injiziert ruft sie lokale Reaktionen (Rötung, Schwellung am Einstichort) hervor oder sogar systemische Reaktionen (Fieber, Erbrechen). Allergie auf Thiomersal wurde beschrieben.

Der bakterielle und virale Inhalt der Impfstoffe ist die hauptsächliche Antigen-Komponente. Die Bakterien und Viren, die angeblich Immunität gegen die jeweilige Krankheit vermitteln, können lebend, abgetötet oder abgeschwächt (normalerweise durch Formaldehyd-Behandlung) sein. Doch auch getötete Mikroorganismen enthalten noch fremde Nukleinsäuren, DNA und RNA, die weiterhin zerstörerische Wirkungen auf den Rezipienten ausüben können. Es ist belegt, dass abgeschwächte Bakterien und Viren aufgrund des Durchgangs durch den Menschen wieder virulent werden können.

Es ist schlimm genug, wenn als artfremd bekannte Substanzen in den Blutkreislauf injiziert werden. Impfstoffe aber bedeuten eine zusätzliche schwere Gefahr: Kontaminierung durch -zig oder Hunderte unbekannte tierische oder menschliche Bakterien und Viren, die sich unvermeidlich in dem für die Kultivierung der Impfstoffmikroorganismen benutzten tierischen (oder menschlichen) Gewebe befinden.

Die Kontaminierung von Polio-Impfstoffen mit tierischen Viren, die in zur Produktion dieser Impfstoffe benutzten Affennieren leben, ist extensiv untersucht, die Ergebnisse sind publiziert worden. Die intensivsten Forschungen in dieser Hinsicht wurden hauptsächlich in den 50er und 60er Jahren durchgeführt.

Die wichtigsten dieser kontaminierenden Tierviren sind eine Gruppe von an die 40 Affenretroviren, von denen SV40 besonders intensiv untersucht wurde. Es wurde festgestellt, dass das Virus onkogen (Krebs verursachend) bei Hamstern, Mäusen und anderen Tieren (kleinen wilden Ratten), sowie beim Menschen ist. Auch der enorme Anstieg der Häufigkeit von Leukämie und Krebs bei Kindern seit Einführung und Masseneinsatz der Impfstoffe ist in der medizinischen Literatur gut dokumentiert. Außerdem führt die antigene Überstimulierung durch in Impfstoffen enthaltene artfremde Antigene zu Krebs, wie in Tierversuchen und bei Menschen immer wieder nachgewiesen wurde.

Die Anwesenheit von tierischen Retroviren war schon kurz nach Einführung der Massen-Polio-Impfung bekannt. Der von der FDA angegebene Grund dafür, dass keine drastischen Gegenmaßnahmen ergriffen wurden, war, dass es kein publiziertes Material über schädliche Wirkungen dieser Viren auf Menschen gäbe. Doch auch als die schädlichen (onkogenen) Auswirkungen dieser Viren bekannt wurden, wurden die Impfstoffe, obwohl sie diese tierischen Viren enthielten, weiter verwendet. Behandlung der Impfstoffe mit Formaldehyd erwies sich als zum großen Teil ineffektiv – eine 14-tägige Behandlung mit Formaldehyd zerstört zwar den Großteil der Mikroorganismen, verliert dann aber an Wirkung und lässt doch einige Viren am Leben.

Die zweite Gruppe von tierischen Viren, die nachweislich Polio-Impfstoffe kontaminieren, sind Simian-Immunodeficiency-Viren (SIV). Ein unabhängiger Gelehrter, Louis Pascal, hat eine brillante Analyse der Polio-Impfstoffserie und der zeitlichen und geographischen Umstände der Polio-Ausrottungskampagne in bestimmten afrikanischen Ländern durchgeführt. Er hat damit den Beweis erbracht, dass eine ursächliche Beziehung zwischen Verabreichung dieser kontaminierten Polio-Impfstoffe und AIDS besteht.

Auch macht man heute die wiederholte Injektion von Polio-Impfstoffen in wöchentlichen Intervallen bei einem Versuch, Herpes genitalis bei amerikanischen Homosexuellen zu behandeln, für den Ausbruch der AIDS-Epidemie in den Vereinigten Staaten verantwortlich. Polio- und Pocken-Impfung mit von SV40 und dem Rinderretrovirus kontaminierten Impfstoffen wird für den Ausbruch der AIDS-Epidemie in Afrika verantwortlich gemacht. Das gilt für die meisten Länder, die von der Weltgesundheitsorganisation für das sog. Pockenausrottungsprogramm ausersehen waren.

## 2. Impfungen sind unwirksam beim Schutz vor Infektionskrankheiten

Wiederum liefert die medizinische Literatur unzählige Beweise, dass geimpfte Kinder gerade die Krankheiten bekommen, gegen die sie geimpft sind, und zwar mit derselben oder sogar noch höherer Häufigkeit als ungeimpfte Kinder. Der Prozentsatz voll geimpfter „Opfer" spiegelt ohne weiteres die Impfbereitschaft wider.

Befürworter der Impfungen behaupten häufig, die Impfungen würden, auch wenn sie die Kinder nicht vor den Krankheiten selbst bewahrten, doch wenigstens den Krankheitsverlauf abmildern. Doch gibt es inzwischen umfangreiche Belege, dass z. B. Keuchhusten in Ländern, wo nicht gegen Keuchhusten geimpft wird – Schweden, das frühere Westdeutschland (besonders Hamburg und Stuttgart) und Italien –, zu einer milden Krankheit geworden ist. Auf der anderen Seite gibt es zunehmend Beweismaterial dafür, dass Masern bei geimpften Kindern häufig weit schwerer verlaufen als bei nicht geimpften. Außerdem können mit dem lebenden oder abgetöteten Masernvirus-Impfstoff geimpfte Kinder atypische Masern entwickeln, eine besonders tückische Form der Masern, bei denen die Lunge in Mitleidenschaft gezogen wird und atypische Hautausschläge, schwere Nebenwirkungen und eine hohe Sterblichkeitsrate auftreten.

Impfstoffe, wie andere schädliche Substanzen, immunisieren nicht, wenn sie in den Blutkreislauf injiziert werden, sondern sensibilisieren. Das weiß man schon seit mehr als hundert Jahren. Es wurde in medizinischen Zeitschriften wie „The Lancet" gut beschrieben. Das Überhandnehmen von Allergien bei Kindern in den letzten 50 Jahren ist Ergebnis wiederholter multipler Injektionen artfremder, in Impfstoffen enthaltener Antigene. Ein anderes Beispiel für Sensibilisierung durch Impfungen sind übertriebene Reaktionen auf Impfungen oder Wiederholungsimpfungen mit dem Masernvirus.

Asthma oder andere Autoimmunkrankheiten sind ein weiterer, sehr verbreiteter Nebeneffekt der Impfungen. In den Impfstoffen enthaltene tierische Viren verursachen nicht endenwollende Infektionen des oberen und unteren Atemtraktes wie Mittelohrentzündung und Bronchiolitis, die weiter zur Entwicklung von Keuchen und Asthma führen. Auch erhöhte Häufigkeit dieser Krankheiten und durch sie verursachte erhöhte Sterblichkeit sind in medizinischen Zeitschriften gut belegt.

**3. Impfungen können schwere lokale und systemische Nebenwirkungen verursachen. Die besorgniserregendste ist neurologische Schädigung.**
Wenn bei Erwachsenen lokale oder systemische Reaktionen auf Impfungen auftreten, fällt es niemandem schwer, einen Kausalzusammenhang mit den Impfungen anzunehmen. Die Tatsache verzögerter Reaktionen bei Erwachsenen ist gut belegt und wird akzeptiert. Handelt es sich aber um Babys, die ebenso verzögerte Reaktionen auf Impfungen aufweisen, dann wird der „Zufall" bemüht, wenn z. B. ein Krampf, ein Anfall oder Enzephalitis mehr als 72 Stunden nach Impfinjektionen auftreten. Immer wieder zögern Ärzte in diesen Fällen nicht, zu behaupten, „so etwas wäre ohnehin passiert". Aber

es gibt keine triftigere Ursache für solche Vorgänge als die Injektion hoch schädlicher Substanzen, wie es die Impfstoffe sind. Die Gründe für eine derart unglückliche Interpretation der Ärzte sind, dass Impfstoffe als unschädlich und vollkommen sicher gelten – und dass Babys nicht sprechen können. Ein vor Schmerz schreiendes Baby wird im Allgemeinen ignoriert oder fast verächtlich behandelt.

Offensichtliche Anzeichen für Enzephalitis wie Schläfrigkeit, Schlafsucht, Reizbarkeit, Schreien vor Schmerzen und/oder unkontrollierbare Bewegungen und Anfälle werden als Vorgänge an und für sich beschrieben, als wären es keine klinischen Symptome für Enzephalitis oder Enzephalopathie. Wenn Erwachsene nach Impfungen dieselben klinischen Symptome bekommen, beschreibt man diese bereitwillig und ohne Zögern als Anzeichen für eine Enzephalitis oder Enzephalopathie.

Diese allgemein verbreitete Gewohnheit, Nebenwirkungen der Impfungen als zufällig zu betrachten, verdient besondere Aufmerksamkeit, ob es sich um negative Reaktionen wie Krämpfe, Anfälle und schwere Gehirnschäden oder um eine Krankheit handelt, gegen die der Betreffende geimpft ist. Es gibt heute überall auf der Welt einen enormen „Berg zufälliger" negativer Reaktionen oder von Erkrankungen innerhalb 14 oder mehr Tagen nach Impfungen. Das geht in die Zehntausende. Und immer wieder wird beschrieben, dass sich negative Reaktionen oder Erkrankungen um dieselben kritischen Tage herum häufen. Tatsächlich bringen alle Artikel, die sich mit Nebenwirkungen der Impfungen oder dem Ausbruch von Krankheiten, besonders mit Todesfolge, nach Impfungen befassen, Daten über solche Häufungen. Indessen verstehen die meisten Autoren die Bedeutsamkeit dieser Häufungen nicht. Statt von Zufall zu sprechen, wäre es doch viel vernünftiger, diese Tatsache der Häufungen als das zu sehen, was sie ist: als Beweis für einen Kausalzusammenhang. Denn es gibt keinen einschneidenderen Eingriff als die Injektion einer hochschädlichen und infektiösen Substanz wie der Impfstoffe.

## 4. Es besteht keine Notwendigkeit, unsere Kinder und uns selbst künstlich zu immunisieren

Der Körper besitzt seine eigenen natürlichen Mechanismen, um Immunität gegenüber Krankheiten zu erzeugen. Die Krankheiten selbst sind die auslösenden und stimulierenden Mechanismen des Reifungsprozesses, der zur vollen Funktionsfähigkeit des Immunsystems führt. Es ist immer wieder gezeigt worden, dass Infektionskrankheiten in der Kindheit sehr segensreich sind. Sie haben die Funktion, Unterschiede im Entwicklungstempo verschiedener Körpersysteme auszugleichen und so eine Art Balance in einem

318

schnell wachsenden Organismus herzustellen. Sie stellen auch wichtige Meilensteine in der Gesamtentwicklung des Kindes dar. Der allgemeine Entzündungsprozess ist wichtig für den Verlauf der Reifung von Immunreaktionen auf Krankheiten. Ich bin immer wieder bestürzt, wenn ich von den vergeblichen Versuchen der Schulmediziner höre und lese, Kinder vor dem Ausbruch von Kinderkrankheiten zu bewahren – das ist doch nur ein Anzeichen für völlige Ignoranz und Naivität. Ein durch Ignoranz, irrationale Angst vor Krankheiten und Geldgier bedingter Fanatismus sind die Beweggründe, die hinter dem Impfritual stecken. Impfinjektionen bedeuten einen gewaltigen, nicht zu rechtfertigenden Angriff auf das Kind.

## 5. Normale Eingangspforten für Infektionserreger – Mund und Nase – sind instrumental im natürlichen immunologischen Prozess

In den Blutkreislauf injizierte Impfstoffe umgehen aber diese normalen Passagen. Immunologen haben wiederholt warnend darauf hingewiesen, dass lebenslange Immunität nur dann erreicht wird, wenn Impfungen den natürlichen Immunisierungsprozess ganz genau nachahmen.

Darüber hinaus verschafft die Methode, Impfstoffe direkt in den Blutkreislauf einzugeben, diesen Substanzen direkten Zugang zu den wichtigeren Immunorganen und Geweben, ohne einen gangbaren Weg für den Betreffenden, sie wieder loszuwerden.

Verschiedene Elemente der Impfstoffe können sich für lange Zeitperioden im Körper festsetzen, manche sogar auf Dauer, und oft körpern sie sich sogar ins genetische Material der Wirtszellen ein. Das provoziert unaufhörliche Bemühungen des Körpers, diese artfremden Substanzen wieder auszustoßen, was zu einer systematischen Schwächung des Immunsystems führt. Dauernde antigene Stimulierung des Immunsystems führt zu Krebs und Leukämie und einer Menge anderer Autoimmunkrankheiten.

Statt Schutz gegen akute Infektionskrankheiten zu gewähren, treiben Impfungen die Krankheit noch tiefer in den Körper hinein und führen zu chronischer Schwächung durch den pathogenen Erreger. Subakute sklerosierende Panenzephalitis ist eins der vielen Beispiele für diesen schleichenden Prozess. Warzen, Herpes, Gürtelrose und AIDS sind andere Beispiele.

## 6. Die Impf-Befürworter behaupten, Krankheiten besiegt zu haben

Obwohl all diese Sachverhalte in unzähligen medizinischen Zeitschriften veröffentlicht sind, übersehen die Befürworter der Massenimpfungen offensichtlich total die ebenso gut belegte Tatsache, dass sich alle Infektionskrankheiten einschließlich derer, gegen die geimpft wird, seit Jahrzehnten auf dem Rückzug befunden hatten, bevor überhaupt irgendein Impfstoff entwickelt war. Bessere Lebensumstände, bessere Ernährung, weniger beengtes Wohnen und vor allem bessere sanitäre Verhältnisse und sauberes Wasser sind die einzigen Faktoren, denen man den Rückgang in der Häufigkeit, Sterblichkeit und besonders Schwere der Infektionskrankheiten zuschreiben sollte.

Der beste Beweis für die Gültigkeit dieser Behauptung ist, dass viele Krankheiten wie Beulenpest, Scharlach und Tuberkulose, durch die der Tod reiche Ernte hielt, ohne jedes Massenimpfungsprogramm verschwunden sind. Sogar Pocken sind substanziell, obgleich nicht völlig, zurückgegangen, trotz des sehr niedrigen Prozentsatzes geimpfter Menschen. Tatsächlich haben gerade die Länder mit den höchsten Impfraten immer wieder die größten Pocken-Epidemien mit sehr hoher Sterblichkeit erlebt. Keine dieser Krankheiten besitzt heutzutage noch die Kraft zur Ausbreitung, obwohl sich Beulenpest in kleinen Ausbrüchen sogar in den Vereinigten Staaten hin und wieder zeigt, und getestete Haustiere und halbwilde Tiere Antikörper gegen Yersinia pestis aufweisen.

Beulenpest, Tuberkulose und Pocken haben starke Tierreservoire. Trotzdem sind sie faktisch bedeutungslos geworden. Die einzigen dafür verantwortlichen Faktoren sind verbesserte Ernährung und bessere Lebensqualität. Selbst Grippe-Epidemien treten nicht mehr auf. Meiner Meinung nach liegt das daran, dass zwischen 40−50 % der Bevölkerung (zumindest in den entwickelten Ländern) regelmäßig Vitamine einnehmen, besonders Vitamin C.

Grippe-Impfungen aber schützen nicht nur nicht vor Grippeausbrüchen, sondern sie haben auch schwere, ja tödliche Reaktionen, wie das Guillain-Barré-Syndrom und die Legionärskrankheit, ausgelöst.

Viele Daten weisen darauf hin, dass der zum Zeitpunkt der Einführung vieler Impfstoffe, etwa gegen Keuchhusten, bereits existierende Abwärtstrend sich nach Einführung der Massenimpfungen in Wirklichkeit verlangsamt hat. Basierend auf der Zahl der stationären Behandlungen wurde jüngst geschätzt, dass trotz Pflichtimpfungen in den Vereinigten Staaten an die 125 000 Keuchhustenfälle pro Jahr auftreten. Das entspricht genau den gemeldeten Keuchhustenfällen in den Ländern, die die Keuchhusten-Impfungen aufgegeben haben.

### 7. Die Impf-Befürworter stellen Untersuchungs- und Testergebnisse mit Impfstoffen häufig falsch dar

Babys, die während einer Untersuchung sterben, werden in der Regel bei der Auswertung nicht mitberücksichtigt. Schnell ist man mit der bequemen „Papierkorb"-Rubrik „Tod im Kinderbett" bei der Hand. Schwere Nebenwirkungen, besonders neurologischer Natur, werden als „zufällig" bezeichnet. Auch andere Infektionen, die direkt von Impfungen verursacht sind, da diese die Resistenz des Wirtes schwächen, werden als „zufällig" beschrieben. Viele Krankheiten hat man neu benannt und klassifiziert, um die wahre Natur impfbedingter Krankheiten zu verhüllen: Statt paralytischer Poliomyelitis haben wir heute „zerebrale Lähmung", aus Pocken sind „Affenpocken" oder „Weiße Pocken" geworden.

Die Forscher verstehen übrigens häufig ihre eigenen Daten nicht. Daher ist es von größter Wichtigkeit, die Daten vieler Untersuchungen über Wirksamkeit oder Sicherheit von Impfstoffen gründlich zu studieren. Häufig werden den Daten widersprechende Schlussfolgerungen gezogen und publiziert. Absurde Argumentationen in medizinischen Artikeln sind keine Seltenheit. Als ob die einzig erlaubte Schlussfolgerung die wäre, dass trotz aller nachgewiesenen Unwirksamkeit und Gefährlichkeit der Impfstoffe die Impfungen unbedingt weitergehen müssen! Wenn Babys Schmerzen haben oder sterben, ist das allem Anschein nach ganz irrelevant. Als ob der Tod eines kleinen Babys ein weniger tragischer Tod wäre!

## 8. Furcht und Einschüchterung sind mächtige Waffen

Es sind die Waffen seelischer Folter, mit denen Eltern veranlasst werden sollen, ihre Babys dieser barbarischen, unwissenschaftlichen und völlig unnötigen Prozedur zu unterwerfen. Doch bei den Eltern liegt die Entscheidung, ob ihre Kinder geimpft werden sollen oder nicht. Deshalb ist es wichtig, ja lebenswichtig für die Eltern kleiner Babys, sich selbst über alles zu informieren, was das Wohl ihrer Kinder betrifft. Da sie mit den durch die Impfungen verursachten Problemen konfrontiert sind, müssen sie auch entscheiden, ob sie ihre Kinder impfen lassen wollen oder nicht. Die Eltern müssen allmählich erkennen, dass Krankheiten gut für die Gesundheit und Entwicklung ihrer Kinder sind. Sie müssen die Zeit und die Geduld aufbringen, die Infektionskrankheiten ihren natürlichen Lauf nehmen zu lassen.

Vor allem haben die Eltern die moralische und gesetzliche Verpflichtung, die Gesundheit ihrer Kinder und deren Chancen für ein lebenswertes Leben sicherzustellen. Sie sollten stets ihren Kindern gegenüber loyal sein, nicht ihren Freunden und Kollegen oder dem Medizinsystem gegenüber.

Auch die Ärzte müssten endlich die Zeichen an der Wand erkennen und sich dazu entschließen, ihre Patienten zu schützen und ihnen wirklich zu dienen. Aus dem medizinischen System in den entwickelten Ländern ist ein totalitäres, hoch politisiertes System geworden. Es mangelt ihm eine allgemeine Theorie der Heilprozesse und wirkliche Kenntnis der Physiologie des menschlichen Körpers. Es ist kaum noch mehr als ein großes Geschäft, das seine Heilmethoden dem Patienten zur Pflicht macht und ihm seine Heilmittel aufzwingt. Wer möchte schon auf ein Produkt oder eine Dienstleistung verzichten, zu deren Kauf er gesetzlich verpflichtet ist?

## 9. Impfungen sind die größte Einzelursache für Tod im Kinderbett

Tausende von Babys in den sog. entwickelten Ländern sterben jedes Jahr am Tod im Kinderbett. Das Alter, in dem sich die meisten (80 %) Todesfälle im Kinderbett ereignen, liegt zwischen zwei und sechs Monaten. Die Ärzte sagen gewöhnlich, es bestehe kein Zusammenhang mit den Impfungen. Doch in den meisten Untersuchungen über Tod im Kinderbett und Krampfanfälle bei Kleinkindern werden Informationen über Impfungen nicht mitberücksichtigt. Die wenigen Publikationen, in denen die nach Impfungen im Kinderbett gestorbenen Babys aufgelistet wurden, lieferten den deutlichen Beweis für den Kausalzusammenhang zwischen DPT- (und Polio-)Injektionen und Tod im Kinderbett, obwohl dann doch absurderweise der Schluss gezogen wurde, es bestehe kein Kausalzusammenhang zwischen den beiden. Die schlichte wissenschaftliche Wahrheit ist aber, dass stets eine eindeutige Häufung dieser Todesfälle um kritische Tage herum auftrat, was auch vom Mikroprozessor-Cotwatch aufgezeichnet und sogar von den Verfassern einiger medizinischer Artikel akzeptiert wurde, die sich mit den Nebenwirkungen der Impfungen beschäftigten.

Diese kritischen Tage sind jene Tage, an denen alle Babys hohe Ausschläge stressbedingten Atmens nach Impfungen aufweisen.

Die Postmortembefunde von im Kinderbett gestorbenen Babys sind charakteristisch für das Unspezifische Stresssyndrom, das von Hans Selye definiert wurde. Es ist höchst betrüblich, dass die meisten Ärzte in den entwickelten Ländern niemals von den Arbeiten Selyes gehört haben. Ebenso betrüblich ist, dass Hans Selye nicht lange genug gelebt hat, um den Ausdruck seines Unspezifischen Stresssyndroms in der Atmung von Babys, wie sie der Mikroprozessor-Cotwatch aufgezeichnet hat, beobachten zu können.

Als Japan das Impfalter auf zwei Jahre heraufsetzte, verschwand der Tod im Kinderbett als Folge von DPT-Injektionen in diesem Land. Japan zeichnet sich seitdem durch die niedrigste Kindersterblichkeit der Welt aus.

## 10. Die Impfungen selbst sind der größte „magische Schuss" ins Blaue

Impfungen sind Zeichen von Ignoranz und einer unwissenschaftlichen Einstellung zur Krankheit. Doch hält sich die moderne Medizin selbst für wissenschaftlich. Nichts ist weniger wahr. Die einzigen wissenschaftlichen medizinischen Systeme sind jene, die auf gründlicher, sorgfältiger Beobachtung und Kenntnis des menschlichen Körpers beruhen und die individuellen Voraussetzungen des Patienten berücksichtigen. Man braucht keine teuren, komplizierten Diagnosegeräte, um den Zustand eines Patienten zu diagnostizieren und das richtige Heilmittel für ihn zu finden.

Ohne gründliche Kenntnis der Heilmittelwirkungen, die von der gewählten Dosis abhängig sind, und ohne dass sie die Heilmittel an sich selbst testen, werden die Ärzte der Schulmedizin weiterhin mehr Schaden als Nutzen stiften.

Hippokrates ist so gut wie vergessen. Die Homöopathie aber beruht auf der gründlichen Kenntnis des menschlichen Körpers und der Dynamik von Gesundheit und Krankheit. Sie ist die Medizin des 21. Jahrhunderts. Obwohl schon vor etwa 200 Jahren von Dr. Hahnemann entwickelt, beruht sie auf einem wirklich modernen Verständnis der dosisabhängigen Wirkungen von Heilmitteln und auf der modernen Physik der Lösungsflüssigkeiten. Sie beruht auch auf einer gründlichen Kenntnis der Dynamik von Gesundheit und Krankheit.

Auszug aus dem Buch
J.-F. Grätz
**Sind Impfungen sinnvoll?**
**Ein Ratgeber aus der homöopathischen Praxis**

## Der Denkansatz der Impfungen ist falsch

Eine weit verbreitete Meinung ist, jede Impfung separat für sich zu betrachten, entsprechend zu beurteilen und zu beraten. So stehen viele Therapeuten auf dem Standpunkt, wenn impfen, dann nur Diphtherie, Tetanus (Wundstarrkrampf) und Polio (Kinderlähmung). Impfungen gegen Kinderkrankheiten (MMR – Masern, Mumps, Röteln) seien grundsätzlich abzulehnen. Die Argumentation geht dabei immer in die Richtung, Kinderkrankheiten seien notwendig für den Reifeprozess des kindlichen Organismus und homöopathisch könne man sie gut unterstützen.

Aus unserer Gesamtdiskussion geht jedoch für den aufmerksamen Leser eindeutig hervor, dass schon der *konventionelle Denkansatz einer Impfung fragwürdig* ist und diese deshalb überhaupt *keinen echten Schutz bieten kann.*\*) Letztendlich haben es genau oben genannte Therapeuten nicht verstanden, dass es bei den Impfungen um eine *grundsätzliche Frage* geht.

Sie suggerieren und unterstellen mit ihrer Differenzierung unbewusst, dass es doch einen wirksamen Schutz durch Impfungen geben könne, und tragen auf diese Weise ungewollt zur Verbreitung von Angst und Panik bei; gar nicht erst davon zu reden, dass sie unseren Kindern nichts Gutes tun und durch ihr Verhalten unbeabsichtigt an der Verbreitung vieler chronischer Krankheiten indirekt mitbeteiligt sind. Darüber hinaus gibt es *genügend Zahlenmaterial darüber, dass Geimpfte die entsprechende Krankheit trotzdem bekamen, während Nicht-Geimpfte verschont blieben!*

---

\*) Das gilt auch für gentechnisch hergestellte Impfstoffe, denn das Prinzip der Antigen-Antikörper-Theorie bleibt dasselbe.

Auszug aus dem Buch
HANS RUESCH
**Die Pharma-Story – der große Schwindel**

## 205 000 PRÄPARATE

Schon vor über zwanzig Jahren schrieb Dr. Walter Modell vom Medical College der Cornell Universität, den das amerikanische Nachrichtenmagazin *Time* als einen „der führenden Arzneimittelexperten" bezeichnete, in *Clinical Pharmacology and Therapeutics:*

„Wann wird man einsehen, daß es zuviele Arzneimittel gibt? Nicht weniger als 150 000 Präparate sind jetzt in Gebrauch. Ungefähr 15 000 neue Mixturen und Tabletten kommen jedes Jahr auf den Markt, während gleichzeitig 12 000 verschwinden... Wir haben für all diese Präparate einfach nicht genug Krankheiten. Augenblicklich besteht die nützlichste Wirkung der neuen Präparate darin, die ungünstigen Wirkungen anderer neuer Arzneimittel wieder aufzuheben." (*Time*, 26. Mai 1961)

Seit 1961 ist die Gesamtzahl der Medikamente, die weltweit vertrieben wurden, auf 205 000 gestiegen; und die Krankheiten haben entsprechend zugenommen. Wir stehen also nicht vor der Notwendigkeit, neue Arzneien „zu entwickeln", sondern viel eher vor der Aufgabe, die Menge der bereits vorhandenen drastisch herabzusetzen, was automatisch auch die Zahl der Krankheiten vermindern würde. Die meisten Menschen wissen, was sie tun sollten, um ihre Leber, Nieren, Lungen und ihr Herz gesundzuhalten. Was die meisten Menschen nicht wissen – dafür sorgt die systematische Hirnwäsche – ist, daß die Einnahme kleiner Wunderpillen Schäden nicht nur nicht beheben kann, sondern sie verschlimmert, indem sie dem bereits mißhandelten Organismus neue Gifte zuführt.

Diese Situation ist in allen anderen industrialisierten Ländern, deren Bürger weitgehend von einem Krankenversicherungssystem „geschützt" werden, das den Konsum von Heilmitteln und teuren Behandlungsmethoden fördert und dafür aus den gutgläubigen normalen Sterblichen Milliarden von Steuergeldern herauszieht, die direkt in die Tresore des Chemo-Medizinischen Kartells fließen, sehr ähnlich.

Auszug aus dem Buch
H. L. COULTER
**Impfungen, der Großangriff auf Gehirn und Seele**

### Die Hybris der Mediziner

An der Katastrophe der Kinderimpfungen ist vor allem anderen die medizinische Hybris schuld, das Bedürfnis der Ärzte (oft mit den besten Motiven!), die Herrschaft über die Kräfte der Natur zu erlangen und diese dem eigenen Willen zu unterwerfen. Die Folge ist, man kann es nicht anders nennen, eine Verschmutzung unserer inneren Umwelt, ähnlich der äußeren Umweltverschmutzung, die uns nur zu geläufig ist. Die Hybris der Ärzte gleicht der der Ölgesellschaften und der Chemiekonzerne, die sich ebenfalls eingebildet haben, sie könnten die Natur zerstören, ohne einen Preis dafür zu bezahlen.

Aber wie schon die griechischen Dramatiker wußten: die Natur läßt sich nicht herausfordern, ohne zurückzuschlagen. Und der Rückschlag im Fall der Impfungen ist auch prompt und mit zerstörerischen Folgen gekommen, obwohl man sie im allgemeinen nicht als solche erkennt. „Hybris" ist Selbstsicherheit im Übermaß, und die Hybris der Ärzte spiegelt den beherrschenden Einfluß auf die Gesundheitspolitik wider, den sie seit den 20er Jahren ausüben.

In dem Jahrzehnt zwischen 1920 und 1930 akzeptierten die gesetzgebenden Körperschaften fast aller Bundesstaaten die als „Medical Practice" Acts („Medical Practice" ist eine Organisation der Ärzteschaft) bekannten Gesetze, die dem Beruf des Mediziners und dessen Standesvertretungen praktisch das Monopol und monopolartige Macht einräumten. Der Beruf des Mediziners beanspruchte damals ein Monopol im Bereich der medizinischen Wissenschaft, verlangte davon ausgehend das Monopol über die medizinische Praxis und die „Gesundheitsfürsorge" und erhielt es auch. Das war der erste Schritt in Richtung auf das Entstehen und den Triumph des medizinisch-industriellen Komplexes, der uns heute bekannt ist.

So wurde der Beruf des Mediziners verleitet, eine Rolle zu übernehmen, für die er nicht die entsprechenden Voraussetzungen mitbringt: die Rolle des Richters und Schiedsmannes in allen gesundheitlichen Belangen. Das ist eine allzu große Verantwortung für eine reine Berufsgruppe. Das Unvermögen der Ärzte, ihr zu genügen, hat die Tragödie hervorgerufen, von der auf diesen Seiten die Rede war.

Die Verwandlung der Medizin in eine Bürokratie stärkte die Macht der Berufsorganisationen und schwächte den Praktiker. Sie hat die Mediziner vor Kritik von innen und außen abgeschirmt. Daß aus den Reihen der Praktiker Alarm geschlagen wird, ist fast völlig unmöglich geworden. Der Arzt, der sich an vorderster Front mit den katastrophalen Folgen der Impfungen auseinandersetzen muß, kann sich nur selten bemerkbar machen und sich niemals gegen die professionellen Bürokraten durchsetzen. So stapft der Moloch weiter und walzt alles nieder.

Alle Vorwürfe, die in diesem Buch gegen die Ärzte erhoben wurden, sind in Wirklichkeit an die Adresse der Bürokratie in der Medizin gerichtet. Sie hindert viele wohlmeinende Praktiker, die erkannt haben, welche Gefahren in den Impfungen stecken, daran, das auch deutlich auszusprechen. Und ebenso sind die medizinischen Bürokraten vor Kritik von außen abgeschirmt.

Die Medizin besitzt mächtige Verbündete in Industrie und Politik. Sie hat sich sogar einen Teil der Presse dienstbar gemacht, die zwar bereit ist, den höchsten Beamten in diesem Land auf die Finger zu klopfen, aber vor dem selbstbewußt auftretenden, dogmatischen Arzt oft ängstlich zurückweicht. Nach allen Seiten abgeschirmt, gelang es so den Ärzteorganisationen, ein Impfprogramm nach dem anderen durchzusetzen, und sie ignorierten jeden Beweis, daß hier ein grausamer Blutzoll an zerstörten Leben gefordert wurde.

Sind einmal die Ausmaße der Impfkatastrophe richtig erkannt, müssen Korrekturmaßnahmen ergriffen werden. Die Fehler der Vergangenheit – falsche Entscheidungen und falsche Maßnahmen im Hinblick auf die Impfprogramme – spiegeln die Monopolstellung des Arztberufes in allen gesundheitlichen Belangen wider. Abhilfe kann daher nur in einer radikalen Beschneidung dieser Monopolstrukturen bestehen.

Macht korrumpiert. Das gilt auch für die Medizin. Als wir den Ärztevereinigungen die absolute Macht übertrugen, haben wir sie in die Versuchung absoluter Korruption geführt.

Wenn wir der organisierten Medizin erlauben, ihre gegenwärtige Macht über die Gesundheit der Bürger zu behaupten, werden unweigerlich weitere Tragödien ähnlich der in diesem Buch beschriebenen in Zukunft auf uns zukommen.

Abertausende von amerikanischen Familien müssen für die Fehler der Ärzte büßen. Was haben sie Böses getan, womit haben sie ein solches Schicksal verdient?